U0145233

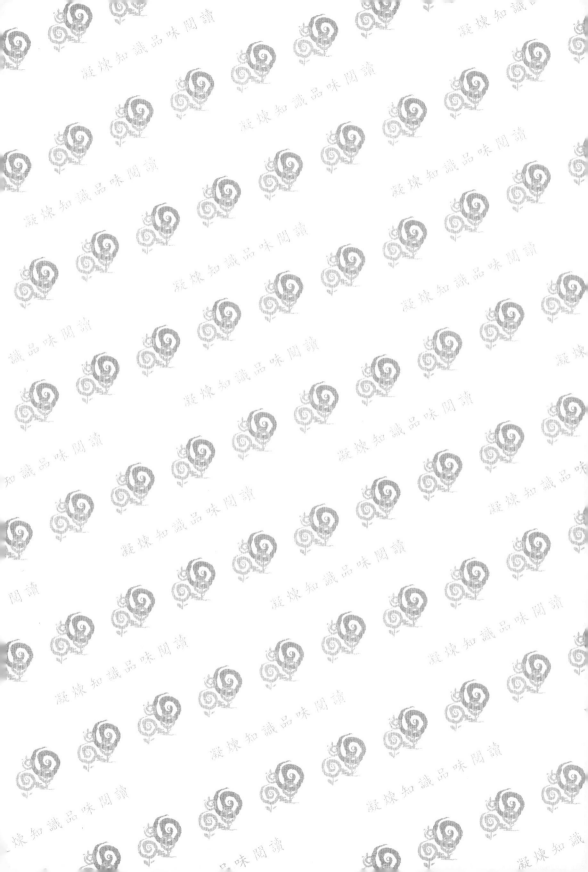

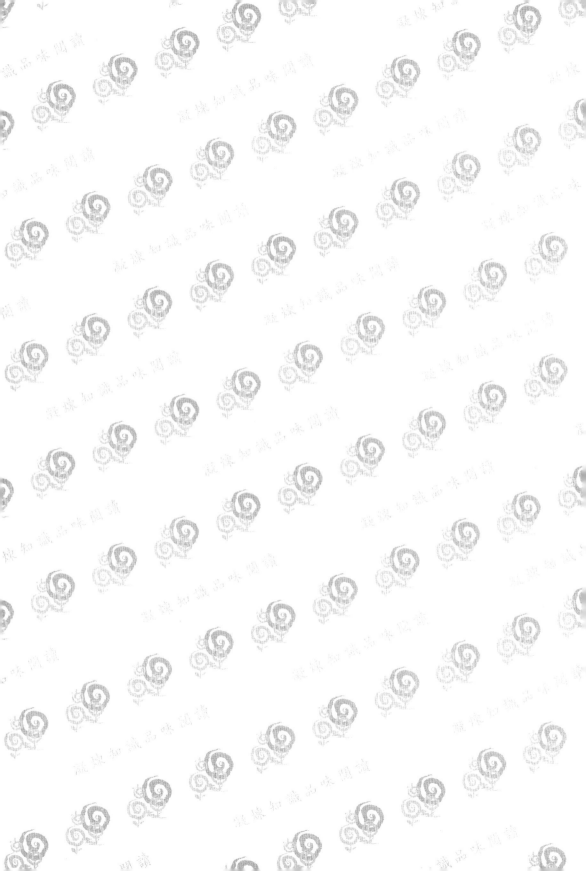

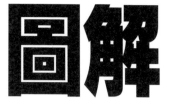

圖解

圖解系列

本書特色

- 針對社區護理發展的最新發展趨勢，引導學生運用所學的系統化知識來解決工作的實務問題。
- 巧妙地將每一個單元分為兩頁，一頁文一頁圖表，左右兩頁互為參照化、互補化與系統化。

社區衛生護理學

方宜珊
黃國石 ／著

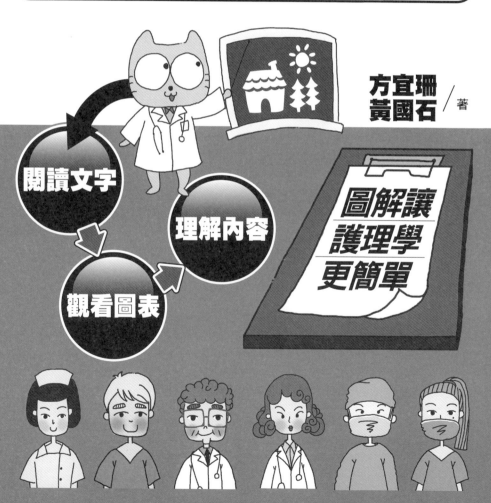

閱讀文字

理解內容

觀看圖表

圖解讓
護理學
更簡單

序

序言

社區護理學是護理學和公共衛生學相互整合的新興應用型學門，本課程將公共衛生學及護理學的知識與技術相互整合，以社區爲基礎、族群爲對象，服務爲重點，對個人、家庭及社區提供持續性、動態和綜合性的服務。目的是促進健康、預防疾病、維持健康，提升社區民衆的健康水準。

本課程是整合性護理學專業課程，涉及醫學、護理學、心理學、公共衛生學、復健護理學等多門學科，要求學生具有相當程度的專業知識和歸納能力。本課程要求學生能按照社區護理工作的基本模式和方法，對社區常見的健康問題做整體性的護理。

社區護理學是護理學和公共衛生學相互整合的新興應用型學科，是社區衛生服務重要的一部分。對於社區護理人員而言，掌握社區護理的基本理論和技能，能爲社區居民解決各種健康問題，提供綜合性的社區衛生服務，對社區護理的開展及護理學的發展具有十分重要的價值。

「社區護理學」是護理科系必修的核心課程，是護生進入社區必須掌握的基本知識和技能。早年護理教育的家庭訪視就是社區護理的重要內涵之一，隨著社會發展，人們的健康意識已有所提升，護理教育的課程也不斷改善。

本課程的涉及面相當廣泛，幾乎整合了內科、外科、婦科、小兒科、老年科等專業課程，是培養全科護士的重要課程。由於衛生服務系統的改革使社區護理服務成爲公共衛生系統重要的一部分，所以「社區護理」這門課程相當程度反映了社會對社區護理的需求，其重點在培養大專護理科系學生在社區護理工作中的實務能力，爲他們將來承擔初級衛生保健、流行病調查、傳染病監控、衛生宣導等工作，打下堅實的基礎。

本書主要介紹社區衛生服務工作方法與重點族群的管理，健康教育方法等幾個層面的專業知識及操作方法，是一門實務性相當強的整合應用性課程。本書可以使學生系統、完整學習社區護理的相關理論及國內外的社區護理現狀及服務內容，提升

對社區護理的認知；精準掌握社區護理工作方法、社區健康護理、家庭及個人健康護理措施；並能將相關的理論運用於實務上。熟悉社區不同年齡族群的心身特色和保健重點；了解社區環境、流行病學的特色等。培養社區護理工作和調查的能力、對社區護理工作的了解和熱忱，積極投身於社區護理的工作中。

　　本書的圖表清晰，解說明確，完全切合臨床護理的實際需求，能給予護理專業人員相當程度的啓發和協助，既適用於護理學專業教學、實習及技術人員的訓練，也適用於護理學專業評量和相關護理人員資格認證考試之用。同時針對教學重點與內容疑難處，充分運用非線性互動式的呈現方式，以圖、文、表並茂的3D立體互動式空間，呈現多樣化與生動活潑的嶄新教學方式，深刻營造更易於被學生所接受的教學方式。由於本書的教學內容多、臨床操作流程具有眞實的臨場感、圖片精美、呈現方式富有幽默感而令人感到輕鬆愉快、引人入勝，從而能有效提升學生的學習興趣和減輕負擔、有效縮短了學習時間並強化了教學效果。

　　本書參考了許多專業書籍，對其中的基本概念、基礎知識、重點、疑難之處，做了深入淺出的歸納與推理，從而形成了若干的教學專題。整體性教學流程力求內容的主軸相當清晰易懂、前後的連動關係密切整合、內容的層級相當分明並特別突顯出重點與疑難之處。

　　鑒於編著者編寫時間相當匆促，疏漏在所難免，尚望親愛的讀者群與海內外先進不吝指正。

本書特色

- **教學系統完整**：本書針對社區護理的特色和培養目標的要求，確保社區護理學知識系統的完整性和實務技能的培養。

- **教學內容先進**：本書的內容詳實而完整。另外，密切關注社區護理發展的最新發展趨勢。

- **重視學生實務能力的培養**：社區護理學是實務性很強的學科，在教學中以整合能力和綜合素質的提升為教學的主軸，實現從「授人以魚」向「授人以漁」的教學觀念轉變。引導學生運用所學的知識來解決實際的問題。

- 本書藉由生動活潑的圖解方式，使專業的知識的概念單元化，在每頁不到一千字的精簡與精練敘述中，附加圖表的系統歸納，使讀者能輕鬆了解這些艱澀難懂的專業知識。

- 以深入淺出、循序漸進的方式與通俗易懂的語言，整體性而系統化介紹了社區衛生護理學的基本理論、方法與技術。

- 特別凸顯關鍵性重點，將理論與實務作有效整合，內容精簡扼要。

- 適用於護理相關科系學生、研習護理學通識課程的學生、護理相關職場的從業人員、對外科護理學有興趣的社會大眾與參加各種護理學認證與相關考試的應考者。

- 本書巧妙將每個單元分為兩頁，一頁文一頁圖，左頁為文，右頁為圖，左頁的文字內容部分整理成圖表，呈現在右頁。右頁的圖表部分除了有畫龍點睛的功效，將左頁的文字論述圖解外，還增添相關知識，以補充左頁文字內容的不足。左右兩頁互為參照化、互補化與系統化，將文字、圖表等生動活潑的視覺元素揉合，以文圖互動的方式作有效整合。

- 將「小博士解說」補充在左頁文字頁，將「知識補充站」補充在右頁圖表頁，以作為延伸閱讀之用。

- 本書圖表清晰，解說相當明確，完全切合臨床護理的實際需求，能給予護理專業人員相當程度的啟發和協助，既適用於護理學專業教學、實習及護理人員的訓練，也適用於護理學專業評量和相關護理人員資格認證考試之用。

第4章　家庭健康的護理

第5章　社區兒童和青少年健康與保健

第6章　社區婦女的健康保健與護理

第7章　次健康人和中年人的健康保健與護理

第8章　社區老年人健康保健與護理

第9章　社區慢性疾病病人的保健

第10章　社區殘疾人士和精神障礙者的復健護理

第11章　社區各類族群的特點及護理

第12章 組織的保健及其社區護理

第13章 社區傳染病病人的居家護理與管理

第14章 社區復健護理

第1章
社區護理緒論

1.掌握社區、社區衛生與社區護理的概念、特色與功能。

2.了解社區功能、社區護理的特色。

3.了解國內外的社區護理發展史及現狀。

4.掌握社區護理的工作內容。

5.熟悉社區護理師的角色、功能與需求。

6.了解社區護理的方式、特色和工作內容。

7.了解社區護理的基本理念。

8.了解社區護理管理。

9.掌握社區衛生服務和初級衛生保健概念和原則。

10.熟悉健康、健康促進、自我護理概念和意義。

11.熟悉社區護理與醫院護理的不同、社區的定義和社區護理的對象。

1-1 社區護理學概論（一）

（一）概論

社區護理學（community nursing）是護理學和公共衛生學科際整合的新興學門，它是社區衛生服務的關鍵性重要部分。

1. 社區護理學的發展背景：
   (1) 醫學模式和健康觀念的轉變
   (2) 人口的老齡化
   (3) 疾病譜系的改變
   (4) 醫療費用的高漲

（二）社區的定義

1. 社區是若干社會族群或社會組織集聚在某一地域所形成的一個生活上相互關聯的大團體。
2. 一個有代表性的社區，人口數在10到30萬之間，面積5,000 到50,000 平方公里（世界衛生組織，WHO）。
3. 社區是以地域為基礎的實體，由正式和非正式組織、機構及族群等社會系統所組成，彼此依賴，而行使社會的功能。（以美國為例）

（三）社區護理學的發展背景

依據世界衛生組織法，追求最高的健康水準是每個人的基本權利。社會成員對醫療衛生的需求幾乎是無止境的，社會所能提供的醫療衛生資源則是相當有限的。

而一個必須回答的原則性問題是：在有限的醫療衛生資源如何在社會成員之間，以及不同的醫療衛生需求之間取得合宜的分配平衡點？即必須首先解決保障誰和保障什麼的問題。

社區護理有下列三種選擇：

1. 優先滿足部分社會成員的所有或大部分的醫療衛生需求。
2. 對所有社會成員按照實際需求提供均等而有限的服務保障水準。
3. 優先保障所有人的基本醫療需求，在此基礎上，滿足更多社會成員更多的醫療衛生需求。

社會的發展要本乎人本主義，人的發展以健康為本，所以大力發展社區衛生服務為目前的當務之急。

（四）社區與社區的功能

1. 社區（community）：社區是由許多的家庭、機關和團體所組成，它是構成社會的基本單位，也是社區護士做社區護理工作的場所。而社區是由若干的社會族群（家庭、宗族）或社會組織（機關、團體）聚集在某一地域之中，所形成的一個生活上互動的大型團體。

社區護理學的知識系統

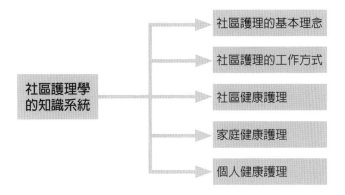

國內的背景資料

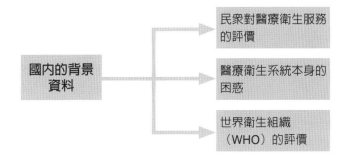

✚ 知識補充站

1. 在生命統計中，發生率乃指調查期間易感人口中新發生個案所占的比例。
2. 擬申請「長期照護十年計畫」中的照顧服務，應由長期照顧管理中心負責照顧需求評估。
3. 社區護理的核心理念為將預防疾病及促進健康的理念擴散，從個人延伸至家庭到整個社區，而共同守護社區的健康。

1-2 社區護理學概論（二）

　2. 社區的特色：
　　(1)地域性：地理空間和社會空間的動態結構。
　　(2)人口的要素：人口素質、數量、構成和分佈情況。
　　(3)同質性：共同的利益、共同的問題和共同的需求。
　　(4)結構的要素：社區內各種社會族群和組織之間的互動。
　3. 社區的功能：
　　(1)生產、分配及消費的功能：形成一個小社會。
　　(2)社會參與和歸屬的功能：涵蓋各種組織和社團。
　　(3)社會的控制功能：保護居民、維持社會環境與制定制度。
　　(4)相互支援及福利的功能。
　　(5)社會化的功能：社區居民共同生活在一定的地域形成的風俗習慣、文化特
　　　　色、價值觀念和意識形態。
　4. 社區的衛生服務
　　(1)基本概念：社區的衛生服務是以基層衛生機構為主軸、社區建構的關鍵性的
　　　　重要部分。適度地使用衛生資源和適用的技術，以民眾健康為導向，以家庭
　　　　為基本的單位，以社區為適用的範圍，以社區的需求為導向，以老弱婦孺殘
　　　　（婦女、老年人、慢性病人、殘障人士和弱勢族群）為重點，以解決社區的
　　　　主要問題、滿足社區基本需求為目的，整合預防、醫療、保健、復健、護
　　　　理、健康教育和計劃生育技術諮詢為一爐，提供有效、方便、整合式公平、
　　　　及時、方便、經濟與持續性的基層衛生服務與新型的衛生保健模型。
　　(2)組織：它是在政府引導、社區參與、上級醫療衛生機構的指導之下，以基層
　　　　醫療衛生機構為主軸。

（五）社區護理

　1. 社區護理的定義：社區護理（community health nursing）是綜合運用了護理學和
　　　公共衛生學的理論與技術，藉助於有組織的社會力量，以社區為基礎，以民眾
　　　為服務對象，以服務為導向，對個人、家庭及社區提供持續、動態和整合式的
　　　服務。
　2. 社區護理的目標：促進和維護社區民眾健康為目標。
　3. 社區護理的對象
　　(1)根據社區、家庭、個人來分類
　　　①社區：關注於社區的整體性健康
　　　　(a) 社區的環境：自然環境、政策制度
　　　　(b) 社區民眾的健康：慢性病的發病率、死亡率
　　　②家庭：關注家庭的整體健康
　　　　(a) 家庭整體功能的健康狀態
　　　③個人
　　　　(a) 個人健康與疾病

社區的功能

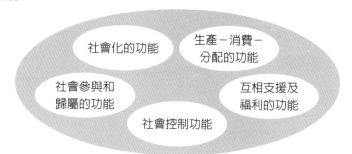

社區的衛生服務

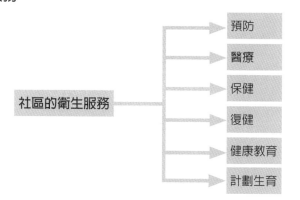

衛生系統

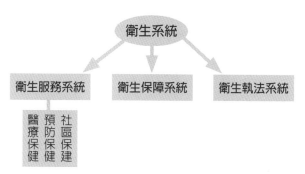

社區護理的對象

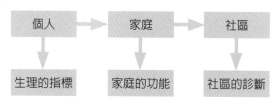

1-3 社區護理學概論（三）

（五）社區護理（續）

4. 社區護理的特色
   (1) 以健康爲導向：促進維護健康、預防疾病與恢復健康
   (2) 以民衆爲主軸
   (3) 跨部門合作來提供整合式服務
   (4) 具有較高的自主權和獨立性
   (5) 具有長遠性、持續性和可及性的特色

5. 社區護理的工作內容：
   (1) 社區健康護理
   (2) 家庭健康護理
   (3) 重點民衆的健康保健諮詢
   (4) 健康教育
   (5) 計畫免疫與預防接種
   (6) 做定期的健康檢查
   (7) 居家慢性病、殘障人民和精神障礙者的護理
   (8) 對傳染病的防治工作
   (9) 承擔社區衛生服務相關人員的聯絡與溝通協調工作
   (10) 若條件具備者可以擔當社區衛生管理的工作

6. 醫療衛生系統
   (1) 醫療衛生系統是指以醫療、預防、保健、醫療教育和研發爲功能的，有不同層級的醫療衛生機構所組成的整體。
   (2) 國內的醫療衛生系統由醫療衛生服務系統、醫療衛生保障系統、醫療衛生執法監督系統所組成

7. 社區衛生服務的發展目標
   (1) 2000：完成試驗的工作
   (2) 2005：建成社區衛生服務系統架構
   (3) 2010：建立比較完備的城市社區衛生服務系

8. 社區夥伴關係
   社區夥伴關係可以促進成員中的相互支持與互動。

小博士 解說

　調查社區居民都看哪些類型的新聞、多數聚集在哪裡討論議題等資料，主要是評估社區中的溝通系統。

社區衛生服務

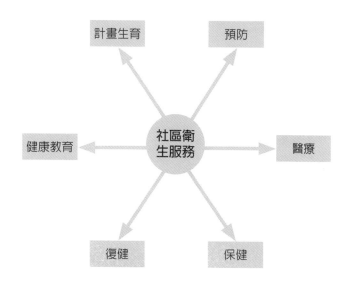

醫院護理與社區護理比較

	社區衛生服務	
	醫院護理	社區護理
工作地點	醫院、門診、其他的醫療機構	社區、家庭、居民
護理對象	住院病人、門診病人	個人、家庭和社區
護理注意事項	1.環境熟悉、環境相對安全 2.計畫時間進行工作 3.有其他醫務人員支持和配合 4.對病人家庭了解不夠深入 5.病人失去對環境控制權，突然生活在陌生環境中 6.要求病人遵從醫院的具體規定	1.環境相對陌生、環境安全性需要判斷 2.安排要考量病人和其家屬的意願 3.經常獨立工作 4.了解並適應病人家庭環境 5.病人對環境熟悉，經常有家屬或朋友陪伴 6.病人可以按照自己生活習慣在家中生活

1-4 社區護理的基本理念

（一）健康的基本概念

健康是身體上、精神上和社會適應能力上的良好狀態，而不僅是沒有疾病或虛弱，健康的評估標準分為病重或死亡、疾病、不適的狀態、良好的狀態與健康五級，健康表示社會、心理與生物的整體狀態。

（二）健康觀念的變化

1. 健康的觀念與醫學模式：
   (1) 傳統的生物醫學模式：是以疾病為導向。
   (2) 生物、心理、社會醫學模式：整體健康
   (3) 現代的健康觀：身體健康、心理健康、社會適應良好和道德健康。
2. 初級衛生保健（Primary health care, PHC）：
   (1) 基本概念：PHC是指由基層衛生人員為社區居民提供最基本、必須的衛生保健服務。
   (2) 初級衛生保健的特色
      ① PHC的原則：
         (a) 提供最基本與必需的衛生保健服務。
         (b) 居民的充分參與，用個人和家庭能夠接受，政府和社區能籌集到的資金來作衛生服務。
         (c) 將PHC納入於社會經濟的開發計畫。
         (d) 以社區主要的健康問題為導向，增進健康、預防和治療疾病、促進復健的衛生服務。
      在1977年世界衛生大會提出了「2000年人人享有衛生保健」的策略性目標。在1978年「阿拉木圖宣言」提出了推行初級衛生保健是執行上述目標的基本策略和途徑。
   (3) 初級醫療保健的目標：人人享有衛生保健、品質保證可及的程度較高的服務與在效率與公平之間找到均衡點。

（三）健康促進（Health Promotion）

健康促進是指促進人們維護和改善本身健康的流程，它是協調人類與環境之間的策略，它規定了個人與社會對健康所負的責任。 健康促進是在初級衛生保健基礎上發展起來的。健康促進是個人和社會加強對健康影響因素的控制能力和改善其整體健康的整體過程，以達到身體的、精神的和社會適應的完整狀態（渥太華憲章宣言，1986年）。

1. 基本概念：健康促進是指個人與其家庭、社會一起採取措施，鼓勵健康的行為，增強人們改進和處理自身問題的能力（WHO, 1995年）。
2. 健康促進的五項原則：制定健康的相關政策、營造支援健康的環境、強化社區的活動、開發個別的技術與轉換衛生服務的方向。
3. 內涵：個人和政府行為改變，發揮個人、家庭和社會的健康潛能，是一項社會工程。

健康觀念的變化

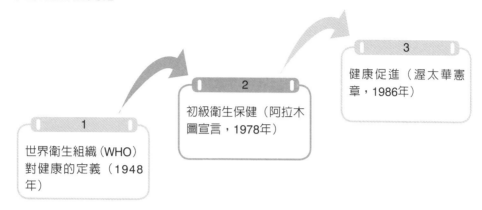

1. 世界衛生組織（WHO）對健康的定義（1948年）
2. 初級衛生保健（阿拉木圖宣言，1978年）
3. 健康促進（渥太華憲章，1986年）

健康促進（Health Promotion）

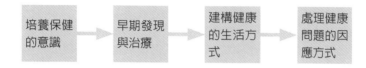

培養保健的意識 → 早期發現與治療 → 建構健康的生活方式 → 處理健康問題的因應方式

初級醫療保健的目標

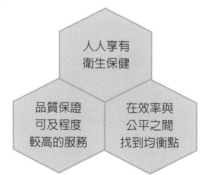

人人享有衛生保健

品質保證可及程度較高的服務

在效率與公平之間找到均衡點

措施	基本的內容
預防性衛生服務	計劃生育，婦幼及老年保健、預防接種
適度治療，及早發現疾病	及時地提供醫療服務和有效藥品，避免疾病的發展與惡化、環境保護、疾病預防、職業安全
促進健康	健康教育、自我保健、營養問題、體育鍛鍊、改變不良的行為
社區復健	運用醫學的、教育的、職業和社會的綜合性措施，儘量恢復其功能，重新獲得生活、參加社會活動的能力

1-5 社區護理的管理

（一）社區護理的管理

　　社區護理管理是護理管理者行使職權，促進社區護理工作者在社區護理服務之中，要遵循系統化的方法，確實做到有章可循、制度與流程健全，為居民提供優質服務的管理流程。

（二）社區護理的組織機構

1. 社區護理人員的任職條件與要求
  （1）社區護理人員任職的條件
  　① 有國家護理師職業資格並經過註冊。
  　② 通過在地（縣市）以上衛生局所規定的社區護士單位訓練。
  　③ 獨立從事居家探視護理工作的社區護理人員，要具有在醫療機構從事臨床護理工作5年以上的經驗。
  （2）WHO對社區護理師的工作要求
  　① 以家庭為導向，提供預防、治療和復健護理。
  　② 以生活的流程為焦點，透過居民的主動參與來解決健康的問題。
  　③ 判斷基本的需求程度，做出高效率的計畫、執行和評估工作。
  　④ 與其他社區衛生工作人員通力合作，有組織地做社區護理的服務。
  　⑤ 與社區的管委會的各種活動相互整合，開展社區的護理活動。
  　⑥ 支援和了解社區的各種組織和出借相關的衛生保健人員。
  　⑦ 適當配置義務保健人員、開發社區資源與有效而靈活運用資源。
2. 社區護理管理工作的考核與監督
  (1)評估的指標：居民對服務的滿意率、居民對服務的投訴率、社區護理的差錯與事故的發生率與社區護理服務的涵蓋率。空巢期老年慢性病病人的探視率、居家護理率 家庭護理病歷建檔率、護理計畫與病人實際的符合率。

（三）社區護理的發展歷程與發展現狀

1. 因應的措施
  (1)改善法規制度　　　　　　　(3) 重視人才的培養
  (2)擴大籌資的途徑　　　　　　(4) 加強政府的監管措施

小博士 解說

1. 社區護理學是由護理學和公共衛生學科際整合而成的新興學門，用以促進和維護民眾的健康，它是在護理的實務中，為了適應社會大眾的健康需求而逐步形成的一門應用學科。本章的內容可以使學生了解社區護理的發展和國內外社區護理發展現狀，了解社區和社區護理的概念，了解社區護士的角色和職責，從而熟悉社區護士在社區護理工作中的職責、工作方法和技巧。
2. 而在決策過程中護理師應充分表達自己的意見。
3. 社區護理業務的最終目的為促進及保護群體的健康。

社區護理的組織架構：社區衛生服務系統

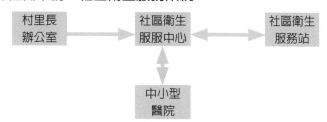

社區衛生服務中心護理的組織圖（病房的設定）

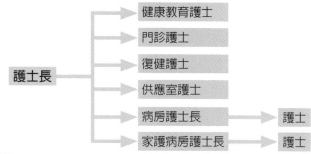

社區護理的現狀

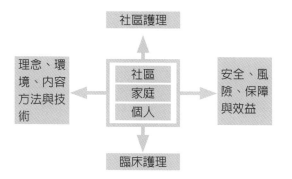

社區護理發展史

階段	焦點	護理的對象	服務的重點	機構
早期家庭照護（19世紀中葉之前）	有病的貧民	個人	疾病照護	慈善和宗教機構
地段護理（19世紀中葉－1900年）	有病的貧民	個人	疾病照護	志工或政府
公共衛生護理（1900年－1970年）	有需要的民眾	家庭	預防與疾病照護	志工或政府
社區護理（1970－至今）	整個社區	族群	健康促進與疾病預防	醫院、醫療中心、診所、醫療站、個人開業診所等

1-6 社區護理的定義與發展

（一）社區護理的定義

社區護理即是面對社區內每一個人、每一個家庭、每一個團體的健康服務工作，例如健康教育、健康諮詢、家庭護理、康復指導、病人及健康人的營養諮詢、婦幼及老年人保健及心理諮詢等。

美國護理人員學會（American Nurses Association, ANA）於1980年對社區護理定義為：社區護理是整合公共衛生學與專業護理學的理論，應用於促進與維持民眾的健康，是一種專業和完整的實務工作。它的服務不限於一個特別的年齡層或診斷，而是提供持續性、非片斷性的服務，其主要職責是視人口族群為一個整體，直接提供護理給個人、家庭或團體，以使全民達到健康。運用整體的方法促進健康、維護健康、衛生教育和管理、合作及提供持續性護理來管理社區中個人、家庭和團體的健康。

加拿大公共衛生協會將社區護理定義為：社區護理是職業性的護理工作，由有組織的社會力量將工作的重點放在一般家庭、學校或生活環境中的族群。社區護理除了考量到健康人、生病的人和殘疾人之外，它還致力於預防疫病或延遲疫病的發展，減少不可避免的疾病發生的影響，對居家病人或有健康障礙的人提供熟練的護理，援助那些面臨危機情況者，對於個人、家庭、特別團體以及整個社區提供知識並鼓勵他們養成有益於健康的生活習慣。

綜合上述的定義，社區護理代表了社區衛生與護理兩方面的內涵，它不僅注意到個人的健康安寧，而且也注意到社區整個族群的健康，包括疾病和受傷的預防、健康的恢復以及增進健康。更明確地說，社區護理是有組織的社會力量，提供個人、家庭、社區的一種服務，社區護理人員以同情、和藹、親切的態度以及刻苦耐勞的精神，運用臨床醫學、公共衛生學、社會科學方面的知識，矯正每一個人生理或心理上的不適，預防疾病的發生，以保持健康，在必要時並從事健康人和居家病人的訪視與護理。由此可知，一名社區護理人員僅有臨床護理理論知識與實務工作經驗是不夠的，還必須掌握社區護理理論知識及相當程度的社區工作實務經驗。

（二）社區護理的發展

國外社區護理的發展：隨著社會的不斷進步，社區護理的重要性得到越來越多人的承認，不少國家中社區護理已有專門的機構，對於社區護理人員教育也有相應的配套措施，並不斷對社區護理人員的教育模式加以改革，從事社區護理的護理人員學歷水準已達到大學與碩士的程度。

國內社區護理的現狀與展望

國內不少醫院雖然開設了家庭病床，其重點仍是病人；對於健康的促進、疾病的普查、預防接種等工作也因地區的不同，執行此工作的人員不盡相同；也有一些基層衛生所對其管轄區展開了部分社區護理工作，但其系統性還處於摸索的階段。

為擔負起社區內人們的健康保健工作，培養社區護理人員勢在必行。

國內對護專的護理專業課程結構作了調整，增設了適應醫學模式轉變的人文科學和預防保健的內容。由於社區護理所需的知識面以及知識結構的特殊性，目前護專所培養出來的護理人員將難以做好社區護理的工作。

隨著國內社會經濟的發展，人們對健康需求的逐步提高，要求國內護理人員職責從傳統的「協助病人恢復健康」轉向「促進健康、預防疾病、恢復健康、減輕痛苦」。

為了探討適合國內社區護理的可行途徑，對於已取得護專、大專文憑的護理人員做社區護理的理論學習和在擬成立的社區護理中心經過實務能力培養，使之既具有社區護理的理論知識，又具有社區護理工作的能力，成為從事社區護理工作的主力。

1-7 社區護理的原則與目標

（一）社區護理工作應遵循的三大原則

　　世界衛生組織曾經提出社區護理工作必須遵循下列的三大原則：1.社區護理人員必須要有滿足社區內衛生服務需求的責任感：社區護理人員應運用社區內可以利用的資源，發揮護理的功能，以滿足社區內居民的健康需求，例如學校的護理人員應協調並整合學校、家庭、社區組織、政府機構等相關資源，共同努力來推進學校衛生計畫，維護及促進師生員工的健康，並將觸角延伸到社區中。2.社區內的弱勢團體（老弱殘障）應列為優先的服務對象：社區護理關心全人類的幸福，其對象是不分種族、宗教、年齡、性別或其他任何特徵的。但是傳統上婦幼健康應得到特別的注意和照顧，其原因是婦女健康直接影響到孩子，母親健康一旦遭到永久性傷害，不僅造成母子兩人健康的損害，且影響到整個家庭的生活，間接造成社會與經濟損失。國內已進入老齡化社會，老年人在健康、心理、社會、經濟等許多方面都存在許多的問題，他們將逐漸從社區生活中退出，照顧自己的能力也會隨著年齡的成長而減退，因此老年人的健康照顧非常重要，故在社區護理中應重點維護婦幼及老年人的健康。3.社區護理的服務對象必須參與衛生服務的計畫與評估。評估是指對個人及其家屬在心理、生理、社會和環境方面的評估，了解每個個人、家庭、團體以及整個社區健康的需求，以保證社區護理計畫的落實。

（二）社區護理的目標

1. 增加個人、家庭、團體的抗病能力：(1)發掘和評估健康問題：每一個人、家庭、團體或社區，其健康需要和問題不盡相同，社區護理人員必須先行判斷，確立其問題，然後再研究解決其問題。例如缺乏養育經驗的孕婦，必須讓其儘快了解相關的養育知識。(2)協助家庭成員了解衛生知識：社區護理人員不僅要發現及評估個人、家庭、社區的衛生問題，而且要讓社區所有居民都認識此問題的存在及其構成的危害性，並採取行動以解決問題。例如不少人對癌症認識不清，對待癌症病人就像對待傳染病病人一樣，採取遠離的態度，由於這種錯誤的認識，給病人造成更大的心理壓力，而影響其健康的恢復。

2. 提供各類族群所需要的護理服務。社區護理人員依照個人的特殊情況，提供適當的護理、轉診、或社會資源的利用。例如對長期臥床的心血管病人的家屬給予基本的護理知識諮詢（擦浴、翻身、量血壓等等），以期提供病人舒適、安全的護理。

3. 控制（或儘量消除）威脅健康或降低生活興趣的社會環境：社區護理人員應協助相關的部門做好環境安全工作，去除威脅健康的因素，例如意外事件、傳染病的疫源、藥物成癮、水源汙染、雜訊、空氣及土壤汙染、居民生活垃圾的處理等。

4. 協助居民早期發現健康問題，做早期的治療：社區護理人員藉助於各種健康篩檢和對居民的健康評估，早期發現個人疾病，早期治療，並勸導每一個人戒除不良的衛生習慣。

社區護理人員的工作內容

社區護理的重點是家庭、社區以及相關的團體。

社區護理人員在不同的機構內根據不同的健康層級提供相關的服務。

社區護理人員必須與不同機構打交道,有時為了個人和工作必須與相關單位溝通協調。

社區護理人員除了做居家護理時有必要執行醫囑之外,一般情況下是獨立工作的。

社區護理是以家庭為導向的護理。除了傳染病之外,應鼓勵家屬的自主與自我管理。

社區護理人員透過與各家庭的各種接觸,可以觀察到家庭環境中對健康的影響因素。

因為個案的需求可能必須與其他醫學專業人員聯絡,所以,社區護理人員與其他人員的聯絡較多。

社區護理人員必須對個人及其家屬在其生理、心理、社會和環境層面加以評估,協助個人尋找社區資源,使其能達到自我照顧的最終目標,這是社區護理人員的基本職責。

此外,居民的健康篩檢是社區護理人員的重要職責之一,運用篩檢,要能夠確認自己所服務的地段和社區中的高危險族群,並能給予持續性照顧,以預防疾病發生。

社區護理人員應具備的條件

資格	1.大學護理科系教育畢業的護理人員、助產士。 2.具有兩年以上的臨床護理工作經驗。 3.接受過半年以上的社區護理訓練。
條件	身心健康,品德優良,知識豐富,具有獨立的工作能力。

1-8 社區護理的模式

　　社區護理究竟應按照什麼樣的模式來運轉，編著者認為社區護理工作者應從實務出發，探討一條可行的社區護理模式。Marla S White於1982年提出了社區護理明尼蘇達模式（Minnesota model），將護理程序的概念應用於維護人類健康、促進人類健康的實際工作當中，而在實際工作中對於優先次序的考量以及在執行工作時應根據實際情況運用不同的措施（參見右圖）。

（一）影響健康的因素

1. 生物、心理因素：包括個人的遺傳特性、體質、抵抗傳染性疾病的能力和個人的心理品質。
2. 環境因素：環境是指個人的生存空間，包括生活、學習、工作、娛樂的場所、地理環境、氣候變化等。氣候的急劇變化、地震、雜訊、水源及空氣汙染、生活場所是否安全等都會直接影響到個人、家庭或社區族群的健康。
3. 醫學科技與醫療機構因素：不可否認，醫學科學的進步為挽救生命、延長人類的壽命發揮了極其重要的功能，就目前而言，醫學科技的適當運用與資源的恰當分配在維持族群中發揮了決定性的功能。
4. 社會因素：社會因素包括社會的穩定、經濟的發展、法制的完備、教育的普及、居民的收入、社會福利、家庭等都與健康具有密切的關係。

（二）工作的優先次序

　　預防（prevention）是社區護理工作中的最高目標；保護（protection）是將暴露在環境中對健康有害的因素或不良影響因素降至最低；促進（promotion）在社區護理工作中是屬於消極和被動的，因為所採取的策略和行動不是個人在理想或最佳的健康狀態下，而是為了去除已造成對個人的不良影響因素及使個人恢復健康而執行的。

（三）執行社區護理工作的措施

1. 教育（education）：是給予個人資訊，使之自動在認知態度或行為上有所改變，朝向有利於健康的方向轉變，例如運用各種媒體廣泛宣傳愛滋病的傳播方式及其對人體的危害，以期能夠防止愛滋病的廣泛傳播。
2. 工程（engineering）：是應用一種活動以提供科學技術方法控制危險因素，避免大眾受到傷害。例如應用科學技術對注射針頭的處理，減少對醫護人員和其他族群可能造成的傷害。
3. 強制（enforcement）：在教育、工程的措施被執行仍無法達到社區護理的目標時，不得不採取強制的命令，迫使大眾執行，以達到有益於健康的目的。
4. 護理程序
   在明尼蘇達社區護理模式中護理程序就是以服務對象為導向所採取的一連串的護理計畫、步驟和活動，以期達到促進健康、恢復健康的護理目標。

社區護理的模式：影響健康的因素

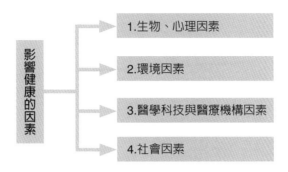

工作的優先次序

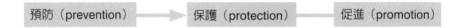

執行社區護理工作的措施

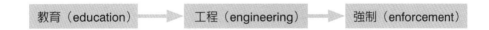

實務的範圍

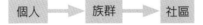

第2章
社區護理的工作方法

1.掌握社區、社區衛生與社區護理的概念。

2.了解社區功能、社區護理的特色。

3.了解國內外的社區護理發展史。

4.掌握社區護理的工作內容與方法。

5.熟悉社區護士的角色、功能與要求。

6.了解社區護理的方式。

7.掌握社區護理健康教育的概念和方法。

8.熟悉社區中個人、家庭、社區健康的護理評估特色。

9.熟悉健康教育的對象、內容和健康教育的相關理論與模式。

10.熟悉社區健康教育的評估方法。

11.了解個人、家庭與社區健康的護理診斷。

2-1 社區中的護理程序

社區護理的工作方法（Community nursing approach）涵蓋社區中的護理程序、健康教育、家庭訪視與居家護理四種。爲培養社區獨立解決問題的能力，要充分的授權。

（一）社區中的護理程序（Nursing process in community）

護理程序是整體性護理導向的工作方式，是動態性、綜合性、具有決策功能的流程。社區中的護理程序是社區護士使用護理程序的五個步驟，對社區的個人、家庭和社區整體的健康做護理工作的流程。

1. 個案一

病人李某，69歲，男性，罹患多發性腦梗塞。經過一個半月的住院治療，病情穩定，進入恢復期，而回家作復健。在出院1個月之後，他從床上起身或仰臥的活動能力受到限制，不能自行坐起來。在出院之後，他主要由女兒照顧，但她經常出現腰背疼痛，伴隨夜間失眠。

2. 個案二

某社區地處城市的繁華地帶，社區護理人員運用社區健康檔案，發現該社區居民的高血壓患病率爲15%。

（二）護理程序的評估

評估是護理程序的第一階段。

1. 評估的目的：了解社區的特色、社區族群的健康狀況及保健需求。其具體的程序爲收集資料，分析整理資料，找出可供利用的資源。
2. 個人的健康評估：
   (1) 內容：主要收集與個人疾病和健康問題相關的資料、包括生理、心理社會、文化、精神方面。
   (2) 方法：護理檢查身體、觀察法與交談法（詢問病史、生活史和健康史）。

小博士解說

1. 爲了保障山地、離島偏差地區之基層保健醫療服務，政府的工作重點爲辦理巡迴醫療、培育醫護人力與改善並充實醫療器材與設備。
2. 有一個家庭，一家三口。妻子有醫療保險，家中有相當程度的經濟基礎）經濟功能良好）。妻子在36歲的時候得了乳腺癌，住院做了手術。在住院之後，妻子的姐姐和妹妹分別過來照顧妻子（照顧的功能良好），而丈夫和婆婆承擔起了照顧孩子的任務。本來由妻子承擔的輔導孩子的任務，現在改由丈夫主動來承擔（情感的功能良好）。
   請問：這個家庭健康嗎？
   答案：非常健康。

護理評估的分類：個人、家庭與社區健康的護理評估

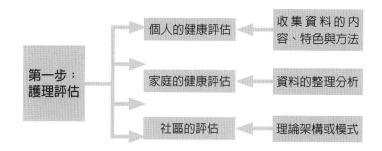

國內社區護理常用工作的方法：

對象	個人	家庭	社區
社區護理的工作內容	個人整體性的健康	家庭整體性的健康	社區整體性的健康

個人健康護理評估的特色

資料的內容	資料的特色	收集的方法	理論的模式
疾病與健康相關的資料	除了疾病資料，著重於 ※個人的能力與意願、 ※是否需他人照顧 ※社區保健服務	※護理檢查身體 ※觀察法 ※交談法	戈登（Gorden）所制定的11種功能狀態的評估

高血壓病的個人評估：
血壓控制、血壓監測、用藥諮詢、飲食調節、運動

2-2 護理程序的評估（一）

護理程序的評估（續）

3. 家庭健康的評估：

　(1) 家庭健康的護理評估特色

　　　家庭中每一個成員都健康是否等價於家庭健康？例如一家三口，妻子有醫療保險，家中也有一定的經濟基礎。妻子在36歲時得了乳腺癌，住院並作手術。在她住院後，姐妹輪流照顧，而丈夫和婆婆承擔照顧孩子的任務。本來由妻子承擔的輔導孩子的任務，現在改由丈夫主動來承擔。請問：這個家庭目前的狀況是健康的嗎？

　(2) 內容：不僅要收集家庭中的病人或家庭成員健康狀況的相關資料，更重要的是收集與家庭功能、家庭發展階段、家庭環境、家庭與社會的關係以及家庭利用資源的狀況等。

　(3) 方法：觀察法（家庭環境及成員的交流）、交談法（個人的健康狀況、家庭的狀況及成員之間的關係）。

4. 社區的評估（收集資料的內容）：社區的評估（收集資料的內容）為評估環境的特色、人口族群的特色、社會系統（政府的支援、保健福利、政策）、社區的資源與社區衛生服務的利用情況。

　(1) 環境的特色：

　　　(a) 地域：社區範圍的界定，世界衛生組織（WHO）提出社區的面積大約為1515-15152坪。國內一般是按照實體的行政區劃，例如市、區、鄉、鎮、村等或按照抽象的區分，例如：工業區、文化區、生活區等。

　　　(b) 自然的環境：地理位置、氣候等。

　　　(c) 人為的環境：建築設施、環境污染等。

　(2) 民眾人口的特色：

　　　(a) 人口的數量與密度：社區的人口總數和單位面積人口的數量。

　　　(b) 人口的架構：人口的年齡、性別、婚姻、職業、教育程度、人均收入、人口成長趨勢及流動率等。

　　　(c) 人口的健康狀況：平均壽命、死亡率、罹患疾病的原因、主要的健康問題等。

　(3) 社會系統：

　　　(a) 保健系統：衛生保健機構的數量、性質、服務實力品質、層級、地理位置與分布情形等。

　　　(b) 福利系統：社區安全與保衛設施、措施、住房條件、商品供應、交通運輸等。

　　　(c) 教育系統：學校機構、圖書館、文化中心等。

　　　(d) 娛樂系統：公園、電影院、劇院、網咖、遊樂場等。

　　　(e) 宗教系統：與宗教及居民的生活方式、健康行為、價值觀有關。

社區的評估（收集資料的內容）的分類

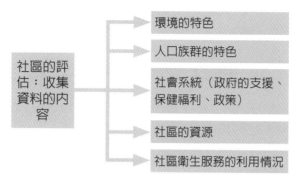

家庭健康的評估

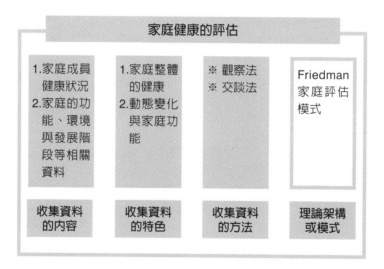

社區健康的護理評估特點

	社區
收集資料的內容	1.社區環境的特色 2.社區人口學的特色、民眾的健康狀況 3.社會系統的特色
收集資料的特色	1.社區的整體性健康 2.社區的緊急事件、民眾的健康、環境政策
收集資料的方法	※觀察法 ※交談法 ※二手資料法 ※社區調查 ※實地考察法
理論架構或模式	安德森「將社區作為服務對象」的模式

2-3 護理程序的評估（二）

護理程序的評估（續）

　　5. 社區的評估；收集資料的方法：
　　　(1) 觀察：實地了解，運用「看」來收集資料。
　　　(2) 訪談：與有關人員交流，運用「聽」來收集資料。
　　　(3) 文獻：查閱有關文獻、報告、統計報表等二手資料，運用「讀」來收集資料。
　　　(4) 調查：可以是面對面的調查或信函調查表等，運用「寫」來收集資料。
　　6. 社區的評估：資料的整理分析
　　資料的整理分析是對一個社區整體性的分析，在資料收集之後，資料性的資料按照統計學原理來做整理歸類；文字性、質化資料依據性質、內容來做歸納，而做好護理診斷的準備。
　　　(1) 資料的分類：社區護士收集服務對方的資料，要根據資料的實際內容來做分類整理。有些資料可能反映了服務對象的生理健康狀況，有些資料可能與其家庭與社會經濟狀況有關。
　　　(2) 資料的解讀：即將服務對象的資料與已知的標準做比較，得出有關服務對象現況的結論。
　　　(3) 形成診斷的假設：對現有的資料做分類整理與解釋之後，對其可能的發展趨勢及其相關因素所做的推定。
　　　(4) 檢定診斷假設：用進一步收集的資料對診斷假設作檢定，從而接受或否定已有的假設。
　　7. 個案：病人李某，68歲，男性，罹患多發性腦梗塞，經過1.5個月的住院治療後，病情穩定，進入恢復期，所以回家復健。病人已經出院1個月了，但由於腦梗塞引起一側肢體癱瘓，病人自行從床上坐起或仰臥的活動能力受損，不能自行坐位或臥位。生活自理能力受損。病人現在在家中由女兒照顧。在家庭訪視的過程中，觀察照顧者（女兒）在護理病人時，表現不耐煩的情緒。經過訪談，了解患者的依賴性很強，不主動做力所能及的事情，而是留給女兒去做，導致女兒罹患腰痛、頭痛和失眠症。

小博士 解說

1. 問卷是較易獲得多數人的資料，但需考量抽樣代表性的方法；深度訪談所收集的資料，較無法推論至多數人的意見；個案研究可以全盤評估衛生教育計畫的輸入、過程及結果的反應。
2. 收集社區資料訪談的對象必需是非常了解社區的人，他們可以是社區的居民，或是在社區工作的人，或是在社區中非常具有影響力者，另鄉野間口耳相傳的軼事，為田野調查收集社區資料中的重要來源之一。
3. 而評估社區郵政體系，了解郵局所在位置、郵筒數及住民對郵務品質的看法，是為了收集社區的溝通系統。

收集資料的方法

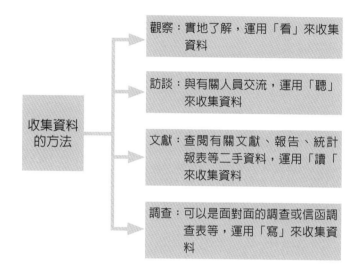

收集資料的方法
- 觀察：實地了解，運用「看」來收集資料
- 訪談：與有關人員交流，運用「聽」來收集資料
- 文獻：查閱有關文獻、報告、統計報表等二手資料，運用「讀「來收集資料
- 調查：可以是面對面的調查或信函調查表等，運用「寫」來收集資料

資料的整理分析

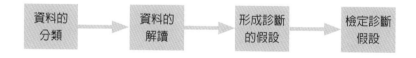

資料的分類 → 資料的解讀 → 形成診斷的假設 → 檢定診斷假設

➕ 知識補充站

社區衛生護理師在社區中欲進行復胖防治時，第一個步驟為評估社區民眾減重的需求。

2-4 護理診斷

1. 目的：確認健康的問題，在資料分析的基礎上，找出民眾、家庭和社區所存在的健康問題。
2. 護理診斷的陳述：
    (1) PES方式與PE方式：P健康問題（problem）、E原因（etiology）與S相關症狀（symptoms）。例如：社區小學生安全防火知識測試成績不佳（S），在調查之後發現家長並沒有好好地教育孩子，學校也未提供相關的資訊教育(e)，則社區護理診斷為：兒童防火安全知識缺乏（P）。
3. 個人健康護理診斷：P（床上活動障礙）、S（在病人出院1個月之後，從床上坐起和仰臥的活動能力受到限制，而不能自行坐起）。E（與降低的強度和耐力有關，繼發於癱瘓）。
4. 家庭的健康護理診斷：P（照顧者的角色相當緊張）、S（女兒在照顧父親時，表現出不耐煩的情緒，透過訪談得知父親希望女兒能夠隨叫隨到）與E（與持續的護理需求有關）。
5. 社區健康護理診斷：P（社區成年男子高血壓發病率高於國內的平均水準）。S（該社區為較為富裕的社區，居民愛吃鹹食，生活的規律性較差。成年男子大多為公司經理或部門主管，其主要的訴求為「工作忙，責任大，休閒活動較少，對此忙盲茫的生活方式相當無奈」。E（缺乏高血壓影響因素的相關知識，缺乏紓解壓力和緊張情緒的方法）。

社區護理診斷優先排序
6. 社區護理診斷的優先排序：
    (1) 健康問題方面的考量：健康問題對居民的影響程度、影響的民眾的數量、若不解決的後果等。
    (2) 社區護士的層面：社區護士的能力，對問題的認知程度，解決問題的能力。
    (3) 社區資源層面：社區是否有解決問題的物質條件與經費。
7. 個人、家庭、社區健康的護理診斷與問題
    (1) 護理診斷/問題
       - PSE/PE方式：問題+症狀和病徵+相關的因素或危險的因素。
       - 潛在的問題 + 危險的因素
       病人李某，68歲，男性，罹患多發性腦梗塞，經過1.5個月的住院治療後，病情相當穩定，而進入了恢復期，所以回家復健。病人已經出院1個月了，但由於腦梗塞引起一側肢體癱瘓，病人自行從床上坐起或仰臥的活動能力受損，不能自立行坐位或臥位。生活的自我料理能力受損。
       - 個人健康的護理診斷：以病人或有健康問題的人為主軸所提出的，P為自我料理能力的缺陷，E與偏癱有關。
8. 護理的措施：
    (1) 舉辦各種研習班和討論會。
    (2) 定期作體檢，並給予相關的保健諮詢，制定社區健康規畫，並加以監督、評估和回饋。

護理診斷的陳述

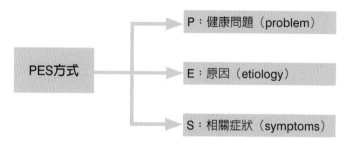

個人、家庭與社區健康的護理診斷與問題（一）

個人、家庭與社區健康的護理診斷與問題

- PSE/PE方式：問題＋症狀和病徵＋相關的因素或危險的因素
- 潛在的問題加上危險的因素

家庭健康護理診斷
以家庭的整體健康為主軸所提出的
P：照護者的角色相當緊張
E：與持續的護理需求有關

病人現在在家中由女兒照顧。在家庭訪視的過程中，觀察到，照顧者（女兒）在護理病人時，表現出不耐煩的情緒。經過訪談了解，了解到患者的依賴性很強，並不會主動做力所能及的事情，而是把所有的事情都留給女兒去做，導致女兒罹患腰痛、頭痛和失眠症。

個人、家庭與社區健康的護理診斷與問題（二）

社區健康護理診斷：以社區的整體健康為主軸所提出的
1.社區因應的能力失調
2.社區執行治療的方案無效

P：社區應對能力失調：社區高血壓患病率高於全國平均水準
E：與社區的健康教育有關

P：社區執行治療方案無效
E：與經濟的能力低落有關

2-5 社區的健康護理計劃

（一）計畫

1. 確定社區健康目標：
   (1) SMART：S-specific（特定的）、M-measurable（可以測量的）、-attainable（可以達到的）、R-relevant（相關的）與T-timely（有時間限制的）。例如：在半年內，臺北市西門國小學生的防火知識普及會達到95%以上。
   個人的護理計畫著重於對某種疾病病人的實際護理方法。家庭的護理計畫著重於存在家庭健康問題的人員、資源互動與合作等。
   社區的護理計畫注重利用社區內外可供利用的資源，從行政的角度來制定計劃，解決與社區健康相關的人員、經費、地點等問題。
   (2) 制定達到目標的方案：制定原則是5W：who－明確的參與者與執行者、what－確認任務、when－時間、where－地點與how－完成任務的方法。

（二）社區的健康護理計畫

1. 短期護理目標：在一年之內，社區70%的高血壓患者能說出不良生活習慣與產生高血壓和併發症的關係。
2. 長期護理目標：在五年之內，社區高血壓患病率會下降5%。

（三）個人健康的護理執行

1. 方式：居家護理。
2. 執行者：社區護理人員。
3. 執行的內容：護理操作、生活護理、服藥諮詢與保健諮詢。

（四）家庭健康的護理執行

1. 方式：家庭訪視。
2. 執行者：以病人與家屬為主。
3. 執行的內容：家庭成員的關係、部門協調與相關的保健諮詢。

（五）社區健康的護理執行

1. 方式：民眾的健康教育與健康管理。
2. 執行者：社區護理人員，由全科醫師來牽線。
3. 執行的內容：民眾的健康教育、健康檔案管理與向政府提案

（六）第四步：社區的護理干預（社區護理的執行）

社區護理干預要遵循的原則為：社區護士的主動性、社區居民的參與性與社區各個組織部門的合作性。社區護理干預強調以社區為基礎的綜合性干預。

1. 干預的重點：民眾不良行為的消除和健康行為的建立。
2. 干預的內容：控制吸菸、維持平衡的飲食、控制高血壓、加強體育的鍛鍊、安全的性行為、意外損傷防範等。
3. 干預的措施：民眾的健康教育、傳染病的防治、免疫接種、人員的健康訓練、家庭護理與健康諮詢等。

個人、家庭、社區健康的護理計畫

個人 某種健康或疾病的具體護理方法

家庭 家庭健康問題的人員、資源、互動與合作意願

社區 利用社區內外資源、制定行政計畫、解決社區健康相關問題

個人健康的護理執行

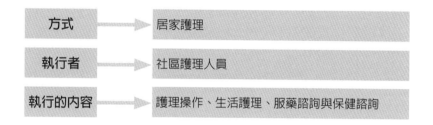

方式	居家護理
執行者	社區護理人員
執行的內容	護理操作、生活護理、服藥諮詢與保健諮詢

家庭健康的護理執行

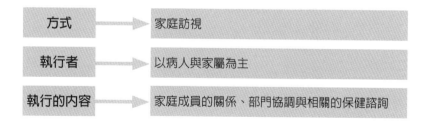

方式	家庭訪視
執行者	以病人與家屬為主
執行的內容	家庭成員的關係、部門協調與相關的保健諮詢

社區健康的護理執行

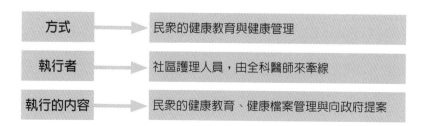

方式	民眾的健康教育與健康管理
執行者	社區護理人員，由全科醫師來牽線
執行的內容	民眾的健康教育、健康檔案管理與向政府提案

2-6 社區中的健康教育

（一）個人、家庭與社區健康的護理評估

1. 個人、家庭與社區健康的護理評估
   (1) 個人：有生理、心理、社會、文化等標準。
   (2) 家庭：家庭功能的狀態、發展與資源運用等。
   (3) 社區：與社區相關健康指標及資源投入的消耗指標。
2. 目的：評估執行護理活動之後的效果，既將護理對象的實際情況與護理目標作比較，確定達標的程度，分析影響效果的因素，並決定是否繼續執行、修訂或終止護理計畫。
3. 評估的內容：
   (1) 健康的目標：評估健康目標的進展和執行的情況。
   (2) 護理活動：評估護理工作的效率與效果。
   (3) 經濟效益：主要評估投入和產出的比例。
4. 評估的方法：直接觀察法、深入訪談法、問卷調查法、標準作業程序（SOP）檢查。
5. 評估的指標：人員的投入、設備和物品的消耗、平均壽命、死亡率、患病率、健康知識的普及率、不良生活方式的改善率、健康教育的涵蓋率、就診率、體檢率與離婚率與自殺發生率。

（二）社區中的健康教育

1. 影響壽命與健康的相關因素

依據世界衛生組織（WHO）的統計資料證實，影響壽命與健康的相關因素之中，生活方式與行為占68%左右，社會因素占15%左右，醫療條件占15%左右，還有遺傳因素占1%左右與氣象因素占1%左右。

2. 健康教育執行基本的途徑

健康教育執行基本的途徑為「人人享有衛生保健」為全球的共同理想和目標。

3. 因應的措施
   (1) 對於患病的民眾要作臨床治療。
   (2) 對於危險的民眾要作健康促進。
   (3) 對於健康的民眾要作健康教育。

4. 持續性預防保健模式

健康教育為提升自我保健的意識和能力。持續性預防保健模式涵蓋上游策略、疾病的檢查及管理策略、自我管理與長期保健。

5. 健康教育（Health Education）

健康教育為運用有計畫、有組織、有系統的社會和教育活動，促使人們自覺採納有益於健康的行為和生活方式，消除或減輕影響健康的危險因素，預防疾病、促進健康和提升生活品質。

評估的護理程序

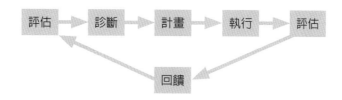

確定社區的健康目標：SMART

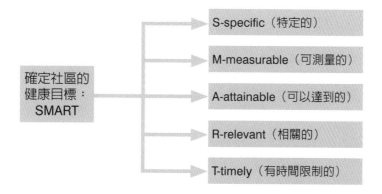

制定達到目標的5W原則

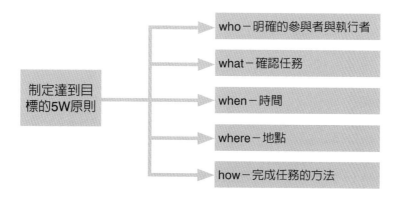

2-7 健康教育相關理論與模式（一）

社區中的健康教育（續）

6. 社區健康教育（community health education）

社區健康教育是以社區為單位，以社區民眾為教育的對象，以促進居民健康為目標，有目的、有計畫、有組織、有評估系統的社會和教育活動。

7. 社區健康教育的內容

社區健康教育的內容分為一般性健康教育、特殊性健康教育與衛生管理法規的教育。

8. 社區健康教育的方法

(1) 專題講座。

(2) 印刷資料和照片、圖畫。

(3) 壁報或宣傳欄。

(4) 影視的材料。

(5) 展示。

(6) 交談、健康諮詢。

(7) 討論、個案學習。

(8) 其他。

9. 健康教育相關理論與模式

健康教育相關理論與模式分為KABP模式、健康信念模式與格林模式。

(1) 健康信念的模式（Health belief model）：人們運用自身或他人的實務經驗，或是接受他人的勸告而激發內在動機，相信自己有能力改變危害健康行為，並獲得預期的結果。即接受勸導來改變不良的行為，而採納健康的行為，形成疾病易感性。和嚴重性的信念是健康成功的！

(2) 格林模式（Dr. Green PRECEDE-PROCEED）

格林模式分為流行病診斷、行為與環境診斷、教育與組織診斷與管理與政策診斷。

(3) 格林模式的步驟

　①診斷（PRECEDE）

　　(a) 第一步：社會診斷。

　　(b) 第二步：流行病學診斷。

　　(c) 第三步：行為和環境診斷。

　　(d) 第四步：教育和組織診斷。

　　(e) 第五步：管理和政策診斷。

　②進行（PROCEED）

　　(a) 第六步：執行教育計畫。

　　(b) 第七、八、九步：評估階段。

重要人物訪談的訪談對象必須是非常了解社區的人，對象包含各種層級，取樣方式使用滾雪球取樣法。

小博士解說

1. 依據健康信念的模式，某位男性指出「因為遺傳的傾向，將來我會和父親一樣罹患糖尿病，即為疾病的易感性認知。

2. 護理人員在AIDS的健康促進計畫中，在報紙或雜誌介紹AIDS，所使用之介入措施是貝克（Becker）健康信念的模式敵提供民眾行動的線索

3. 學校衛生保健組在校內提供疫苗注射主要是減少對預防性健康行為障礙；若學校提供注射的日期與地點，則此措施為行動的線索；而直接影響注射疫苗的可能性因素為感受到該疾病的威脅與對預防性健康行為利益的認知：障礙認知。

4. 社區健康的教育對象為民眾與個人。

5. 健康信念的模式的三部曲為(1)接受勸導，(2)改變不良的行為，(3)採納健康的行為。

健康信念模式（Health Belief Model）

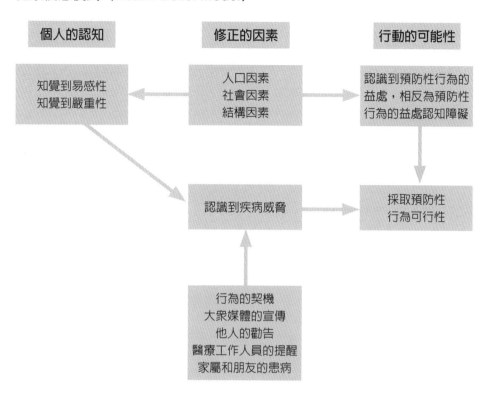

格林模式（PRECEDE-PROCEED）

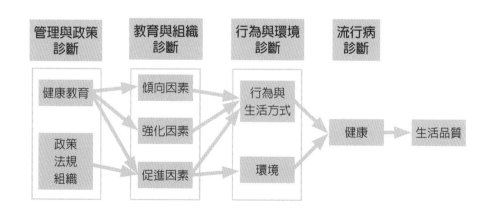

2-8 健康教育相關理論與模式（二）

社區中的健康教育（續）

9. 健康教育相關理論與模式
    (3) 格林模式的步驟（續）
    - 診斷（PRECEDE）階段：其重點在於診斷與需求評估，PRECEDE 是 redisposing, Reinforcing, and Enabling Constructs in Educational/environmental Diagnosis and Evaluation，是指在教育和環境診斷中的傾向因素、促成因素和強化因素。
    - 進行（PROCEED階段：重點在執行流程和評估。PROCEED的英文意思分別是Policy, Regulatory, and Organizational Constructs in Educational and Environmental Development，就是在教育和環境干預中，運用政策、法規及組織等方法。
    - 教育與組織診斷：分析影響的因素，確定優先的專案順序，制定干預的重點，影響健康行為的三種因素為：傾向因素（原因和動機）、促成因素（動機得以實現的因素）與強化因素（激勵、減弱與維持行為的因素）。
    (4) 格林模式的特色：由個人健康擴大到團體健康，將社會環境與教育對象的健康聯結，充分利用現有資源，來改變教育對象的行為。注重第四階段，教育與組織診斷，強調健康的終極目的是提升生活的品質。

10. 健康教育的程序：健康教育的程序為評估教育需求、作教育診斷、制訂並執行教育計畫與教育效果的評估。

11. 社區健康教育的評估目的：社區健康教育的評估目的為了解教育對象對健康教育的需求，評估教育的對象、教育的環境、衛生服務的狀況與教育人員。

12. 社區健康教育診斷與問題：
    (1) 收集資料、作分析和判斷。
    (2) 提出問題、指出健康的相關行為因素。
    (3) 確定優先專案：
        (a) 重要性：該問題對民眾健康威脅的嚴重性（發病率、死亡率、危險因素、結局）。
        (b) 可行性：危險因素的干預程度（明確性、客觀指標、是否有預防的措施、可操作性）。
        (c) 效益性：成本效益分析。

13. 社區健康教育的執行：由開發主管和社區來組織，準備計畫時間表、人員訓練與作物資準備，執行品質管制。

小博士解說

健康教育的程序：
評估教育的需求→做教育的診斷→制訂教育計畫→執行教育計畫→教育效果的評估。

社區健康教育的評估

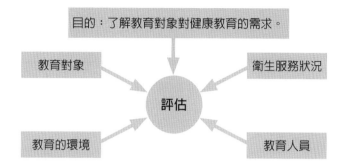

範例：社區居民健康知識評估表

姓名： 性別： 年齡： 居住社區：

請在下列的選項「□」內打「✓」

評估指標	評估	
1.對自身健康狀況的了解	知道□	不知道□
2.不良生活方式對健康的影響	知道□	不知道□
3.家庭可以預防疾病的措施	有□	沒有□
4.你覺得控制體重太困難了嗎	是□	否□
5.你覺得是否覺得飲食中限制鹽太困難了嗎	是□	否□

用什麼樣的健康教育方式：1.上課□　2.討論□　3.個別化指導或諮詢□4.發放資料□　5.其他□

請您列出您最想知道和了解的健康教育內容：

謝謝你的合作！

護士簽名： 日期： 年 月 日

社區健康教育計畫

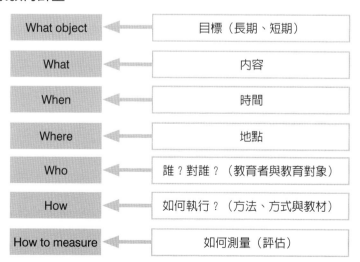

2-9 社區中的護理程序

　　首先，我們來看一下個人健康護理評估在這四個層面有什麼特點。個人的護理評估與臨床的護理評估差不多，它所收集的資料主要是和個人的健康狀況或者疾病狀態相關的資料。因此，我們主要從患者生理、心理、精神、社會等幾個層面來收集資料。

　　那麼它的資料特點，主要是呈現患者的健康狀況。另外，由於社區的患者生活在自己家中，我們不能夠時時刻刻對他加以監督和護理，因此，我們在資料的評估中還要著重於評估患者自己有沒有能力進行護理、他需不需要別人的幫助，如果需要是不是有人可以幫助他等等。

　　個人健康評估資料的收集方法以及所應用的理論模型與臨床上對一般患者的評估一樣，它主要運用護理身體檢查和觀察了解患者的症狀和症狀，透過交談獲得患者的疾病史、生活史等。其所應用的理論模型是戈登的11項功能狀態評估。

　　接下來，我們來看一下家庭健康的護理評估特點。那麼我想問一下大家，家庭中每一個成員的健康就代表這個家庭就是健康嗎？

　　不是！

　　那為什麼不是呢？

　　現在來看一下，有這樣一個家庭。一家三口。妻子有醫療保險，家中有相當程度的經濟基礎。妻子在36歲的時候得了乳腺癌，住院做了手術。在住院之後，妻子的姐姐和妹妹分別來照顧妻子，而丈夫和婆婆承擔起了照顧孩子的任務。本來由妻子承擔的輔導孩子的任務，現在改由丈夫來承擔。請問：在妻子患病後，這個家庭是否仍然健康呢？我們對家庭健康的評估該收集哪些資料呢？

　　首先我們要評估家庭中每一位成員的健康狀況。譬如說，我們對一個高血壓患者的家庭進行評估時，我們不僅要評估患者的健康狀況，還要評估其他成員的健康狀況。看看這些成員之間健康狀況有什麼相關關係。其次，我們要評估家庭的功能、家庭的發展階段、家庭的環境等。這一部分是家庭健康需要重點評估的內容。

　　因此，我們可以說，家庭評估資料的特點在於它把家庭當作一個整體，所關注的是家庭整體的健康。這是它的第一個特點。第二個特點是，它評估的是家庭的動態性變化和家庭的功能。

　　主要採用觀察法和交談法。它所採用的理論架構是Friedman的家庭評估模式。

個人健康評估資料的收集方法以及所應用的理論模型

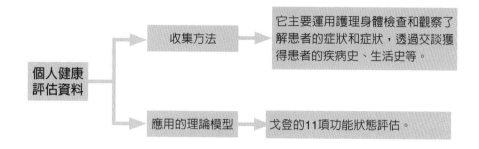

個人健康評估資料 → 收集方法 → 它主要運用護理身體檢查和觀察了解患者的症狀和症狀,透過交談獲得患者的疾病史、生活史等。

個人健康評估資料 → 應用的理論模型 → 戈登的11項功能狀態評估。

家庭評估資料的方法與理論架構

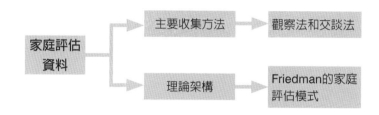

家庭評估資料 → 主要收集方法 → 觀察法和交談法

家庭評估資料 → 理論架構 → Friedman的家庭評估模式

家庭評估資料的特點

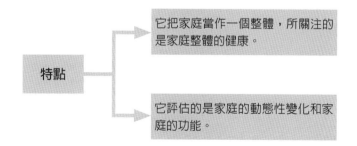

特點 → 它把家庭當作一個整體,所關注的是家庭整體的健康。

特點 → 它評估的是家庭的動態性變化和家庭的功能。

2-10 社區中的健康教育

　　首先我們來看兩個單字，「cure」和「care」，那麼這兩個單字分別是什麼意思呢？「cure」是指治療，治癒，cure medicine是指治療醫學，它強調我們要運用醫學的方法對抗疾病和死亡，醫療工作要擔負起救死扶傷的責任。Care，一般是指照顧、照料的意思，在此，它的意思是維持、保健。因此care medicine是指保健醫學，它強調進行健康教育和健康促進，預防疾病，維持健康，進而提昇生命的品質。WHO指出，影響個人健康和壽命的因素包括遺傳因素、社會因素、醫療條件因素、氣象條件因素以及生活方式和行為因素。其中生活方式和行為因素占了60%。像吸菸、靜坐、暴飲暴食等不健康的行為方式嚴重影響了我們的身體健康。因此，要實現「人人享有衛生保健」這一全球的共同理想和目標，它的基本途徑是健康教育。那麼什麼是健康教育呢？健康教育是指通過有計劃、有組織、有系統的社會活動和教育活動，促使人們自覺地採納有益於健康的行為和生活方式，消除或減輕影響健康的危險因素，預防疾病、促進健康和提昇生活的品質。了解了健康教育的概念，我們再來看下列社區健康教育的定義。社區健康教育是以社區為單位，以社區族群為教育對象，以促進居民健康為目標，有目的、有計劃、有組織、有評估性的系統社會活動和教育活動。下面來介紹幾個比較成功的社區健康教育的個案。例如美國從1963年到1980年，吸菸率和動物油的食用分別下降了27%和38%，植物油與魚的消費量增加了57.6%和22.6%；冠心病與腦血管病死亡率則分別下降了近40%和50%。

（一）社區健康的教育對象

1. 健康族群：健康族群一般在社區占的比例最大，他們由各個年齡層的族群所組成。在此類族群中有些人可能對健康教育最缺乏需求，也許會認為疾病距離他們太遙遠，對健康教育持排斥態度。對於此類族群，健康教育主要著重於衛生保健知識。其目的是協助維持良好的生活方式並保持健康，遠離疾病。同時也提醒他們對一些常見疾病的提高警惕，不要忽略疾病的預防及早期診斷。

2. 具有某些致病危險因素的高危險族群：所謂具有某些致病危險因素的高危險族群，主要是指那些目前尚為健康，但是本身存在某些致病的生物因素或不良行為及生活習慣的族群。致病的生物因素包括個人遺傳因素（例如高血壓病、糖尿病、乳腺癌等疾病有家族史）、不良的行為及生活習慣（包括高鹽、高糖及高脂飲食、吸菸、酗酒等等）。此類族群中可能會有一部分人對疾病過於恐怖，因個人的某種家族病史而過分焦慮，甚至疑慮重重；還可能會有另一部分人對自己的不良行為或生活習慣不以為然，把健康教育看作是老生常談，甚至是小題大做、故弄玄虛。針對此類族群，健康教育應著重於預防性健康教育。從而協助他們掌握一些自我保健的技能，例如乳腺痛的自我檢查及一些疾病的早期自我監測等；或協助他們自覺地糾正不良的行為及生活習慣，積極地消除致病的隱憂。

社區健康教育的內容

一般性的健康教育	協助他們了解增強個人和族群健康的基本知識,他們樹立正確的健康觀。
特殊的健康教育內容	針對社區特殊族群常見的健康問題來加以教育
衛生管理法規的教育	提昇居民的法制意識,樹立良好的衛生道德觀。

社區健康教育的方法

專題講座	我們可以建構目標團體來進行集體聽課或者舉辦學習班,請一個專業人員就某一個共通性的健康問題加以講授。譬如說,建構高血壓患者學習高血壓的用藥諮詢,或者糖尿病患者的飲食治療等等。此這種方法容易做,但是對演講者的要求比較高。
印刷資料和照片、圖畫	印刷資料具有便於保存、可以反復使用的特點,而且它可以大量印刷、普及面較廣。譬如說健康教育手冊、衛生傳單、出院諮詢等等。而照片和圖畫可以造成一些視覺化的衝擊。
壁報和佈告欄	張貼海報或文宣。
影音資料	影音資料內容豐富、具備生動性、娛樂性的特點,比較容易被居民所接受。並且它可以用來傳播那些難以用文字表達清楚的知識。
展示法	展示法比較適合展示某一種實際的技術或操作過程。
交談法和健康諮詢	適合用於解決學習對象具有個性的問題。這種方法比較簡單易行,但是要掌握交談的技巧。
討論、個案學習	以小組的方式對大家共同的健康問題加以討論,在討論的過程中大家互相取長補短。另外,還可以運用討論個案來教育和指導居民。
其他的方式	現代科技越來越先進,知識傳播的途徑也越來越多,廣播、電視、網路、PPT等都可以用來做社區健康教育。

2-11 健康教育相關理論與模式

　　與健康教育相關的理論最常用的有下列三個，KAMP模式，健康信念模式，以及格林模式。

（一）KAMP模式

　　它在前些年被應用得很廣泛。它是指知識、態度、行為模式，也是我們通常所說的知、信、行模式。它認為只要人們懂得健康的相關知識、並且相信這些知識，他們就會採取相應的健康行為。但是，使用了多年之後，人們發現其實有了知識，不一定會產生行為的改變。在這樣的背景下，就發展出了健康信念模式。我們接下來看一下什麼是健康信念模式。

（二）健康信念模式

　　健康信念模式是指人們透過自身或他人的實務經驗，或是接受他人的勸告而激發內在的動機，使之相信自己有能力改變危害健康行為並獲得預期結果。也就是說，這個模式認為人們運用接受勸導，改變不良行為，進而採納健康的行為。

　　此模式包括三個部分：個人認知、修正因素、行動的可能性。

　　透過上述的分析，我們可以得出：形成疾病易感性和嚴重性的信念是健康教育成功的關鍵！！

　　格林模式又稱為precede-procede模式。這個是格林模式的模式圖，比之前的健康信念模式圖要複雜多了吧。它主要用於大型的健康教育和健康促進項目，也是我們開展健康教育工作的設計程序。

　　模式圖的一個特點是從結果著手，也就是從最終的結果追溯到最初的起因。

　　前5個階段是診斷階段，又稱為precede階段，後4個階段是執行和評估階段，又稱為proceed階段。Precede階段重點在於診斷，需求評估。它是Predisposing, Reinforcing, and Enabling Constructs in Educational/environmental Diagnosis and Evaluation 的第一個字母的縮寫。是指在教育和環境診斷中的傾向因素、促成因素和強化因素。

　　Proceed階段重點在於執行過程和評估。它是Policy, Regulatory, and Organizational Constructs in Educational and Environmental Development 的縮寫。是指在教育和環境干預中運用政策、法規及組織等方式。

　　教育與組織診斷是格林模式中最重要的一個部位，它的主要任務是分析影響行為和生活方式的因素，確定優先項目的順序，制定干預的重點。它指出影響健康行為的三大類因素：傾向因素（原因和動機），促成因素（動機得以實現的因素），強化因素（激勵、減弱、維持行為的因素）。

格林模式的特點

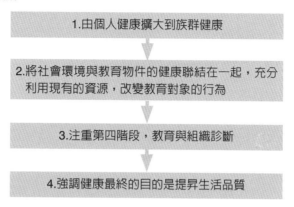

1.由個人健康擴大到族群健康

2.將社會環境與教育物件的健康聯結在一起,充分利用現有的資源,改變教育對象的行為

3.注重第四階段,教育與組織診斷

4.強調健康最終的目的是提昇生活品質

健康教育程序的5個步驟

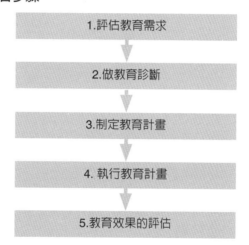

1.評估教育需求

2.做教育診斷

3.制定教育計畫

4. 執行教育計畫

5.教育效果的評估

社區健康教育

社區健康教育診斷	我們運用評估收集了資料,就要對這些資料加以分析和判斷,找出與健康教育相關的問題,並進一步指出影響健康的行為因素。最後根據重要性、可行性和有效性原則確定優先專案。(1)重要性:該問題對人群健康威脅的嚴重性;發病率、死亡率、危險因素、結局(2)可行性:危險因素的可干預程度(3)明確性、客觀指標、是否預防措施、可操作性(4)有效性:成本效益分析
社區健康教育計畫	包括5W2H。what object, what content, when, where, who, how, how to measure.目標包括長期目標和短期目標,要具體,可以測量。
社區健康教育的實施	包括四個步驟:組織、準備、實施和品質管制。
社區健康教育評估	包括過程評估,例如目標族群的參與率,教育內容和教育方式是否能夠滿足教育的需求;近期效果評估,例如知識、態度、行為的轉變情況,遠期效果評估,例如社區族群的整體健康狀況。它的評估指標包括衛生知識水準,對衛生保健工作態度,衛生行為習慣形成,教育深度和廣度以及族群健康狀況。

2-12 家庭訪視（一）

（一）家庭訪視的概念

　　家庭訪視簡稱爲家訪，是指爲促進和維持個人、家庭的健康，在服務對象家庭環境中，提供的護理服務活動，是開展社區護理的重要方式。護理人員透過家庭訪視，了解家庭環境、家庭結構、家庭功能和家庭成員的健康狀況，從而發現家庭的健康問題，執行護理活動，解決家庭及其成員的健康問題，使家庭獲得、維持和促進健康。

（二）家庭訪視的目的

1. 確認阻礙促進家庭健康的因素和支援系統，鼓勵家庭充分利用有關的健康資源。
2. 收集家庭生活環境中關於個人、家庭和社區健康相關的眞實資料，提高資料的可信度，做出明確的護理診斷。
3. 促使護理對象及其家庭成員的積極參與，提昇家庭及成員的自我健康管理能力。
4. 提供有關促進健康和預防疾病的健康教育。
5. 協助家庭充分發揮家庭功能，促進各家庭成員之間的互動關係。
6. 爲居住在家的病人或殘疾者提供有效的、整合性的照顧。

（三）家庭訪視的類型

根據家訪的目的，將家訪分爲評估性、持續照顧性和急診性家訪三種類型。

1. 評估性家訪：評估性家訪常用於有年老體弱病人的家庭和有家庭問題的家庭。其目的是對照顧對象的家庭加以評估，通常是一次性的。
2. 持續照顧性家訪：持續照顧性家訪主要用於患有慢性病或活動不便的家庭病床病人以及臨終的病人，目的是爲病人提供持續性的照顧，定期持續性的進行。
3. 急診性家訪：急診性家訪適用於臨時處理家庭的緊急情況。

（四）家庭訪視的優缺點

1. 家庭訪視的優點
   (1) 在護理對象的生活環境中收集可信度較高的資料，有助於確定準確的護理診斷。
   (2) 可以觀察家庭環境，確認有礙於家庭健康的因素和支持因素，提供適合護理對象的教育。
   (3) 可以爲護理對象節約時間，提供方便的護理服務。
   (4) 可以提供整合性的家庭護理，提高家庭的自我健康管理能力。

家庭訪視的基本步驟

訪視前的護理活動	訪視前的護理活動是做好家訪準備，主要有下列的活動： 1.確定訪視家庭，熟悉訪視家庭及家庭成員及與健康相關的資訊，確認家訪的目的，制定具體的訪視計畫。 2.根據訪視目的準備和檢查訪問包，根據訪視的目的準備必要的記錄單，消毒儀器設備和藥品、護理用品等。 3.透過電話，確定家庭訪視可能的日期及時間，並了解服務對象的態度。 4.確認位址和路徑，準備簡單地圖。 5.在工作單位留下家訪的住戶名稱、路線、訪問目的、出發時間及預定返回的時間。
訪視過程中的護理活動	在訪視的過程中，要運用護理程序。主要活動一般包括下列幾方面： 1.介紹社區護士所屬單位的名稱和護士本人，解釋訪問的目的、所需的時間等，使護理對象放鬆，並感到受到尊重。 2.與服務對象及家庭建立友好的關係，掌握現存的健康問題或從上次訪問後的變化情況。 3.執行護理干預，例如健康評估、健康教育、護理操作，並確認有無被遺漏的健康問題。護理操作過程中，注意周圍的清潔，妥當處理汙染物，避免汙染。 4.與護理對象共同制定護理計畫，提高護理對象解決問題的能力。 5.及時回答護理對象的提問，必要時介紹轉診機關。 6.簡要地記錄訪視情況，與服務對象預約下次家訪的時間，整理用物並洗手。
訪視後的護理活動	1.做好相應的處理，例如做轉診安排，整理、補充物品和其他用品。 2.做好家訪中的護理活動的記錄。內容包括護理對象的反應、檢查結果、現存的健康問題、協商內容和注意事項等。 3.及時評估訪視活動，例如達標的程度、護理對象的反應、護理效果等。根據家訪中收集的資訊，在必要時要更改護理計畫，並為下次家訪制定計劃。 4.與其他相關的健康工作人員交流服務對象的情況，例如個案討論、彙報等。

2-13 家庭訪視（二）

（四）家庭訪視的優缺點（續）

2. 家庭訪視的缺點

(1) 散漫的家庭環境可能會影響健康諮詢。

(2) 無法與他人共用相關的經驗。

(3) 不能得到專家的諮詢。

(4) 時間和費用消耗過大。

（五）社區護理人員的安全管理

在家訪的過程中，儘管影響護理人員個人安全的問題並不多見，但是不安全的因素是始終存在的。因此，社區護理人員在家訪的整個過程中必須注意安全問題。

1. 家訪前的安全準備

(1) 在家訪之前與該機構其他人員一道準備好行程計畫，包括家訪的時間和走訪家庭的姓名、位址、電話及交通工具等。

(2) 一些偏僻的地方，社區護理人員有權要求有陪同人員同行。訪視家庭是單獨的異性時，應考量是否需要一個陪同者同行。

(3) 在家訪之前盡可能使用電話與家庭取得聯繫，詢問好地址、確認家庭的所在位置。

2. 家訪過程中的安全：

(1) 在必要時要及時離開，如果在家訪時遇到有情緒異常的服務對象，而且對周圍的陌生環境不能控制時，社區護理人員提供急需的護理後可立刻離開現場。在服務對象的家中看到一些不安全因素，例如打架、酗酒、有武器、吸毒等，要立即離開。

(2) 穿著合適、得體，或按單位規定穿制服，穿舒適的鞋子，在必要時能夠跑動。隨身帶上身份證、工作證及零錢，不要佩戴貴重的首飾。

(3) 護理箱應放在護理人員的視野內，不用時把它蓋上，以免小孩或寵物好奇玩弄。

(4) 在家訪時，盡可能要求護理對象的家屬在場。

家庭訪視是我們對一個家庭及其成員提供服務的主要方式。社區家庭訪視護理師除了需具備家庭護理理論和良好的人際交流技能之外，還應熟練運用評估家庭的各種工具。

家庭訪視的基本原則

1.按照計劃來做家庭訪視

↓

2.保守被訪問家庭的秘密

↓

3.利用熟練的人際關係和溝通技巧，獲得護理對象的信任

↓

4.利用熟練的專業技能，保證護理對象的安全

↓

5.與護理對象共同制定計劃、執行和評估

↓

6.掌握並充分利用社區的資源

↓

7.一般家庭訪視活動的優先順序

→ (1)以族群為先，個人為後

→ (2)以傳染性疾病為先，非傳染性疾病為後

→ (3)以急性病為先，慢性病為後

→ (4)生活貧困、教育程度低者為先

→ (5)一天訪問多個家庭時的優先順序：先訪視沒有傳染性疾病的兒童，最後訪問有傳染性的病人。另外，還要根據訪視對象的健康問題的重要性決定，例如首先是新生兒，再來為孕婦，最後是結核病人。

2-14 居家護理

（一）居家護理的定義

　　居家護理是對病人、身體功能受損或喪失者，能夠在他們居住的環境中，爲其提供多種專科性的健康照護（NLN, 1976）。需要跨護理學門之間的整合性專業服務，並且是在病人所居住的環境中爲其提供護理服務。在服務對象上，直接對象是各個年齡層的病人，間接對象則包含：病人的家屬（配偶、子女）、親友、主要照顧者等。即對需要持續照顧的病人及其家庭，能在自己居住環境中，得到持續性（定期）、綜合性、專業性的健康照護服務。

（二）工作的特點

　　以家庭作爲社區的一個護理單位，以個案管理的方式爲病人提供在其居住環境中的護理服務。家庭護理的主要對象大多是慢性病病人、殘疾人、高齡老人和臨終的病人。因此，服務對象就需要長期、或在一定時期之內的持續性護理。不僅是侷限在技術性的護理措施上，還包含三級預防性的保健工作。

（三）居家護理目標

　　1.根據病人的病情需求及個人需求，提供整體性、持續性的家庭護理服務。2.儘量發揮病人的動力和自理能力，鼓勵病人以正面的態度來對待疾病。3.運用健康教育和實際的諮詢，促使病人及其家屬積極地參與治療與護理活動。4.運用系統地健康教育及訓練、諮詢，提昇病人的生活品質，盡可能使其回歸社會。5.與全科醫生或其他社會團體保持聯絡，促進各個組織之間良好的合作關係。

（四）居家護理程序

　　在護理全程中需要考量到下列幾個問題：家庭與健康的相互影響；家庭生活週期中的健康問題；適時使用家庭功能評估量表；家庭護理中的三級預防（例如健康教育、指導與諮詢；週期性體檢與篩檢；日常生活活動能力的評估；病情觀察及治療與護理）；經濟上的花費。居家護理程序中的各項內容，將記錄護理師在家庭執行護理活動的整個過程，儘量以表格來呈現。1.護理評估：根據國內開展社區衛生服務的現狀分析，目前有持續性（長期）家庭護理需求者大多爲老年人、慢性病病人和部分殘疾人。因此，在此將聚焦於介紹對上述困難族群的評估。(1)目的：全面地評估社區慢性病人／老年人現階段整體健康狀況，爲延長病人或老年人有活力的預期壽命（無殘障生命年）、爲社區護理干預及長期管理提供參考。(2)內容：(a)家庭評估：包括對家庭及其成員基本材料的收集、對家庭結構的評估、對家庭生活週期階段的判斷、對家庭壓力及危機的評估、對家庭的評估、對家庭資源的了解等等。(b)確定護理對象、開展護理活動：發現現存或潛在健康問題。當護理對象被確定後，護理師便根據該服務對象及其家庭的需求、護理師的能力、時間、人力資源、衛生資源利用等情況做歸納分析，以確定其中的重點護理對象及護理活動。

制定護理計畫：應重視充分尊重病人的自主權

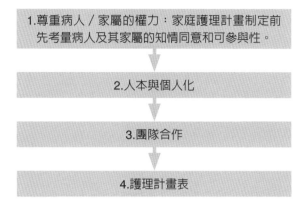

1.尊重病人／家屬的權力：家庭護理計畫制定前先考量病人及其家屬的知情同意和可參與性。

↓

2.人本與個人化

↓

3.團隊合作

↓

4.護理計畫表

護理措施

協助家庭應對疾病或功能喪失	教育和指導家庭忍受發展中的改變；發掘、適度地利用家庭資源來服務病人；協助家庭改善環境以促進健康；及病情所需的醫療與護理措施。
記錄	護理措施、病情變化、治療護理過程一併記錄在護理病歷之中。對病人及其家庭成員的教育或諮詢，護理計畫中的部分內容，例如胰島素注射、血壓測量等，也可以由其家屬或病人本人來執行，但必須按照護囑的要求來做筆錄。

評估

1.方法	過程評估和最終的評估。
2.影響評估的因素	主要包括：資料的可得性；可利用資源的多寡程度；家庭期望的高低；家庭與護理師的交往狀況；護理師的態度等。
3.評估的內容	主要包括：目標是否達到；病人的護理效果（包括病人知、信、行的改變）；病人及其家屬的滿意度。
4.評估的結果	評估雖然是護理程序的最後一個步驟，而在許多情形下，它卻是一個開端。它可以幫助護理師修改護理計畫從而提高品質。

✚ 知識補充站

　慢性病病人／老年人健康評估表內容有：一般狀況、健康狀況、慢性病情況、心理評估、日常生活能力、自我護理能力。

第3章
社區健康護理

1. 了解社區健康護理的概念。

2. 熟悉社區健康護理常用的護理模式。

3. 掌握「社區作為服務對象」的模式。

4. 熟悉社區健康護理程序的各個步驟。

5. 掌握社區健康護理評估的注意事項。

6. 掌握社區健康評估整理資料的方法。

7. 掌握社區健康護理診斷的重點。

8. 掌握確立社區健康護理診斷的優先順序的標準。

9. 掌握確定社區健康護理計畫的步驟。

10. 掌握社區健康護理計畫實施的注意事項。

11. 掌握社區健康護理評估的分類標準。

12. 掌握社區中健康教育的理論及應用。

13. 熟悉社區健康護理評估指標。

14. 了解社區健康檔案建立的目的。

15. 熟悉居民健康檔案建立的基本內容。

16. 熟悉社區健康檔案管理的重點。

17. 了解社區環境與健康的關係。

18. 熟悉社區傳染病的防止重點。

19. 掌握社區災害性事件的預防重點及救護原則、救護的注意事項。

3-1 社區健康護理概論

（一）概論

1. 社區健康護理（Community health nursing）的定義：社區健康護理是以社區為單位，以社會學、管理學、預防醫學、人際交流與溝通等科際整合的知識為基礎，運用護理程序的方法，對社區的自然環境與社會環境以及社區民眾的健康加以管理的流程。
2. 社區健康護理常用的護理模式：目前，在國內外常用的社區健康護理模式為安德森的「以社區作為服務對象與夥伴」模式（1986年）。懷特的「公共衛生護理」模式。Stannope 與 Lancaster 的「以社區為焦點」模式是以契約式的合作關係來評估內容。

（二）社區健康的護理程序

社區健康護理程序涵蓋了社區健康護理評估、社區健康護理診斷、社區健康護理計畫、社區健康護理執行與社區健康護理評估。

1. 社區健康護理評估：收集資料的內容（收集資料的方法、整理資料的方法與分析資料）。

(1) 收集資料的內容：分為社區地理環境與人為環境的特色、社區人口族群的特色、社會系統的特色（政治及政府、社會經濟與就業、教育、衛生保健及社會服務資源、交通與安全、社區的娛樂與資訊的傳遞）、社區地理環境與人為環境的特色、地理特色、人為環境、社區人口民眾的特色、人口狀況與民眾的健康狀況。

① 地理環境的特色
  (a) 社區地點及範圍：社區是否存在一些特殊的自然環境，例如河流、山峰？
  (b) 自然環境：這些自然環境是否會對社區造成威脅？社區主要的動植物分布如何？是否會影響民眾的健康？
  (c) 氣候：社區的平均氣溫？最高和最低氣溫？社區的平均濕度如何？社區氣候是否會影響社區的健康？社區是否具備應付氣候變化的能力？
  (d) 人為環境：居住環境？社區的主要工業是什麼？是否有水、空氣、噪音的污染？

② 人口族群的特色：
  (a) 人口的狀況：社區的人口數和戶數？人口基本資料的構成情況（性別、年齡、婚姻狀況、宗教信仰等）？
  (b) 人口的健康狀況：社區人口的平均壽命、疾病的譜系？出生率、死亡率（嬰兒死亡率）、死因？慢性病、傳染病、精神病、殘障者及特殊問題的族群數？

③ 社會系統的特色：社區中正式、非正式主管的姓名、聯絡方式？政府對健康的投入和相關政策？社區中是否有提供衛生服務的機構？經費來源？轉診制度？是否滿足居民的需求？利用度如何？

社會系統的特色

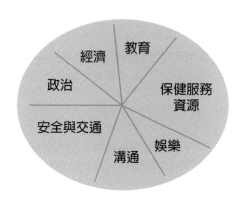

社區健康護理常用的護理模式

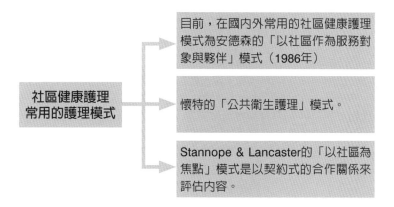

收集資料的內容

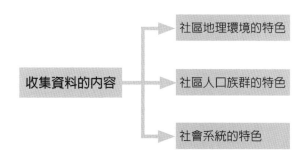

3-2 社區健康的護理程序

1. 社區健康護理評估（續）
   (2) 收集資料的方法
   　(a)資料的類型：主觀資料與客觀資料。
   　(b) 收集的方法：查閱相關的文獻、實地考察、社區調查（訪談與問卷）與社區研討會。
   　　• 查閱相關的文獻：二手資料的運用，主要查閱已有的社區健康相關資料及各種記錄資料，可以從很多途徑獲得已有的資料。
   　　• 實地考察法（Windshield Survey）：利用各種敏銳的感官去主動收集社區的資料、了解社區的現狀、居民的生活情形及健康需求等。調查者有目的地參與社區的活動，在此過程中有意識地對社區居民進行觀察。其目的是收集客觀資料，社區護士直接深入到社區，觀察人們的居住環境、設施、交通的方式、服務機構的種類和位置、垃圾處理情況等。從而使社區護士會認識社區的現象以及本質，分析其發展及變化趨勢。
   　　• 社區調查：分為社區訪談法（interviews）、現狀調查法、回顧性調查與前瞻性調查。對社區中的具有信任度與代表性人物的訪談，了解社區的情況，以便對社區做準確的評估。訪談的內容一般包括訪談對象對健康、對社區的態度、觀念等主觀性資料。
   　　• 社區研討會（community forums）：
   　　　根據所收集資料的目的，確定討論的主要問題，由調查員把社區居民召集起來，就相關問題加以討論。調查的對象通常由6-12人所組成，具有相似的年齡、教育程度或職業等。討論的時間在1-2小時以內，內容要做好記錄。社區研討會分為專題小組討論與選題小組討論。專題小組討論是一種使用於社會調查研究的質化研究方法。其具體的方法是將參加的討論著分為若干個專題小組，在討論主持人的引導下，就所調查的問題廣泛、深入而自由地交換意見和觀點。選題小組討論是一種程序化的小組討論，其目的是把發現的問題依據其重要的程度來安排順序。
   (3) 整理資料的方法
   　將文獻查證+實地考查+調查或討論會整理分類為質化資料與量化資料，再歸納分析為比率、百分比、平均數、構成比與文字分析。整理資料的方法分為資料的分類與整理資料。
   　　• 資料的分類：社區護士將收集的資料依據社區環境的特色、民眾特色和社會系統來分類。
   　　• 整理資料：可以使用量化研究的統計學方法和質化研究的文字分析法對獲得的社區健康相關資料加以歸納整理。
   (4) 分析資料：對已歸納和分類整理之後的資料和資料做解釋、確認和比較，分析社區存在的健康問題和影響因素，為確定社區健康診斷奠定基礎。其原則為統計分析；縱橫向比較。原始的資料要經過統計學的處理，要注意做不同區域的水平式比較，要立足於社區健康護理。

專題小組討論

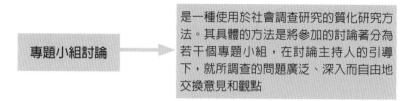

專題小組討論	是一種使用於社會調查研究的質化研究方法。其具體的方法是將參加的討論著分為若干個專題小組，在討論主持人的引導下，就所調查的問題廣泛、深入而自由地交換意見和觀點

選題小組討論

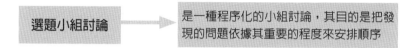

選題小組討論	是一種程序化的小組討論，其目的是把發現的問題依據其重要的程度來安排順序

整理資料的方法

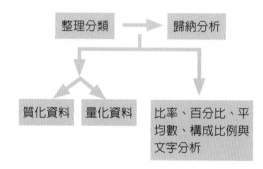

整理分類 → 歸納分析

質化資料　量化資料　比率、百分比、平均數、構成比例與文字分析

＋ 知識補充站

1. 社區衛生護理人員如要了解在社區中推動走路對民眾健康的影響，以前瞻性世代追蹤法最適當。
2. 實地考察法（Windshield Survey）：了解居民的生活情形、了解社區的現狀。
3. 社區研討會（community forums）：根據所收集資料的目的，確定討論的主要問題，由調查員把社區居民召集起來，就相關問題加以討論。
4. 在實施家庭評估時，社區衛生護理人員可利用家族圖譜（genogram）來了解家庭的健康史。到戶政事務所可以獲得社區的人口群體特性的資料。

3-3 社區健康的護理診斷與計劃

（一）社區健康診斷

　　社區健康診斷到底存在哪些健康問題和需求？如何陳述？哪些問題需要優先解決？其中P為現存或潛在的健康問題，S為主、客觀的表現，E為相關因素，例如學生安全知識缺乏為（P），學校未能提供安全的資訊與家長對安全教育重視不夠為（e）。而常見的社區問題為公共設施層面、死亡率、發病率和傳染病發生率、健康需求層面、社區功能層面與環境危險層面。

（二）社區健康的護理診斷

　　社區健康護理診斷涵蓋了確定社區健康護理診斷、確定優先的順序與社區與個人健康護理診斷步驟的區別。

　　1. 確定社區健康的護理診斷：社區健康護理診斷的陳述與尋找診斷的根據。

　　2. 確定優先的順序：

　　　(1)社區居民強烈地要求解決的問題：為在社區護士工作的範圍之內，與社區護士能夠解決與協調的問題，或社區護士能夠解決社區危害的問題。

　　　(2)危害相當嚴重或不處理的危害擴散問題：為預算較少，收益較大的問題，若現在馬上做，將來會成為一種推動社區健康力量的預防性問題，由點而面，會帶動解決社區的其他健康問題，亦即社區有解決問題的可行性。

　　3. 社區與個人護理診斷形成過程的區別

　　社區與個人護理診斷形成過程的區別為對象、評估的內容、收集資料方法與結果。

（三）社區健康護理計畫

　　社區健康護理計畫涵蓋確定護理的對象、確定活動的目標、製定具體的事實方案與製定執行方案所要遵循的原則。

　　1. 製定具體的執行方案：篩選具體的活動方法，確認社區現有的資源、篩選最佳的干預策略，計算執行計畫所需要的工作量和人力與財力的經費預算，做具體的時間安排計畫。

　　2. 製定執行方案所要遵循的原則為：

　　　(1)儘量使用以往解決類似問題有效的方法和策略來篩選涵蓋面最大民眾的措施，在制定措施時，要考量到社區自我參與能力和居民自我治理的能力，也就是社區對解決問題的承諾和對解決問題的貢獻。

　　　(2)制定的措施所用的經費較少，所獲的利益較大，制定措施的可行性較大，措施是以可行性分析研究和評估為基礎而制定的。

　　　(3)制定措施的效率較高，注重有效的分析，將達到的目標看成是成功的主要目標措施的擴散性和涵蓋率較高，也就是此種措施若能作為範本，擴大到其他社區來使用，則居民的使用率較高。

社區健康護理診斷的分類

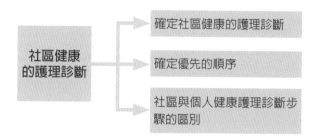

社區護理診斷：確定護理診斷的排列次序

	不重要	普通	重要
1.社區解決問題的動力	0	1	2
2.護士解決問題的能力	0		
3.問題的嚴重性	0		
4.解決問題的效益	0		
5.預防的效果	0		
6.健康政策與目標	0		
7.可利用的資源	0		
8.解決問題的迅速性與持續的效果	0		

製定執行方案所要遵循的原則

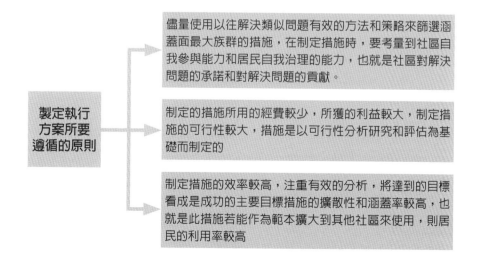

3-4 社區健康護理的執行與評估

（一）社區健康護理的執行

在執行計畫時，社區護士所要遵守的原則為社區健康護理的干預內容。

1. 社區護士所要遵守的原則：掌握相關的知識和技能、適度地分工與合作、及時地記錄執行的流程、及時地發現和處理在執行中所遇到的各種困難和問題、為服務的對象提供安全、舒適和可以便於利用的環境、及時、準確與認真地記錄執行的流程與記錄格式要採用PIO格式。

2. 社區健康護理干預的內容：政策和環境的支援、公共資訊、增加社區的自助能力和對社區的自信心、個人技能發展、對社區居民做促進健康、預防疾病、維持健康和提昇社區民眾健康水準相關的護理活動。

在發展改善社區健康的執行策略時需要考慮執行策略時可能遭遇的障礙、未執行該策略的可能後果及策略行動之優先順序。

（二）社區健康護理的評估

1. 社區健康護理評估的分類
   (1) 依據活動性質來分類：對計畫的評估、對過程的評估、對結果的評估。其中對結果的評估為是否達到預期目標？投入與產出之比是否在預算之內？
   (2) 依據時間順序的性質來分類：事前評估、中期評估、事後評估

2. 社區健康護理評估的指標：社區衛生服務需求評估指標、社區衛生服務數量和品質的評估指標、社區衛生資源的評估指標、態度評估指標、費用和效益評估指標、效果和結果評估指標、社區衛生讀物影響力評估指標、生活消費模式指標與社會發展與社會公正指標。

3. 社區健康護理評估的方法
   (1) 干預活動的快速評估法：質化調查法、量化調查法
   (2) 利用監測系統的監測結果評估：行為危險因素的監測、人文環境的監測、死亡的監測與發病的監測
   (3) 範例：A地區今年有15%的人患有結核病，其中50%為新感染者，去年有5%患結核病，有20%為新感染者。
      ① 評估：A地區人口工業密集，許多居民的居住所通風不良。
      ② 措施：一級預防、二級預防、三級預防
   (4) 評估的目標：
      ① 掌握收集資料的方法、正確描述護理診斷、確定診斷的優先次序、評價的內容
      ② 熟悉評估的內容、評價的方式
      ③ 了解資料分析的四個步驟
      ④ 學會提出社區護理診斷。

小博士解說

居家照護可歸屬於我國健康照護體系的長期照護。

社區健康護理評估的分類

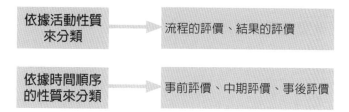

| 依據活動性質來分類 | → | 流程的評價、結果的評價 |
| 依據時間順序的性質來分類 | → | 事前評價、中期評價、事後評價 |

社區健康護理評估的方法

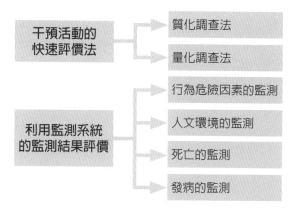

干預活動的快速評價法
→ 質化調查法
→ 量化調查法

利用監測系統的監測結果評價
→ 行為危險因素的監測
→ 人文環境的監測
→ 死亡的監測
→ 發病的監測

社區健康護理評估

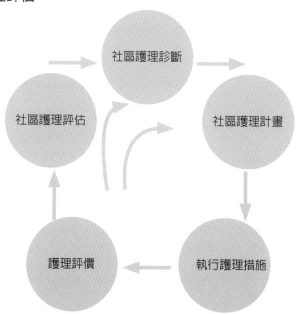

社區護理診斷

社區護理計畫

社區護理評估

執行護理措施

護理評價

3-5 社區中的健康護理

(一) 社區健康檔案的管理與應用

1. 社區健康檔案：記錄與居民健康有關的所有檔案資料，其中包括個人、家庭和社區的健康記錄。建立健康檔案和動態管理健康檔案是社區護理師的主要工作。
2. 建立社區健康檔案的目的：掌握居民、家庭和社區的基本情況和健康狀況、找出居民的主要健康問題與需求、開展社區護理的工作、開展全科醫療服務、為全科醫學和社區護理的教學與研發提供資訊、為評估社區衛生服務品質和技術水準提供參考與為司法工作提供參考。對不同的族群提供具有特色性的服務，對健康做動態的監測，為司法的工作提供參考，為評估社區衛生服務品質和水準提供參考，為研發工作提供鉅大的便利資源。
3. 居民健康檔案的基本內容：個人健康檔案、家庭健康檔案與社區健康檔案。
   (1) 個人健康檔案：包含個人健康問題的紀錄、週期性體檢紀錄、健保卡。
   (2) 家庭健康檔案：家庭健康檔案包含家庭的基本資料、家譜圖、家庭衛生健保記錄、家庭的主要健康問題與家庭成員的健康資料。
   (3) 社區健康檔案：包含社區基本資料、社區衛生服務資源、社區衛生服務利用情況與居民族群的健康狀況。社區健康檔案的管理為國內建檔方式的現狀、建立健全的相關制度、有效地利用健康檔案、健康檔案的保管與利用與電腦在健康檔案管理中的應用。
4. 健康檔案管理中的問題：健康檔案管理中的問題為保密問題、調用制度、共享的格式、動態管理問題、如何挖掘應用的價值與軟體發展問題。

(二) 社區中的健康教育

1. 概論：社區健康教育是以社區為基本單位，社區民眾為教育對象，以促進居民健康為目標，有目的、有計畫、有組織、有評估的系統社會活動和教育活動。
2. 社區健康教育對象：健康的民眾、具有某些致病危險因素的高危險民眾、患病的民眾與病人家屬及照顧者。
3. 社區健康教育內容：一般性健康教育內容、特殊性健康教育內容與衛生管理法規的教育。
4. 社區健康教育的方法：專題講座、印刷資料和照片、圖畫、壁報和公布欄、影音教材、展示、交談、討論、健康諮詢、個案學習與其他的教育方法。
5. 健康教育相關理論與模式：分為健康信念模式與格林模式。
6. 健康教育程序：健康教育的評估、社區健康教育診斷、社區健康教育計畫、社區健康教育的執行與社區健康教育的評估。
7. 社區健康教育的評估：教育對象、教育環境、醫療衛生服務資源與教育者。
8. 計畫：確認健康教育的目標及意義、確定執行健康教育的時間和地點、選擇教育者和確定教育的對象、確定健康教育的方法與教育資料的篩選和編寫。
9. 社區健康教育的執行：組織、準備、執行與品質控制。
10. 評估：評估的方式（流程評估、近期效果評估、選期效果評估）、評估的指標與評估的方法（座談會等）。

社區居住環境與健康護理的注意事項

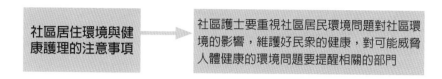

社區居住環境與健康護理的注意事項　→　社區護士要重視社區居民環境問題對社區環境的影響，維護好民眾的健康，對可能威脅人體健康的環境問題要提醒相關的部門

中毒現場的救助原則

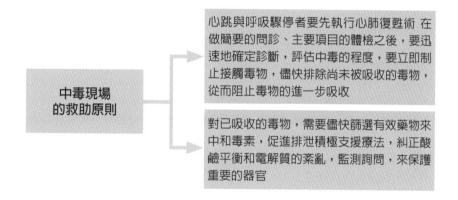

中毒現場的救助原則

心跳與呼吸驟停者要先執行心肺復甦術 在做簡要的問診、主要項目的體檢之後，要迅速地確定診斷，評估中毒的程度，要立即制止接觸毒物，儘快排除尚未被吸收的毒物，從而阻止毒物的進一步吸收

對已吸收的毒物，需要儘快篩選有效藥物來中和毒素，促進排泄積極支援療法，糾正酸鹼平衡和電解質的紊亂，監測詢問，來保護重要的器官

個人的健康檔案

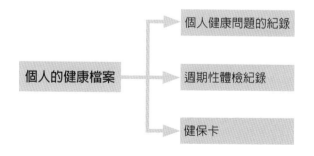

個人的健康檔案

個人健康問題的紀錄

週期性體檢紀錄

健保卡

✚ 知識補充站

　　張家有小腦萎縮症家族史，長子近期也出現症狀並確定為小腦萎縮症，社區衛生護理人員建議張家長子參與自助團體，並請志工定期關懷，這些措施主要目的在於增進案家的社會支持。

3-6 社區環境與傳染病的防治

社區環境與傳染病的防治分為社區環境及健康與社區傳染病的防治。

1. 社區環境與健康：社區環境與健康的內容包含居住環境、環境保護系統、健康保障服務系統與自然環境。

   要注意社區護理師在社區環境管理中的功能、監督和管理轄區的環境、向居民宣傳正確的衛生常識，做健康教育的工作、提升居民對環境和健康的認識、向市政、環保與衛生部門提案與參與社區的環境規劃。

2. 社區居住環境與健康護理的注意事項：社區護理師要重視社區居民環境問題對社區環境的影響，維護好民眾的健康，對可能威脅人體健康的環境問題要提醒相關的部門。

3. 社區傳染病的防治：社區工作與傳染病的傳播與社區護理師在傳染病防治中的主要工作。

4. 汙染物及危害
   (1) 甲醛：頭暈、全身乏力、喉嚨不適。
   (2) 苯：處於苯濃度較高的環境中，會引發白血病。
   (3) 甲苯／二甲苯：超標會導致障礙性貧血、生殖功能受影響，導致胎兒先天性缺陷。
      TVOC：會引起身體免疫水準失調，影響中樞神經系統的功能，還可能影響消化系統，出現食慾不振、噁心等，在重時甚至會損傷肝臟和造血系統，出現變態反應等。

5. 護理師在社區環境管理中的功能
   (1) 向居民做健康教育。
   (2) 監督和協助管理社區環境：空氣、水、住宅噪音、汙物及垃圾的處理、食品衛生達標的情況。
   (3) 向相關部門提案。
   (4) 參與環境規劃。

6. 社區護理師在傳染病防治中的工作
   (1) 一級：免疫接種、衛生宣導與環境管理。
   (2) 二級：及時上報疫情、消毒隔離與相關知識的訓練。
   (3) 三級：建立病人的檔案、及時轉診與居家護理。

小博士 解說

社區衛生護理人員為了解家庭本身的優點，運用Otto（1963）提出的家庭長處評估標準，即家庭成員之間能有效溝通，家庭願接受外界必要的協助，家庭能與社區維持建設性互動。

社區環境與健康

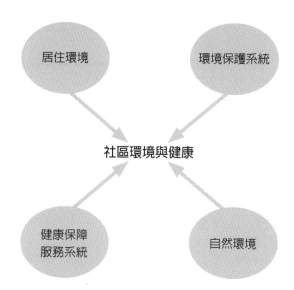

社區護士在傳染病防治中的工作

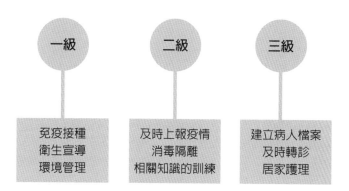

3-7 社區災害性事件的預防與救護（一）

　　社區災害性事件：自然或人為的原因造成生活環境發生突然變化，或者因為其影響生命或財產，在短期之內受到嚴重損害的現象。

　　社區災害性事件的預防與救護涵蓋社區護理師在社區災害性事件中的主要工作與社區常見的急症、創傷和中毒的現場救助的主要工作。

1. 突發災害性事件的預防。
2. 災害事件發生時的救助和管理：上報災害事件、現場救護與轉診。
3. 災害引起的心理問題者的預檢分診：正常的反應、外傷性憂鬱症、驚嚇、過度反應與轉換反應。
4. 社區常見的急症、創傷和中毒的現場救助：分為創傷現場的救助原則與中毒現場的救助原則。
   (1) 創傷現場的救助原則：心臟驟停的傷者要及時執行心肺復甦術、抗休克、判斷傷情與要使病人脫離危險的環境。
   (2) 中毒現場的救助原則：
   ① 心跳與呼吸驟停者要先執行心肺復甦術：在做簡要的問診與主要項目的體檢之後，要迅速地確定診斷，評估中毒的程度，要立即制止接觸毒物，儘快排除尚未被吸收的毒物，從而阻止毒物的進一步吸收。
   ② 對已吸收的毒物，需儘快篩選有效藥物來中和毒素，促進排泄積極支援療法，糾正酸鹼的平衡和電解質的紊亂，做監測詢問，來保護重要的器官。
5. 災害的類型：
   (1) 依據原因來分類：洪水、地震、颱風、水災、大型交通事故、煤氣爆炸、建築物的倒塌、傳染病的傳播、能量不足、戰爭與恐怖活動。
   (2) 依據發生速度來分類：非常緊急、緊急與長期型。
6. 災害對社會的影響：
   (1) 個人：傷亡、居住地喪失、生活的必需品缺乏、購買能力的喪失、身體及精神創傷。
   (2) 社區：交通及通訊斷絕，主要機關的破壞，消防和警力業務加重，醫院病人的密度增加，商業系統的麻痺。
   (3) 健康領域：受傷者、家屬、目擊者、救助人員、兒童的生理與心理反應。
7. 災害管理：
   災害管理是指聚焦於災害預防、因應、恢復等對災害危險因素所做的計畫，其鐘包括整個流程的管理。
8. 救災衛生服務人員必須具備的素質：
   (1) 具備評估不同族群的健康需求，並制定干預計畫的能力。
   (2) 具備維持相互合作互助系統的能力。
   (3) 能夠了解特殊環境並保證其安全。
   (4) 具有相當程度的領導能力。
   (5) 能夠發揮利用資源的促進者角色

災害的發展階段

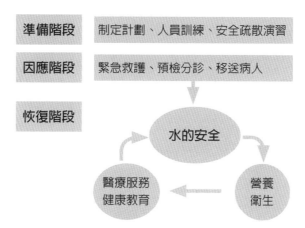

準備階段	制定計劃、人員訓練、安全疏散演習
因應階段	緊急救護、預檢分診、移送病人
恢復階段	

水的安全

醫療服務
健康教育

營養
衛生

救災衛生服務人員必須具備的素質

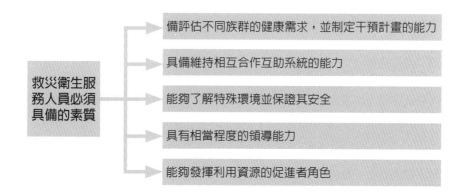

救災衛生服
務人員必須
具備的素質

- 備評估不同族群的健康需求,並制定干預計畫的能力
- 具備維持相互合作互助系統的能力
- 能夠了解特殊環境並保證其安全
- 具有相當程度的領導能力
- 能夠發揮利用資源的促進者角色

✚ 知識補充站

1. 社區護理人員在社區災害性事件中的主要工作:突發災害性事件的預防、災害事件發生時的救助和管理、上報災害事件、現場救護、轉診、災害所引起的心理問題者的預檢分診、正常的反應、外傷性憂鬱、驚嚇、過度反應、轉換反應。
2. 社區常見急症、創傷和中毒的現場救助
   (1) 創傷現場救助的原則:心臟驟停的傷者及時執行心肺復甦術、抗休克、判斷傷情、要讓病人脫離危險的環境。
   (2) 中毒現場救助原則:(a)有心跳與呼吸驟停者應先行心肺復甦術;在進行簡要問診,主要項目體檢之後,應迅速確定診斷,評估中毒程度立即制止接觸毒物;盡快排除尚未被吸收的毒物,阻止毒物的進一步吸收(b)對已吸收的毒物,需要盡快地選擇有效藥物中和毒素,促進排泄積極支援療法,糾正酸鹼平衡和電解質紊亂,監測詢問,保護重要的器官。

3-8 社區災害性事件的預防與救護（二）

9. 災害的發展階段：
   (1) 準備階段（制定計劃、人員訓練、安全疏散演習。
   (2) 因應階段（緊急救護、預檢分診、移送病人）。
   (3) 恢復階段（水的安全會改善營養衛生的情況，較好的營養會改善衛生醫療服務與健康教育）。

10. 準備階段的災害預防：
    (1) 建立以社區為主軸的災害對策委員會，建構互助系統。
    (2) 以弱勢地區和階層為主軸來製作危險圖
    (3) 參與災害救護人員的訓練和救護系統的開發
    (4) 參與所屬社區的醫院災害對策方案的制定
    (5) 教育
    (6) 警告

11. 危險的標記：
    (1) 有可能發生火災的地方
    (2) 有可能倒塌的建築物
    (3) 車輛難以進出的地方
    (4) 沒有電和電話而難以溝通的地方
    (5) 有爆炸危險的地方
    (6) 有可能洪水氾濫的地方

    美國「國家應急反應計畫」還重視公民組織和團體在危機預防、準備、因應、善後中的功能。它規定由專業的機構負責召集這些團體，開展公民訓練等社區活動，依據公民的技能和實際需求來組織社區應急小組、醫療預備隊，提供社區守衛和志工員警服務等。

    美國國土安全部還強調，應急不僅是國家和地方的責任，也是公民的個人責任，要求公民平時就要做好應急的準備，包括備好足夠3天生存所需的應急物品。這些物品包括：換洗衣物、睡袋、食品和水。食品以易於儲備的罐頭和乾燥食品為宜，飲用水量應以每人每天至少1加侖為標準。每家還要準備好手電、電池供電的半導體收音機、備用電池、急救包、處方藥品、個人衛生用品、能密封門窗的膠帶和結實的塑膠垃圾袋；確定家人的聯絡方式，確保在災害發生之後家人之間能保持聯絡。

12. 心理問題的預檢分診：
    其中正常的反應與外傷性憂鬱要執行簡單的指令，驚嚇與過度反應要做隔離的動作，若為轉換反應要立即治療。

13. 恢復階段的管理：
    給遇難者提供免費治療服務、衛生管理（食品衛生）、傳染性疾病管理、預防接種、心理上的支持與救助人員的壓力管理。

14. 災害過程中的管理工作：
    災害過程中的管理工作分為準備階段、因應階段與恢復階段，主要宣導安全知識，以及火災、瓦斯外洩或颱風來臨時的因應措施。（範例：瓦斯外洩、救人而被燒傷與煤氣灶開關不可關）。

因應階段的災害管理：在災害發生之後的48小時內為因應階段。

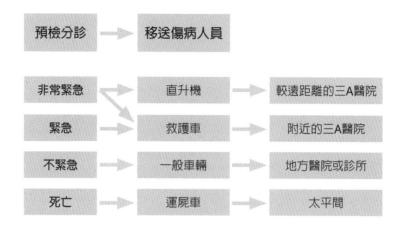

心理問題的預檢分診

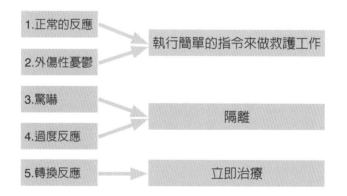

✚ 知識補充站

　本章的內容能夠使學生能夠了解社區健康護理的概念；熟悉社區健康護理常用的護理模式；掌握「社區作為服務對象」的模式；熟悉社區健康護理程式的各個步驟。能夠運用所學的知識來建構居民健康檔案，並依據相關的原則來管理檔案。能夠了解社區環境與疾病的關係，並能夠掌握社區常見傳染病的防治重點；能夠處理社區的災害性事件。

3-9 社區健康護理的概念

（一）社區健康護理的概念

　　社區健康護理就是為了社區的健康而做的護理工作。要能勝任這樣的工作，要求護理人員具備社會學、管理學、預防醫學、人際溝通交流的知識，掌握運用護理程序的方法來進行工作。所以社區健康護理的概念可以歸納為：以社區為單位，以社會學、管理學、預防醫學、人際溝通交流等知識為基礎，運用護理程序的方法，對社區的自然環境、社會環境及社區人群的健康做管理的過程。社區健康護理的特點是著重於環境和民眾的健康，運用護理程序的五個步驟找出社區中存在的健康問題，作出護理診斷，並制定相應措施解決問題。在執行措施時，除了社區護理人員之外，還需要很多其他部門的人參與，尤其是政府的參與與支持是保證措施能順利執行的重要因素有時甚至是決定性因素。所以社區護理人員要有相當程度的參政議政意識，能和政府相關部門保持聯絡，為政府衛生方面的決策提供建議。在社區護理發展得比較成熟的國家，這已成為社區護理人員的職責之一。由於社區護理工作物件的複雜性，一項干預計畫常需要較長的時間來完成，最短可能也以月為單位，長的以年為單位。

（二）社區健康護理常用的護理模式

　　安德遜、麥克法林與赫爾登（Anderson, Mcfarlane & Helton, 1986）根據紐曼的系統模式（Neuman System Model），提出了「與社區為夥伴」的護理模式。此模式以護理程序為主線，將壓力、社區對壓力源所產生的反應以及三級預防的概念納入護理程序相應步驟之中，並強調對壓力來源的評估。此模式的主要內容包括：在進行社區評估時，應以人口為導向，從影響民眾健康（社區健康）的實體環境、政治與政府、經濟、教育、安全與交通、醫療保健與社會服務系統、娛樂、資訊傳遵紀守法八個方面收集資料；從評估獲得的資料中確定社區所存在的壓力來源，及了解社區對壓力源的反應，從而提出相關的護理診斷；在制訂護理計畫時應遵循三級預防的角度來確定護理措施，一級預防是為了促進健康，是作用於最外層的彈性防禦線，目的是強化彈性防禦線和預防壓力源。例如運用居民各種健康活動增強彈性防禦線的功能。二級預防（早發現早治療）是作用於中間層的正常防禦線，是在壓力來源已超出防禦線並刺激社區的情況下，把壓力來源控制到最小的程度。三級預防（重症化預防）是作用於最裡層的抵抗線，其目的是改善現存的不健康狀態，預防進一步加重或再次發生。運用三級預防，以保證社區中各個健康水準的民眾均能得到干預。在執行護理計畫時，強調社區護理人員需爭取社區服務對象的主動參與和相關組織的協助合作；最後做效果評估，例如壓力來源是否消失，社區是否能有效地因應壓力來源等。此模式比較適合社區護理人員對特殊民眾，例如老年人、婦女、兒童等做護理保健時使用。

懷特的「公共衛生護理概念」模式

也稱為明尼蘇達模式（Minnesota model），此概念架構整合了護理程序的步驟、公共衛生護理的範疇與優先次序及影響健康的因素。此模式在應用過程中，要求社區護理人員應從預防疾病、維護和促進健康的公共衛生角度，對社區民眾、家庭、個案加以評估、診斷、計畫、執行及評估。

首先強調社區護理人員在進行社區護理時必須要整體性地了解影響對象健康的因素，包括：

1. 生物學因素：例如個人遺傳因素。

2. 環境因素：例如有利於或威脅健康的環境。

3. 保健服務因素：例如醫療的技術水準，健康服務人員的知識水準等。

4. 社會因素：例如相關的政策、經濟水準等。

其次，護理人員在制訂計畫時應按照預防、促進和保護的層次來確定措施的優先次序。最後，在執行護理措施時，懷特提出了公共衛生護理常用的3種措施：

1. 教育，提供個案衛生諮詢，使個案能夠主動且正向地改變其態度與行為。

2. 工程，以運用科學技術的方法來控制危險因子，避免大眾受到危害。

3. 強制，以強制的法律規則迫使大眾施行，以達到有益健康的結果。

斯丹諾普與蘭卡斯特的「以社區為焦點的護理程序」模式

此模式主張社區護理人員在運用護理程序對社區對象進行護理之前，必須與對象建立「契約式的合作關係」，使社區民眾了解社區護理人員的角色功能與護理目標，所以此模式比護理程序多了一個步驟。另外，此模式還強調社區評估步驟的重要性。

3-10 社區健康護理程序（一）

　　社區護理程序為社區護理人員在從事社區護理工作時，提供了一個工作方法。護理人員運用社區護理評估可以了解社區的功能形態，社區居民的健康信念和價值觀，確認社區的健康需求，發現有利於或有害於健康的相關因素，做出符合社區特點的護理診斷；制定適合的社區護理計畫；並執行相應的護理措施，以促進社區整體的健康；同時護理人員應持續不斷地評估護理對象對護理措施的反應、護理效果及預期目標達成情況。社區護理工作就是按照護理程序的步驟來做的，即評估 → 診斷 → 計畫 → 執行 → 評估。

（一）社區健康評估

　　社區護理評估是護理程序的第一步。社區護理人員在評估中充分發揮五官的功能，用心去看、聽、聞，以獲得正確完整的資料，找出社區具備的能力與問題，作為社區護理診斷和計畫的參考。運用評估，可以：

　　(1)使社區護理人員了解社區的動力，社區的功能形態，找出有利於或不利於社區健康的因素。(2)協助社區衛生服務人員確認社區中所存在的文化差異、社區民眾所具備的能力、社區關心的重點問題及社區對解決問題的動機。(3)協助社區衛生服務人員確定社區的健康需求，排定優先次序，制定計劃，為適當的經費預算提供參考。

　　社區具有下列3個特徵：(1)地理環境與人為環境特徵：社區的地理位置、自然或人為環境及社區的資源多少都會影響社區民眾的健康狀況。一個健康的社區能合理地利用資源，並做好因應環境中威脅的準備。在評估時，社區護理人員必須了解環境特性對社區居民的生活方式及健康狀況所造成的影響。社區居民是否能認識到環境中的危險因素，是否已採取相應的措施，是否能充分利用社區的資源。社區的衛生保健組織是否有因應一些自然災害的準備？(2)社區的基本資料。包括社區的名稱、地理位置、東南西北界線、面積等，這是社區護理人員要了解一個社區時需要掌握的最基本的資料。這就像我們接觸病人時，最先評估的必定是他的姓名、年齡和性別一樣，是最基本的資料。(b)社區的自然環境和氣候。評估有無特殊的自然環境，例如是否有河流、山川，這些自然環境對健康或生命有無威脅？有無引起地震、洪水、傳染病等的自然環境。注意社區的常年氣候特徵以及溫差變化、濕度，評估社區居民有無因應氣溫驟變的能力。近年來自然環境被人為地破壞，出現了很多天災，如北京的沙塵暴、美國的龍捲風、還有土石流。(3)動、植物分佈情況。了解社區內有無有毒、有害的動植物？該動植物對自然環境是有利的還是會造成汙染？居民是否知道該如何防範？

人口族群特徵

社區的民眾是社區護理的核心對象，所以評估人口民眾特徵是社區評估中很重要的一部分。

人口數量、密度及變化趨勢	社區人口的數量決定了社區所需衛生保健服務的多少：人口過多、密度過大將會使社區衛生保健服務的工作負荷增加，會影響服務的品質，同時會增加生活的壓力及環境汙染的可能性。人口過少、密度太小又會降低社區衛生服務資源的利用率。 人口數的變化趨勢也影響到社區對衛生保健服務的需求，當人口數成長時，對衛生保健的需求也會增加，人口數減少時需求也會減少，根據人口變化適時整合社區服務機構的人力、物力等資源，既會使社區居民的健康需求得到滿足又不會造成醫療資源的浪費。
人口構成的特點	在收集社區的人口資料時，要了解人口的年齡、性別、婚姻、職業、教育程度、籍貫等基本特徵的構成情況。根據民眾的年齡構成可以確定社區主要需求，因為不同年齡層有不同的健康需求；根據婚姻構成了解社區的主要家庭類型及判斷有無潛在的影響家庭健康的因素；根據職業構成可間接反應社區居民的收入水準及判斷職業對健康的影響水準；根據教育程度構成，可以為制定宣教方案時提供參考；根據籍貫來了解社區中有多少流動人口，如何滿足流動人口的健康需求是社區衛生保健工作的一項挑戰。宗教功能：宗教信仰對社區居民的生活方式、價值觀、健康行為有很大的影響。社區護理人員要評估社區中的宗教類型及信徒人數，以及對居民健康的影響。
人口的健康狀況	了解社區居民的主要死亡原因、死亡率、主要疾病歷、高危險民眾數以及影響因素（例如生活習慣、菸酒嗜好、飲食習慣）；還要關注居民的職業健康。

✚ 知識補充站

人為的環境：在現代化社會中，每一個社區都會有一些人為建築，例如工廠、橋樑、交通工具等。要評估這些人為環境是否會破壞社區的自然環境還是正向增加了社區的資源？是否對空氣、水資源造成汙染？是否對居民的生命安全造成威脅，例如一些化工廠、加油站有無存在安全隱患？是否還需要再建設一些人為環境以方便居民的生活，例如建造橋樑？居民的居住環境及配套設施。了解居民居住條件，例如房子面積、朝向、是否通風、取暖、供水、照明設備是否齊全以及周邊綠化情況。垃圾處理、噪音、汙水排放情況等。

3-11 社區健康護理程序（二）

（一）社區健康評估（續）

1. 社會系統（Social Systems）：每一個社區都是由民眾所組成，人們互動的過程中扮演著不同的角色，例如父親、兒子、丈夫、員工等等，人與人之間的各種社會關係形成了不同的社會系統功能。一個完備的社會系統應具備衛生保健、經濟與社會服務、交通與安全、資訊傳遞、娛樂、教育、政治等七大功能。

    (1) 衛生保健功能：評估社區內提供健康服務的機構的種類、地理位置，所能提供的服務範圍、服務時間、費用情況、技術水準、就診人員特徵等，以及衛生資源的利用率及居民的接受度和滿意度。社區護理人員還要判斷這些保健機構是否能為社區中所有居民包括患病者、高危險族群、健康者或特殊民眾提供整體性而持續的健康服務。同時，社區護理人員還要評估社區衛生經費的來源及判斷是否充足；評估社區的轉診程序，以及保健機構與其他機構配合的可行性。

    (2) 經濟功能和社會服務：一個社區居民的經濟水準與他們是否積極地尋求健康服務有很大關係。經濟越發達，越注重健康服務，社區護理人員在執行計畫時也可以有更多的資金來源。社區護理人員需要了解居民的職業類別、收入狀況、社區中的低收入戶，以制定適合不同民眾的計畫。社會服務及福利功能。提供社會服務的機構包括商店、飯店、旅館以及滿足特殊需要的機構，例如托兒所等。這些機構的存在可以彌補家庭功能的不足，使家庭更健康和諧。社區護理人員還要了解政府所提供的福利政策及申請條件，社區居民能否得到所需的福利照顧。（例如很多家庭買車就是為了孩子上學可以接送，幼稚園有接送，減輕了家屬的負擔）

    (3) 交通與安全功能：評估居民生活中的交通是否便利，尤其要評估去醫療保健機構是否方便？有無交通混亂、道路的標誌不清、人車混雜的街道？社區之中有無安裝消防設備，附近有無消防隊、警察局等？社區的治安現狀如何？社區是否為殘障者建造了無障礙通道？

    (4) 資訊傳遞功能：社區的通訊功能是否完善直接影響到能否順利執行健康干預計畫、能否順利向社區大部分居民提供健康相關知識。社區的通訊功能越暢通提示該社區越成熟。在評估時，主要了解社區居民平常獲取資訊的途徑，例如電視、收音機、報紙、雜誌、電話、公告欄、網路、信件等等，為將來制定計劃時選擇合適的溝通途徑提供參考。（例如SARS，禽流感事件都能迅速被大眾所知曉。）

    (5) 娛樂功能：人在工作之餘需要放鬆一下才能保持精力旺盛。社區應該具備提供娛樂和休閒的活動場所，能提高居民的生活品質。可以評估有無公共晨練場所、公園、兒童活動場所等，也要評估有無對健康有威脅的場所，例如KTV、網咖等，它們對社區居民的生活有何影響。

    (6) 教育功能：評估社區中學齡兒童是否都能得到教育，社區中的家庭是否都有足夠能力供孩子上學；社區中有哪些正式與非正式的教育機構，居民的接受度和滿意度如何。外來人口的子女受教育問題應引起關注。

評估方法

查閱文獻法	社區護理人員可到圖書館、派出所、防疫站、衛生局、環保局、居委會等地方查閱人口普查資料、健康統計資料、疾病統計資料、社區人口的特徵、人員流動等情況。
實地考察法	運用周遊社區來做實地考察，主觀地觀察社區中人們的互動、生活形態，了解該社區與周圍社區的關係。在周遊過程中，評估者要充分動用全身的感覺器官，用眼去看居民的生活、住房、社區的自然環境和人為環境，用耳朵去聽居民的談話、社區的雜訊，使用鼻子去聞一聞空氣及特殊的氣味，使用皮膚去感覺氣溫，使用嘴巴嘗水的味道，要盡可能多地獲取資訊。由於，周遊社區法是一種主觀的收集資料法，為了減少主觀因素造成的偏差，要求由不同的觀察者來周遊社區，或同一觀察者至少選擇兩次不同的時間去周遊社區，歸納兩次或多次的觀察結果，保證資料的準確性。
參與式觀察法	是指評估者最好能生活到該社區中，參與社區居民的活動，在此過程中有意識地對居民加以觀察，了解他們的健康行為、生活習慣等。此法所獲取的資料常常比較真實及深刻。
重點人物訪談法	運用對社區中重點人物的訪問，了解社區的情況或某個主題。重點人物指的是對社區很了解的人，一般是在社區中居住時間比較長的人，或社區的管理者。根據評估者想要了解的主題選擇最可能得到相關資訊的人。另外，就某個主題想了解社區居民的一般態度或看法時，應選取不同階層的人作為訪問對象，可以年齡進行分層，或以經濟水準、教育程度或其他特徵作為分層標準，以使訪談結果更具民眾代表性。
調查法	調查法主要用於補足其他方法所沒有收集到的社區健康資料，尤其是社區居民對社區的看法及對社區健康的期望的相關資料。調查法一般有兩種：信訪法和訪談法。信訪法主要是把調查問卷以信件的方式發給被調查者，並讓被調查者填寫後寄回。此法具有調查範圍廣泛、效率高、經濟易行等優點，但不能保證回收率。訪談法是指由經過統一培訓的調查員，運用統一的調查問卷對調查對象訪談來收集資料。此法回收率高、準確度高，但費時、費錢。評估者可以根據對調查內容的樣本數、準確度的要求來篩選合適的調查法。
社區討論會	即根據所收集資料的目的，確定討論的主要問題，由調查員把社區居民召集起來，就相關問題進行討論。調查的對象通常由5-15人所組成，具有相似的年齡、教育程度或職業等。調查員運用領導技巧，為調查對象創造一個寬鬆、融洽的氣氛，完成預定的調查目標。討論的時間在1~2小時以內，討論的內容應做好記錄。

➕ 知識補充站

政治功能

　　評估社區的政府官員對大眾健康的關心程度、民眾健康保健的相關政策、用於衛生服務的經費。政府對民眾健康的態度和政策關係到健康計畫的可行性。了解社區的主要管理機構（例如管委會等）的聯絡方式，因為在計畫執行時需要他們的支援和協助。為了提高評估的效果和效率，社區護理人員在評估之前可以根據實際的情況和社區的需求將上述的建議評估的內容加以取捨，制定相關的評估簡表，評估時對照簡表上列出的內容，就不會遺漏重要的資訊。

3-12 社區健康護理程序（三）

（一）社區健康評估（續）

2. 社區評估的方法：

要了解一個社區，得從方方面面去獲取資料，資料總的可分爲主觀資料和客觀資料。爲了準確、整體性地收集這些相關資訊，應運用各種方法去收集。下面向大家推薦幾種常用的方法。

(1) 資料的整理與分析

運用評估所獲得的社區資料是繁雜的，包括很多方面的資訊和很多類型的資料，需要對資料做歸類、復核、歸納、比較等過程。(a)資料的歸類：分類方式很多，最簡單的分類法可以按照社區環境特徵、民衆特徵、和社會系統特徵。還可以從流行病學層面（Denver流行病學模式）來分類，它包括人的生理、生活環境、生活形態與衛生保健系統四大部分。(b)資料的復核和整理：歸類之後的資料還要由評估者根據收集過程的可靠程度來進行復核，對不確定的資料做再次收集，對不確切的資料做刪除。可以使用量化研究的統計學方法和質化研究的文字分析法對獲得的社區健康相關資料加以整理。一般，二手資料的資料和問卷調查的結果可以運用計算平均數、率、百分比、構成比等統計指標歸納整理，並將統計結果運用圖、表的形式表示。觀察、訪談和討論等獲得的資料可以運用文字分析的方法加以整理，從中了解社區的健康狀況。在制定三線表時要注意幾點：‧表頭不能遺漏；‧資料最終要折算成比例的型式；‧項目分層的合理性：對所歸納的項目分層時注意不要有重疊，例如不能將年齡分層描述爲20~30，30~40等，因爲這樣的分層有重疊年齡，造成歸類的混亂。另外，對所概括的專案並不是分層分得越細越好，而是要根據需要。例如在做年齡分層時，按照上述的範圍來分層是有所考量的。評估年齡是因爲考量到不同年齡層對健康的需求不太一樣，所以運用年齡構成比例就可以確定社區大部分人的需求。一般來說，六十歲及上述的民衆爲老年人，有他們特殊的又具有一定共通性的健康需求，例如慢性病的治療、護理及康復等需求；40~59歲的人通常是疾病高發年齡，屬於高危險民衆，重點要做好早期發現、早期治療；20~39歲的人正處在精力最旺盛、生理機能最佳時期，但是也是承受壓力最大、疏於自我照顧的時期，需要加強健康知識的宣傳、心理的諮詢和社會服務機構的協助；19歲及以下的人可以認爲還處於成長期，對營養的補充有更高的要求。(c)資料結果的歸納：根據歸納後的資料常常還不能做出結論和判斷。歸納出來的資料是否正常，還是偏高或偏低，需要再找一個標準來比較。這個標準可以參照省市標準、國家標準、或國際標準。收集到的其他一些資料，例如學齡兒童就學率、社區工作人口就業率、嬰兒死亡率、疾病的發生率、病死率，都可以用這個方法來做出正確的診斷。

社區健康護理診斷	社區護理診斷是對社區、家庭、社區中的個人現有的或潛在的健康問題的判斷。形成護理診斷對社區護理人員來說是重要的挑戰，因為診斷的完整性和準確性將直接影響護理程序的其他步驟如計畫的制定及最後的終結果。
社區護理診斷的確定	迄今為止，社區護理診斷還沒有一個像臨床護理診斷那樣國際公認的完備的診斷系統。需要各國社區護理人員在實務中不斷地累積以至最後使護理診斷標準化。所以目前社區護理人員對社區健康作出的護理診斷還相對比較隨意性及個人化。在提出社區護理診斷時可以從下列方面來加以考量：公共設施方面有無影響健康的因素；死亡率、發病率、傳染病發生率有無過高；社區的家庭有無功能障礙或情感上的危險問題；特殊民眾有無健康需求；社區功能是否健全、環境有無存在威脅健康的因素。

護理診斷的標準及社區護理診斷的陳述

每一個社區護理診斷應符合下列幾個標準	此診斷能反應出社區目前的健康狀況；與社區健康需要有關的各種因素均應考量在內；每一個診斷合乎邏輯而且確切；診斷必須以現在取得的各項資料為依據。
社區護理診斷的陳述	為了做出一個很好的社區護理診斷，除了在評估時收集、分析資料的過程要嚴謹，護理診斷的描述也應該是清晰及有針對性的，一般要包含三個要素（PES）：護理問題（problem）、相關因素（etiology）、症狀和徵象（signs and symptoms）。 1.護理問題：是對社區的健康狀況及需求進行簡潔的描述，可以分為現存的（actual），潛在的高風險的和健康性的（wellness）。 2.相關因素：是指促成護理問題的原因。這部分的描述往往很重要，因為在明確問題產生的原因之後，在制定干預措施時就有聚焦性，消除或減弱這些原因，就可以使問題得以解決或緩解。相關因素的發現有賴於資料的收集和整理過程。 3.症狀和徵象：是指護理問題的實際表現，也常是護理問題的客觀參考。例如，護理診斷是「青少年安全知識缺乏（P）：學校未提供安全教育／家長不重視安全教育：青少年安全知識測試成績80%不及格（S）。青少年知識缺乏是護理問題，造成這個問題的原因是學校未提供安全教育以及家長不重視安全教育，提出這個問題的依據是安全知識測試成績不理想。

陳述的方式

PES	三段式陳述法多用於陳述現存的護理問題，如：社區嬰兒死亡率過高（P）：與孕婦營養不良有關（E）：嬰兒死亡率達26‰（S）
PE	二段式陳述法多用於潛在護理問題的陳述，如：老人有潛在性的缺少照顧（P）：子女不在身邊或住得較遠（E）。
P	一段式陳述法大多用於對健康的護理診斷的陳述，如：社區兒童營養狀況良好（P）。

3-13 社區健康護理程序（四）

3. 排列診斷的優先次序：

在對一個社區做出整體性的評估後，常常會找出該社區多方面的健康問題和需求，存在多個護理診斷。這時，社區護理人員需要判斷哪個診斷最重要，最需要優先予以處理。Muecke與Stanhope & Lancaster提出了做排序的八大標準：(1)社區民眾對問題的了解程度；(2)社區民眾解決問題的動力（居民強烈要求解決的問題）；(3)問題的嚴重程度（不良後果）；(4)現存的社區中可利用的資源（解決的可能性）；(5)預防的效果（成本投入與結果）；(6)社區護理人員解決問題的相關性（在護理人員能解決和協調或減少危害的）；(7)健康政策與目標（解決的可能性）；(8)解決問題的迅速性與持續的效果（時間投入與結果）。每項標準分別設立等級，例如：0分代表不太重要，不需要優先處理；1分代表有些重要，可以處理；2分代表非常重要，必須立即處理。這樣對每一個提出的護理診斷加以打分，再算出總分，得分最高的診斷就是需要優先解決的護理問題。

4. OMAHA系統介紹：

這是根據社區護理工作者的護理實務而發展的社區護理分類系統，包括護理問題分類系統、干預策略系統和結果評定系統三部分。OMAHA系統對社區護理對象的問題作了系統地陳述和分類，並成為社區護理人員制定計劃的指南，有助於社區護理人員在提供社區居民的健康管理、學校保健、家庭護理人員、職業保健等工作過程中，對護理業務、記錄與資料資訊進行系統化的管理。

(1) 護理問題分類表：OMAHA系統將社區問題分為環境、心理社會、生理和健康相關行為四大領域，共44項問題。

  (a)領域Ⅰ：環境包括收入，衛生，住宅，鄰居／工作場所的安全，其他。

  (b)領域Ⅱ：心理社會包括與社區資源的聯絡，社會接觸，角色改變，人際關係，精神壓力，哀傷，情緒穩定性，性，照顧／雙親，忽略兒童／成人，虐待兒童／成人，生長與發育，其他。

  (c)領域Ⅲ：生理包括聽覺，視覺，說話與語言，咀嚼，認知，疼痛，意識，皮膚，神經肌肉骨骼系統與功能，呼吸，迴圈，消化，排便功能，生殖泌尿功能，產前產後，其他。

  (d)領域Ⅳ：健康相關行為包括營養，睡眠與休息形態，身體活動，個人衛生，物質濫用，家庭計畫，健康諮詢，處方用藥，特殊的護理技術，其他。

(2) 干預策略分類系統：該系統配合問題分類表，為社區護理人員提供了四個領域，63項干預策略。

  (a)四個領域：諮詢、指引和諮詢；處理和程序；個案管理；監督控制。

社區護理計畫

制定社區健康目標	目標是對期望的結果的實際陳述。合理的目標有助於計畫的順利執行。社區的護理計畫常常需要很長的時間才能完成，最常見的需要幾個月，長者可達數年。所以在制定計劃時常設長期目標和短期目標，有助於對計畫進度的控制。目標的陳述要求： 1.目標應有時間規定：也就是達到目標的期限。 2.目標應可以測量。 3.目標應強調成果：例如「運用改善孕婦的飲食使一年內嬰兒死亡率下降到15‰」這個目標過於冗長，它把實現目標的方法也描述在內了，正確的描述應是「一年內，嬰兒死亡率下降到15‰」。 4.目標應切合實際，又具有挑戰性目標過高，使人難以達到，容易挫傷執行者的工作意願。若目標過低，同樣難以激勵護理人員的工作熱情和意願。
制定社區護理 干預計畫	社區護理干預計畫是一種由多方合作、合理利用資源、呈現優先順序的行動方案。可以參照一些護理模式來做。例如安德森的以「社區為夥伴模式」提到「應遵循三級預防的原則來確定護理措施，以保證社區中各健康水準的民眾均能得到干預」；或按照懷特的「公共衛生模式3種措施： 1.教育：向對象提供健康諮詢，使其主動且正向地改變態度與行為。 2.工程：應用科學技術的方法來控制危險因子，避免民眾受到危害。例如對公共場進行定期消毒來減少傳染病的發生。 3.強制：以強制的法律或規則迫使民眾施行或不施行某行為，以達到有益健康的結果。如禁止在公共場所吸菸。

＋知識補充站

1. 干預策略：解剖／生理，行為糾正，膀胱功能訓練，與他人情感交流，腸道功能護理，維持呼吸道的暢通，循環功能維持，照顧／為人父母的諮詢，長期臥床護理、溝通、因應技巧，日間護理，管教，傷口護理，醫療設備的使用，教育，職業，環境，運動，家庭計畫，餵養方法，財務管理，食物，行走訓練與康復，生長／發育，家務管理／居住環境，人際關係，檢驗結果，相關法規，醫療照顧，藥物作用與副作用，用藥管理，協助用藥安排，身體活動，輔助性護理活動，營養，營養諮詢，造瘺口護理，其他社區資源利用，個人照護，體位，康復，放鬆/呼吸技巧，休息／睡眠，安全，篩檢，受傷護理，精神及情緒的症狀，徵象，皮膚護理，社會福利與諮詢，化驗標本收集，精神護理，促進身心發展的活動，壓力管理，物質濫用，醫療器材的管理，支持團體，交通運送，促進健康，其他。
2. 結果評定系統：以5分記分法評估護理對象在護理過程中的表現，包括知識、行為和症狀徵象3方面。可以作為社區護理進行過程評估和結果評估的參考指標。

3-14 社區健康護理程序（五）

5. 選擇具體的合適的措施：
　　再目標確定之後，社區護理人員要為確定的護理對象選擇適當的干預措施，護理對象根據護理診斷，可以是需要護理的民眾（所有或某一的特殊民眾），需要改善的環境、設施等。例如社區所有高血壓患者、所有母親（或有限定，學齡前兒童），社區汙水和垃圾等。
6. 確定所需要的資源及來源，所做的工作量和經費預算：針對每項措施確定執行者及合作者（例如當地的紅十字會、腫瘤協會、防疫站、疾病控制中心等）、需要的輔助工具、場所、經費，以及分析相關資源的可及性與獲取途徑。
7. 做實際的時間安排：例如一項計畫執行時間為一年，要確定一年什麼時間採取措施，一共開展幾次活動，在什麼時間加以評估。
8. 對計畫可行性加以評估：計畫制定完畢及記錄成書面格式之後，再對計畫做評估和修改，或使參與者（合作者共同評估修訂）使執行更順利。在評估時可以參照RUMBA準則和4W1H原則。(1)RUMBA指真實（realistic）、可了解（understandable）、可測量（measurable）、行為目標（behavioral）、可實現（achievable）。(2)4W1H：指計畫的內容應明確參與者（who）、明確參與者的任務（what）、執行時間（when）、地點（where）以及執行的方法（how）。

（二）社區護理計畫的執行

　　詳細的計畫有助於執行過程的順利進行，執行過程應遵守計畫的進度，並要對執行結果加以評估。(1)社區護理計畫的執行：社區的健康干預活動的對象是民眾，獲得預期結果的必要條件是干預對象的積極參與。社區護理人員有義務喚起社區居民對健康的需求意識，使他們承擔起對自己的健康應負的責任。(2)計畫執行的步驟：(a)在執行之前，計畫制定者要再次確認計畫的參與者、所需的資源是否已到位；參與者及服務對象對服務的時間、地點是否已明確；執行者是否知道服務的方法、預期結果及自己所承擔的責任。(b)在執行之中，社區護理人員要注意保證良好的溝通，分工與合作，識別意外情況，提供良好的執行環境，即時的記錄。(c)良好的溝通包括計畫執行者之間的溝通、執行者與干預對象之間的溝通。有些工作，還要與當地的行政部門等聯絡，爭取他們的支持和配合。在必要時，還要注意與社區領袖做溝通，以爭取他們在經濟上和政策上的支持。(d)分工與合作：不同的措施要尋找勝任的人員來執行。例如執行家庭訪視時主要由護理人員執行；做社區復健服務時可以由復健師或經過訓練的醫護人員來執行；對某些患者的照顧可以由經過培訓的家屬來承擔。

社區健康護理干預的內容

政策和環境支持	社區護理人員向相關部門提案，促使某些法律法規的制定。例如環境保護相關法律法規的制定，國家和食品營養餐等相關政策的建立等。
公共資訊	選擇適合社區的教育方法，為預防疾病、增進健康、治療疾病、減少疾病或傷殘帶來的影響提供資訊，例如運用社區壁報、舉辦各種討論班等向社區居民做健康教育。
增加社區的能力	增加社區的自助能力和社區的自信，提高社區成員解決問題的技能以及強化溝通和聯合合作解決問題的方法。
個人技能的發展	社區護理人員舉辦各種學習課程，例如烹飪學習班訓練居民適度製作飲食的方法。
教育社區居民	對社區居民做促進健康預防疾病、維持健康和提高社區人嬌貴的健康水準等相關護理活動。

社區健康護理干預的影響	計畫能否及時執行，與社區動力學有關，即社區居民的參與意識、交流溝通型式以及領導決定模式有關。社區護理人員和居民是合作的關係，應鼓勵居民參與制定、執行護理計畫，並協助他們增強維持機體健康的責任心；同時保證交流溝通的管道健全通暢，溝通分為垂直式溝通（社區與社會、居民與主管之間的溝通）和水平式溝通（社區與社區之間、各社會系統之間的溝通）。此外，還需要良好的領導與決策模式，即社區及上級主管與非官司方的社區中重要人物及專家的推動也是計畫執行的保證。

＋知識補充站

1. 識別意外的情況：社區護理人員在執行計畫中有時會出現一些意外情況，例如天氣的驟變，可以使計畫中的干預對象未能參加計畫活動，這時護理人員需要另選合適的時間就同樣的內容對未曾干預的對象再次執行。在每次意外情況阻礙措施的執行時，社區護理人員要想辦法加以彌補，使計畫中的干預措施都能得到貫徹。

2. 提供良好的執行環境：在執行計畫過程中，應在時間、地點、服務場所的室溫、光線、空氣等方面加以改善，為服務對象創造安全、舒適、方便的環境，使患者樂於接受干預。

3. 記錄：在執行過程中做好即時的記錄，記錄的內容包括各項護理活動、護理效果、對象的反應及產生的新需求。記錄要求真實、及時、準確。詳細的記錄可以使整個執行過程具有持續性，即使有時執行的人員有變動，也不會導致干預的中斷。另外，過程的記錄也為最後的評估提供了原始的資料。

3-15 社區健康護理程序（六）

（三）社區護理評估

　　社區護理評估不僅是了解計畫執行後的成果如何，健康問題是否解決，也是社區護理人員歸納經驗，改進和修正計畫的過程。由於社區護理活動時間較長、涵蓋面較廣，其效果不如個人護理一目了然，所以評估顯得尤其重要。

1. 社區護理評估的分類：對社區護理的評估活動包括兩種方式：過程評估和結果評估。過程評估也稱為形成性評估，是在執行措施的過程中，對服務對象健康狀態進行評估，或者是對護理程序中各個階段的品質加以評估，如收集到的資料是否完整、準確，診斷是否根據資料、有針對性及優先次序是否正確，計畫的品質如何、是否符合RUMBA。結果評估也稱終結性評估，是對執行護理措施後的近期和遠期結果加以評估。評估指標通常是目標民眾的健康態度和行為改變結果。

2. 評估的指標：(1)社區衛生服務需求主人指標包括：發病率、患病率、死亡數、總人口健康者百分率、每千人患慢性病人數等。(2)社區衛生服務數量和品質的主要指標：醫療服務的指標：兩周就診率和兩周未就診率、慢性病管理率、醫療服務當日及時率。預防服務：四苗涵蓋率、單苗接種率、B肝疫苗接種率、疫苗接種及時率、傳染病訪視率、傳染病的隔離消毒率和疫點處理及時率等。保健服務：保健諮詢滿意率、60歲上述老年人得到社區衛生服務率、孕產婦系統管理涵蓋率、高危險孕產婦系統管理涵蓋率、孕產婦家庭自我監護率、母乳餵養諮詢率、4個月純母乳餵養率、0~6歲兒童系統管理涵蓋率、14歲以下的民眾齲齒填充率等。復健服務：失能老年人復健諮詢率、殘疾人社區復健涵蓋率、院外精神病人家庭訪視率等。健康教育和計劃生育技術諮詢服務：社區民眾健康知識知曉率和基本健康行為形成率，生育、節育、人工流產和婚姻狀況的相關指標。(3)社區衛生資源的評估指標：每萬人口醫生數、每萬人口護理人員數、每萬人口藥劑師數、每千人口床位數和衛生經費占國民總產值的百分率。(4)態度評估指標：例如對社區民眾進行居家護理社會功能認知情況的調查，主要涉及衛生管理人員正性和負性認知率、居家護理醫務人員正性和負性認知率以及社區居民正面及負面認知率。(5)費用和效益評估指標：投入的費用一般包括直接費用和間接費用。直接費用包括社區衛生服務中心的醫藥費以及設備費等實際消耗費用；間接費用包括因為疾病造成工作能力喪失等理論消耗費用。常用的主要方法有費用與效益分析、費用與效果分析和最小費用分析。(6)效果和結果評估指標：社區健康護理服務結果的指標可以用死亡、疾病、喪失勞力、不適和不滿意進行衡量，稱為5Ds。(7)社區衛生服務影響力評估指標：影響是指社區衛生對社區居民健康水準和居民健康品質所發揮的功能，對社會與經濟的貢獻，可以用延長生命年數等指標來表示。(8)生活消費模式指標：指公眾消費量及各種消費所占的比例。生活消費模式指標有年純收入、消費構成和居民消費水準等。

社會發展與社會公正指標

經濟發展層面	包括社會總產值和國民生產總值（GNP）。社會總產值指物質資料生產部門包括工、農、建築、運輸、商業等在一定時間內生產的總成果，包括了轉移的價值和創造的新價值。而GDP還包括全部非物質資料生產部門創造的價值，但不包括生產資料轉移的價值。二者均能反映社會發展情況。為了便於比較，可以用人均社會總產值或人均GDP。人均國民收入（GNI）：指一定時間內由物質資料生產部門所創造的人均新價值。反映一個國家經濟發展水準，比GDP更有說服力，因為它不包含成本在內。
文化發展層面	在校學生數和每萬人口在校學生數。這是民眾智力水準的重要指標之一。文化事業：為民眾提供精神食糧，是重要的間接反映健康狀況的指標。我們選擇了公共圖書館數、廣播電視事業發展等幾項指標。
社會的公正性	對醫學來說，這是近代才觸及的一個問題。例如種族歧視國家健康水準必然較差，社會發展程度較低的社會健康水準也較差。

社區護理評估的內容

健康目標的進展	在過程評估時要評估經過護理活動之後是否離健康目標越來越近，若發現未完成預期的進度時，要重新評估，尋找原因進行糾正，採取正確的護理措施。
護理活動的效果	通常是在結果評估時要評估的內容，要了解有無對社區民眾有促進健康、維持健康、預防疾病的實際效果。
護理活動的效率	在評估時除了注重目標有無實現，效率也是不可忽視的一個層面。將護理活動的投入與所獲得的成果加以比較，了解投入/成果是否合理，有無超出計畫的額度。
護理活動的影響力	評估護理活動為社區民眾所帶來的社會效益，可從效益的持久性和受益民眾的廣泛性來判斷。如：運用護理活動，使社區民眾改變了不良的健康行為（例如放棄吸菸），該結果具有持久性，護理活動的影響力是長久的。

社區護理的評估方法

快速評估法	1.直接行為觀察：運用對護理對象的行為進行直接觀察，了解有無發生預期的改變來判斷干預有無效果。 2.交談：評估者與服務對象進行正式或非正式的交談來獲取有關健康資訊。服務對象對健康的態度、心理狀態等主觀資料可以由這種方法獲取相關資訊。 3.問卷調查：根據已確定的評估指標，制定出有關項目的調查表，由服務對象填寫，再經統計分析，評估是否達到目標。
利用監測系統的監測結果評估	包括行為危險因素監測、人文環境監測、死亡監測、發病監測，可以使用上述提到的一些指標來反映。

3-16 社區健康檔案的管理與應用（一）

　　健康檔案是記錄與社區居民健康有關的檔資料，它包括以問題爲導向的病史記錄和健康檢查記錄，以預防爲主的保健卡，以及個人、家庭和社區與健康有關的各種記錄。完整和系統的居民健康檔案，是全科醫生和社區護理人員掌握居民健康狀況的基本工具，是爲居民提供持續性、整合性、協調性社區衛生服務的重要參考。建立健康檔案和動態管理健康檔案是社區護理人員主要工作之一。

（一）建立社區健康檔案的目的

1. 掌握居民的基本情況和健康現狀：健康檔案中記載著居民個人和家庭的基本情況和健康狀況，尤其注重記錄健康問題的形成、發展和轉診過程中健康危險因素和干預效果，從健康檔案中可以獲取居民的基本情況和健康現狀。

2. 爲解決居民主要健康問題提供參考：分析健康檔案資料中個人、家庭和社區的健康狀況，找出存在的健康問題，爲制定臨床預防和診斷治療、社區護理提供可靠的參考。

3. 開展社區護理：相關機構可以定期對不同民衆做體檢、發放健保卡、開通急救呼叫系統等服務，可以使居民享受24小時的居家護理照顧；老年人還可以享受多種優惠和優質服務，提供健康教育處方；還可以與醫院合作，開展定向轉診、病人選擇醫護人員等服務，方便每位服務對象。

4. 開展全科醫療服務，做居民健康動態管理：建立健康檔案可以將服務對象健康根據病種來做分類管理，提供優質、方便、快捷的醫療、保健和護理服務。每年一次或兩次將健康檢查的資料運用登錄電腦，運用統計學指標隨時做個人健康情況的前後對比，運用分析持續記錄的資料，對居民健康做動態監測和管理。

5. 爲全科醫學和社區護理的教學與研發提供資訊資料：健康檔案是醫學和護理學研究的基礎。經過電腦管理的健康檔案，不僅能動態管理和觀察個人健康指標，也是醫學及護理研發和教學的重要資料。

6. 爲評估社區衛生服務品質和技術水準提供參考：健全的健康檔案能觀察到居民持續動態的健康狀況，在相當程度上反映社區衛生服務的品質和技術水準。

7. 爲司法工作提供參考：健康檔案是一個服務記錄的完整資料庫，健康檔案的原始記錄具有整體性、客觀和公正的特點，可以爲解決醫療護理糾紛或某些司法問題提供客觀參考。

（二）居民健康檔案的基本內容

　　居民健康檔案包括個人健康檔案、家庭健康檔案和社區健康檔案。個人健康檔案和家庭健康檔案採用以問題爲導向的記錄方式，社區健康檔案則需要運用社區健康調查將社區衛生服務狀況、衛生資源以及居民健康狀況進行統計分析後才得以建立。

個人健康檔案

以問題為中心的個人健康問題記錄	檔案內容包括封面一、封面二、個人基本資料、健康問題目錄、病情流程表、問題描述及進展記錄。 1.個人基本資料：以往的健康狀況，包括醫療、生活事件，例如住院史、手術史、失戀、喪偶、失業等。個人特徵，例如氣質類型、個性傾向、語言表達能力、記憶力、注意力、想像力和思考能力等。健康行為資料，例如吸菸、飲酒、飲食習慣、運動、就醫行為、健康信念、愛好、社區適應能力、精神狀況評估等。家庭生活史：包括家族史、成員患某種遺傳病史、家庭成員的主要疾病以及目前的健康狀況、家庭生活主要事件等。臨床資料：包括各種測量及檢查結果、心理評估資料等。2.健康問題目錄：所記錄的問題是指過去影響、現在正在影響或將來還要影響病人健康的異常情況，可以是明確的或不明確的診斷，可以是無法解釋的症狀、徵象或實驗室檢查結果，也可以是社會、經濟、心理、行為問題，例如失業、喪偶、異常行為等。問題目錄通常置於健康檔案之首，以便使醫生、護理人員對病人的情況一目了然。問題目錄常以表格的形式記錄，將確認後的問題按發生的年代順序逐一編號記錄在表中，分主要問題目錄和暫時性問題目錄，前者多列入慢性問題及尚未解決的問題，後者則列入急性問題。 3.病情流程表：病情流程表是某一主要問題在某一段時間內的摘要，它以列表的形式歸納地描述了與該問題有關的一些重要指標的變化過程。包括症狀、徵象、生理生化指標和一些特殊檢查結果，用藥方法和藥物副作用、飲食治療、行為與生活方式改變，以及心理檢測結果等。流程表通常是在病情進展一段時間之後，將資料做一圖表化的歸納和回顧，可以歸納出清晰的輪廓，以便及時掌握病情，修訂治療計畫，制定病人教育計畫等。病情流程表並非用於所有病人，它主要用於慢性病或某些特殊疾病的觀察和處理記錄。 4.問題描述及進展記錄：問題描述是將問題表中的每一問題依序號逐一以「SOAP」的型式加以描述。SOAP中的S代表病人的主觀資料，O代表客觀資料，A代表評估和診斷，P代表計畫，相當於醫學中的收集病例資料、作出醫療診斷、制定治療方案，護理學中收集主客觀資料、作出護理診斷、制定護理計畫。
以預防為導向的週期性健康問題記錄	定期體檢是運用格式化的健康檢查表，針對不同年齡、性別和健康危險因素的個人而設計的健康檢查，其目的是早期發現、早期診斷。記錄內容包括健康普查，例如梁血壓、乳房檢查、胃鏡檢查、尿液檢查；計畫及預防接種和健康教育等。
以預防為導向的保健記錄	它是國家衛生法規對某些特定民眾實行初級衛生保健記錄，包括圍生期保健、兒童保健、青少年保健以及各種計畫免疫和預防接種記錄卡。保健記錄是根據建檔對象，以附錄活頁的格式附在個人檔案後。

3-17 社區健康檔案的管理與應用（二）

（二）居民健康檔案的基本內容（續）

1. 家庭健康檔案：包括封面、家庭基本資料、家譜圖、家庭衛生保健記錄、家庭健康相關資料、家庭主要健康問題目錄和問題描述、家庭各成員健康資料，是全科醫生和社區護理人員以家庭為單位執行醫療護理的重要參考資料。(1)封面：包括檔案號、戶主姓名、社區、建檔護理人員、家庭住址、電話等內容。(2)家庭基本資料：包括住址、人數及每個人的基本資料，建檔日期、簽名。(3)家譜圖：以繪圖的方式表示家庭結構及各成員的健康和社會資料，是簡明的家庭綜合資料，其使用符號有一定的格式。(4)家庭衛生保健記錄：記錄家庭環境的衛生狀況、居住條件、生活起居方式，它是主要的家庭功能、確定健康狀況的參考資料。(5)家庭健康的相關資料：包括家庭結構、功能、家庭生活週期等資料。(6)家庭主要的健康問題：在目錄中記載家庭生活壓力事件及危機的發生時間、問題描述及結果等。家庭主要問題目錄中所列的問題可以依編號按照POMR中的SOAP方式來描述。(7)家庭成員健康資料：與個人健康檔案相同。

2. 社區健康檔案：社區健康檔案是由全科醫生和社區護理人員所提供的、以社區為基礎的、協調性的醫療保健服務的必備工具，是了解社區衛生工作狀況、確定社區中主要健康問題及制定衛生保健計畫的重要文獻資料。社區檔案內容主要包括社區基本資料、社區衛生服務資源、衛生服務狀況、居民健康四個部分，它是全科醫生和社區護理人員以社區為單位執行保健的重要參考資料。(1)社區基本資料：包括社區地理及環境狀況以及影響居民健康的危險因素，社區產業及經濟現狀以及影響居民的健康因素，社區動員潛力，社區組織的種類、配置及相互協調等情況。(2)社區衛生服務資源：(a)衛生服務機構包括：醫療保健機構，如醫院、保健所、防疫站、社區衛生服務中心、私人診所等。福利機構，例如安老院、老年公寓等。醫學教育機構，例如醫學院校和護理學校等。每一個機構的服務範圍、優勢服務專案，地點等均有必要記錄在社區檔案中。醫生可以根據上述的情況加以轉診、諮詢等，從而充分利用衛生資源，為居民提供協調性保健服務。(b)衛生人力資源包括本社區衛生服務人員的數量、構成和結構等。(3)社區衛生服務狀況：每年的門診量、門診服務內容種類。家庭訪視和居家護理的人次、轉診統計。轉診統計包括轉診率、患病種類及構成、轉診單位等。住院統計包括住院病人數量、患病種類及構成、住院起止時間等。(4)居民健康狀況：社區人口資料：包括人口數量、年齡和性別構成，各年齡組性別比，教育程度，職業狀況，家庭狀況，婚姻狀況，出生率，死亡率，人口自然成長率。患病資料：社區疾病譜、疾病分佈。死亡資料：包括年齡、性別、職業和社區死因譜等。

社區健康檔案管理

國內建檔方式的現狀	1.個人和家庭健康檔案的建檔方式：(1)個別建檔：是居民來社區衛生服務中心就診或建立家庭病床時建檔，然後運用診療接觸、家庭訪視和居家護理等方式，逐漸改善個人健康檔案和家庭健康檔案。此種建檔對社區病人健康管理發揮重要的功能，但是由於侷限於對來診和申請居家護理者的健康管理，不能代表社區民眾的健康狀況。(2)普遍建檔：是由全科醫生和社區護理人員在一段時間內訪問社區中的每一個家庭成員及家庭整體作一次整體性主人而建立檔案。這種建檔方式能收集轄區所有家庭和家庭成員的基礎資料，能針對普遍存在的健康問題和其危險因素開展健康教育、健康檢查和增進健康等活動。但是需要大量的時間、人力和物力，目前社區衛生服務機構正努力開展這項工作。 2.社區建檔：社區衛生工作人員，主要是社區護理人員每半年或一年將社區健康相關資料和資料定期輸入電腦，對社區健康做動態監測和管理。可以利用個人和家庭普遍建檔的資料，做統計分析獲得社區民眾健康相關資料，另外還可以利用派出所、區政府、衛生防疫站和婦幼保健醫院等相關資料。這樣可以節省人力、物力和時間。
建立健全相關制度	為了使檔案完整、準確、整體性地反映個人、家庭和社區的健康狀況，有必要制定有關健康檔案的建立、保管、使用及保密的制度，改善相關的設備，配備專職人員，妥善保管健康檔案。
有效地利用健康檔案	健康檔案建立後要定期或不定期地分析有關內容，及時發現個人、家庭和社區的主要健康問題，聚焦性地提出防治措施，做到物盡其用，充分發揮健康檔案在提高居民健康水準中的功能。在建檔後，可以實現資源分享，合理使用，避免重複登記、重複檢查造成的資源浪費。
健康檔案的保管和使用	健康檔案要統一編號，集中放在社區衛生服務中心，並由專人負責保管。檔案在裝訂時，以戶為單位，家庭健康檔案在前，個人健康檔案附在後面。居民每次就診時須憑就診卡向檔案室調取個人檔案，就診後迅速歸還，換回就診卡。如果建立電腦化管理的單位，就診卡使用的是IC卡，病人就診時只需在打卡機上刷卡，就能調出病人的健康檔案。社區健康檔案由專人填寫，檔案的借用應有審核的制度。
電腦在健康檔案管理中的功能	隨著資訊科技的進步，電腦在醫療衛生領域的應用越來越普遍，目前國內各大醫院都建立了不同種類的醫療資訊管理系統。社區衛生工作者利用電腦軟硬體技術、網路通訊和資料庫等現代化方式，建立個人、家庭和社區的持續性、全方位電腦健康檔案管理系統，並以此系統為基礎，開展醫療、預防、保健、復健、健康教育和計劃生育「六位一體」的社區衛生服務。同時對醫療活動各階段產生的資料進行採集、儲存、處理、萃取、傳送和分類，匯總成各種新的資訊，不斷豐富健康檔案的內容，從而實現健康檔案的有效管理和資訊的綜合利用。 1.電腦健康檔案管理系統的優點：(1)操作更簡便、快捷。(2)靈活的輸出功能，可以隨時按使用者要求獲得所需資料。(3)多功能團體使用達到資源分享，避免內容重複，提高工作效率。(4)利用統計分析功能，方便地統計出居民就診原因分類、居民健康問題分類、醫生干預內容分類、社區的人口和家庭構成等資料。(5)決策輔助功能可以依據個人、家庭和社區健康的相關資料，制定提供相關服務的內容。(6)訪視提醒功能可以從健康檔案資料中自動查詢出需要做預防保健服務、復健治療的自我保健諮詢、慢性病的訪視觀察等專案的服務對象和時間安排。 2.電腦健康檔案管理中存在的問題：(1)尚處於開發階段，目前軟體類型沒有統一標準，給交流和資源分享帶來不便。(2)電子資料和傳統人工資料並存，影響資料的利用和管理。(3)健康檔案中包含個人隱私，記錄內容涉及到社會、心理和家庭等層面。電子資料管理不善容易造成洩密和修改。目前開發該管理軟體，應多從技術上加強用戶許可權和密碼管理的設計，使所有使用者在獲得認可之後，才能登錄，以加強安全性。

3-18 社區環境與傳染病防治

（一）社區環境與健康

　　1.社區護理人員在社區環境管理中的功能：在大氣、水體、土壤、噪音和食品衛生的防護上，社區護理人員和衛生防疫部門人員配合，有義務、有責任監督和檢查社區內的環境保護狀況。例如工廠有害氣體和汙水的排放，居民區的環境綠化，住宅噪音、汙物及垃圾的處理，食品衛生的達成率等情況。社區護理人員對此進行調查，向相關部門和政府提出建設性意見，從而保護社區居民的健康。社區護理人員在環境保護中主要有下列的工作：(1)監督和管理轄區環境。(2)向居民宣傳衛生常識，提昇對環境與健康的認知。(3)向市政、環保、衛生部門提案。(4)與各有關部門聯絡與合作。(5)參與社區環境規劃。

（二）社區居住環境與健康護理

　　影響健康住宅的因素有四個層面：一是居住環境的健康性，主要指室內、室外影響健康安全和舒適的因素；二是自然環境的親和性，提倡自然，從自然景觀、綠色系統、雨水利用、景觀用水等層面創造條件讓人們接近自然、親和自然；三是住宅社區的環境保護，包括視覺環境的保護、汙水的處理、垃圾處理及環境衛生等層面；四是健康保障服務系統，主要是社區是否具備居住者本身健康保障的服務體系，例如醫療保健系統、家政服務系統、公共健身設施、社區老人活動場所等硬體建設。社區護理人員應重視社區居民環境問題對健康的影響，對可能威脅人體健康的環境問題應提醒有關機構給予處理。要不斷提高居民的環境保護意識，讓居民懂得只有運用環境保護部門、政府職能部門及社區居民的共同努力，才能營造出一個良好的生活和居住環境，讓居民主動維護和保護居住環境的健康。

（三）社區傳染病防治

1. 社區工作與傳染病的傳播：傳染病的流行有三個基本部位，即傳染來源、傳播途徑和易感民眾。傳染來源是指被感染的人和動物。上述三個部位的發生都是在人們生活和工作的社區，在有效阻止傳染病的蔓延，預防傳染病的發生層面，社區傳染病防治工作責任重大，任務艱巨。社區護理人員應協同做好社區傳染病的預防、治療與護理工作。
2. 社區護理人員在傳染病防治中的主要工作：(a)傳染病的預防：社區護理人員運用免疫接種、衛生宣導、傳染病相關知識的健康教育和社區環境管理等層面的工作，預防傳染病的發生。
3. 阻止傳染病的蔓延：社區護理人員要及時按照法律規定的程序上報社區發生傳染病的疫情，配合衛生防疫工作者對有疫情的社區和家庭使用消毒隔離技術以阻止傳染病的傳播和蔓延，並對居民做相關知識和技術的訓練。

社區環境與健康

健康意味著人與環境處在和諧狀態，與生態系統和各要素處於平衡之中，一旦這種平衡被打破，就可能引起相應的健康反應，即會發生疾病。環境是人類賴以生存、生活的空間，包括自然環境和社會環境。近些年來，國內隨著工業化進程的快速發展，有害氣體、汙水、垃圾、噪音、化學廢物排放等逐年增加，自然環境受到破壞。居家裝修材料的低劣和食品衛生指標的超標等社會因素也給人民健康帶來不可估量的危害。以上的自然環境及社會環境直接或間接地影響和威脅著人類的健康。社區是居民生活和居住的場所，社區環境好壞直接影響居民的健康。社區環境也是衡量社區健康的重要指標，社區護士在社區健康護理中發揮了保護和改善社區環境的重要功能。

社區居住環境與健康護理

在1990年代後期，在居住環境所引起的疾病和安全問題危險性逐步上升的背景下，居住環境與健康已憂為人們關注的焦點。由於城市建設發展的不平衡，引發了人類居住環境急速惡化。現代化的室內裝修，例如人造板、膠合板、壁紙等造成的汙染；從清潔劑、化學用品和各個裝璜材料中釋放出來的有害物質的汙染，均嚴重影響到居住環境的健康。目前國內住宅建設中比較突顯的問題是很少有規劃、設計，開發單位並未將社區的健康安全放在一個重要的位置。例如汙水排放系統的安全性等。

社區傳染病病人的護理與管理

社區中常見的傳染病有病毒性肝炎、肺結核、流行性感冒及細菌性痢疾等。社區護理人員要掌握社區內傳染病人的基本情況，對不能很好地進行自我管理、缺乏傳染病知識的病人應做具體的、聚焦性的健康教育。另外，要從社區整體的角度與相關部門合作，制定阻止傳染病蔓延的方案，並付諸執行。

3-19 社區災害性事件的預防與救護

（一）社區護理人員在社區災害性事件中的主要工作

1. 突發災害性事件的預防：(1)社區護理人員熟悉社區環境，掌握社區居民的基本情況。例如社區的地理形態，交通，居民集中居住區域、商業區、學校、醫院和其他機關及廠礦的分佈情況，社區的人口構成，老年人和兒童在社區規劃中所占的比例。(2)對居民進行事件發生前相關知識的教育。(3)排除可能發生災害的隱憂。(4)社區護理人員要配合居委會和其他相關部門（例如消防隊和急救中心等）對社區居民做水災、火災、地震和意外事故及衝突等事件的因應和急救處理方法的演習。

2. 災害事件發生時的救助和管理：社區護理人員要對居民的健康負責，聽從政府的指揮，積極配合相關的部門來救助傷患。尋找並救出生存者，預檢分診和移送傷患，評估受災的程度，根據傷情或病情給予相應的處理，對心理問題的預檢分診，運送和疏散傷病員。其實際的工作包括下列幾項：

   (1) 上報災害事件：一旦得知社區發生此類事件應立即啓動預案，接診的全科醫生和社區護理人員應立即上報社區衛生服務中心相關負責人，並在第一時間上報區衛生局主管部門、監督所和疾病預防控制中心。

   (2) 現場救助：由社區衛生服務中心的相關負責人立即通知社區衛生服務機構的搶救小組，由醫生和護理人員所組成，就地搶救，採取有效措施，使傷亡人數降至最低的程度。長時間關閉在倒塌的建築物中或身體的一部分被壓在建築物下的救助方法：穩定生命徵象，供氧。利用頸托或脊柱固定板等固定骨折部位。進行疼痛管理。根據情況動用特殊裝置，必要時協助實話截肢手術。轉送到能得到集中治療的鄰近醫療機構。

   (3) 轉診：社區衛生服務站的院前搶救等醫療技術和醫療設備較二級和三級醫院不足，對急重症者應迅速轉診。在轉移途中如果不採取有效的急救措施，就有可能發生意外。另外，院前急救流動性強，接觸面廣，中間環節多，爲保證院前急救工作順暢，社區護理人員必須熟知轉診過程，掌握現場急救技術，做好消毒隔離工作，把傷殘降到最低。

3. 災害引起的心理問題者的預檢分診：災害發生後按照下列不同心理反應來做預檢分診：(1)正常反應表現有安、寒顫、噁心、嘔吐，可以按照簡單命令參與救助。(2)外傷性憂鬱：表現爲呆站或呆坐的狀態，如同「正常反應」，可以參與簡單的求助活動。(3)驚嚇：表現爲喪失判斷力，有可能引發「民眾恐懼心理」，因此最好採取隔離措施。(4)過度反應：表現爲講恐嚇性故事，說不適當的幽默，到處亂竄等過度反應，需儘快與現場隔離。(5)轉換反應：表現爲聽力障礙、視力障礙、憶病性昏迷、麻痺等軀體症狀，需要立刻治療。

社區常見急症 ➡ 有發高燒、昏迷、呼吸困難和窒息、休克等；常見的創傷有顱腦損傷、胸部損傷、腹部損傷、骨關節損傷；常見的中毒有一氧化碳中毒、食物中毒、鎮靜安眠藥中毒、滅鼠藥中毒等。除此之外還有電擊、燒傷或燙傷等。社區緊急救護是院前急救的前沿陣地，良好的社區緊急救護可以把急救醫施措迅速地送到危重病人身邊或發病現場，為維持生命、改善預後贏得了時間。

創傷的現場救助原則

衛生服務中心需要配置必備的搶救藥品和儀器，主要是維持呼吸和循環、止血、解痙、止痛等。每個團隊都配備急救箱和受過專門急救荒作物訓練的醫生和護理人員，在時間上儘速搶救，同時做好記錄，掌握轉院的指標，專人護送。現場急救應遵循生命第一，恢復功能第二，顧全解剖完整性第三的原則，要求快救、快送。

1. 心臟驟停的傷者及時執行心肺復甦術，保持呼吸道的暢通，避免腦細胞發生不可逆轉的損傷。

2. 抗休克，輸液擴容，儘早建立靜脈通道。迅速轉移到附近醫院。

3. 判斷傷情，聚焦性地運用開放氣道、止血、包紮、固定和搬運五項急救技術。

4. 要讓病人脫離危險環境，護送轉診時應注意保暖、維持呼吸道通暢，例如清理口腔、取出義齒、寬鬆衣帶等。抬送傷患時應頭部置於擔架前方以減少顛簸，搬動時應使傷者的頭、頸、軀幹保持在同一個水準。

中毒現場的救助原則

1. 有心跳與呼吸驟停者應先執行心肺復甦術。

2. 在進行簡要的問診之後、主要的體檢之後，應迅速確定診斷，評估中毒的程度。

3. 立即制止接觸毒物。

4. 儘快排除尚未吸收的毒物，阻止進一步的吸收。

5. 對已吸收的毒物，必需儘快選擇有效藥物中和毒素，促進排泄。

6. 積極支援式療法，糾正酸鹼失衡和電解質紊亂，監測體溫，保護重要內臟器官。

第4章
家庭健康的護理

1.了解家庭資源與家庭危機的概念。

2.了解健康家庭的特色。

3.了解家庭護理的基本理論（家庭系統理論與家庭壓力理論）。

4.熟悉家庭的類型、功能和家庭環境。

5.熟悉家庭生活週期及家庭所面臨的發展任務。

6.熟悉家庭健康護理的主要工作內容。

7.熟悉家庭訪視視的類型與執行方式。

8. 熟悉居家護理。

9.掌握家庭、家庭結構與家庭生活週期的概念。

10.掌握社區護理師在家庭健康護理中的功能。

11.掌握家庭健康護理程序。

12.掌握家庭的定義、結構與家庭護理程序。

13.熟悉家庭的功能、家庭生活週期及家庭所面臨的發展任務、家庭健康的護理
　　特色和主要工作內容、家庭結構圖和家庭社會關係圖。了解家庭的類型、社
　　區護理師在家庭健康護理中的功能、家庭系統理論與家庭壓力因應理論。

14.學會家庭護理計畫的制定。

4-1 概論

　　家庭是社會的重要基本單位，是個人生活的主要環境。家庭是社區的基本單位，也是社區護理的基本單位。家庭與健康存在著互動的關係，家庭影響著個人健康信念和價值觀的形成，對家庭成員具有精神防禦的功能。因此，社區護理人員，必須了解家庭的概念、類型、特點、結構與功能等基本知識，並運用護理程式，透過評估，確定家庭的健康問題和健康需求，以及存在或潛在的家庭壓力或危機，制定完整的家庭護理計畫，協助家庭合理地利用資源，採取適當的措施，解決家庭健康問題，促進家庭的健康。

家庭

1. 家庭的定義：關於「家庭」的定義，不同學科、不同國家、不同時代，由於受到不同的歷史情況和不同的文化影響，對家庭的認知有所不同。例如不同的學科，強調不同的重點，生物學強調生殖及血緣關係；社會學強調血緣和婚姻關係；法律學則注重結婚、離婚或分居以及領養等關係。但是一般認為，婚姻、血緣及經濟供養是構成家庭的三個基本要素，也是家庭的三大支柱。婚姻是構成家庭的基礎，血緣是結成家庭的關鍵。傳統的家庭是指靠婚姻、血緣或收養關係聯結在一起的兩個或更多的人組成的社會生活基本單位。目前較公認的家庭（廣義的家庭）定義為：家庭是一種重要的關係，它由一個或多個有密切血緣、婚姻、收養或朋友關係的個人組成的社會團體中最小的基本單位，是家庭成員共同生活、彼此依賴的處所。

2. 家庭的特點：關於家庭的特點，伯吉斯（Burgess）強調有別於其他社會族群的家庭的四個共通性。這四個共通性就是①因為結婚、血緣及收養等關係而組成的小團體。②家庭的成員一般都居住在一個他們所認定的家中。③家庭成員分別扮演夫妻、父母、兒女、兄弟姐妹等不同家庭社會角色並彼此進行溝通和互動。④家庭成員共同分享所屬社會特定的文化及某些獨特的家庭特徵。而試圖爾特（Stuart, 1991年）認為，家庭具有下列五項特點：
   (1) 家庭是一個系統或單位
   (2) 家庭成員可能有或沒有血緣關係，可能有或沒有居住在一起
   (3) 可能有或沒有孩子
   (4) 包括對於未來義務與責任，家庭成員之間有所承諾與執著
   (5) 家庭提供對家庭成員的保護、養育與社會化照顧的功能

家庭的外部結構

核心家庭	1.又稱為小家庭，是指由父親、母親以及未婚子女（包括領養的子女）三種地位構成的傳統的家庭型式，包括一對夫婦組成的家庭。 2.核心家庭是現代社會的基本家庭單位。 3.核心家庭具有規模小、結構簡單和便於相處的特點，其家庭結構和關係的牢固程度完全取決於夫妻之間的關係，對親屬關係網路的依賴性比較小。 4.由於可供利用的資源較少，在遇到危機時，得不到足夠的家庭內外的支持，容易導致家庭危機或家庭破裂。
延伸式家庭	1.由兩對或兩對以上的夫婦及其未婚子女組成的家庭。 2.延伸家庭人數眾多，結構複雜，關係繁多，但是當出現危機時可利用性的家庭資源較多，有利於維持家庭的穩定性。包括直系家庭和旁系家庭兩種型式。 3.直系家庭也稱為主幹家庭，是核心家庭的縱向擴大。直系家庭是由一對已婚子女同其父母（包括單親）、未婚子女或未婚兄弟姐妹構成的家庭，包括父和（或）母和一對已婚子女及孩子所組成的家庭，以及一對夫婦同其未婚兄弟姐妹所組成的家庭。 4.旁系家庭又稱為聯合家庭，是核心家庭的水平式擴大。是指家庭中至少有兩對或兩對以上同代夫婦及其未婚子女組成的家庭，包括父母同幾對已婚子女及孫子女構成的家庭，兩對以上已婚兄弟姐妹所組成的家庭等。
其他的家庭類型	1.例如單身家庭、重組家庭、未婚同居家庭、無子女家庭等。 2.因為這些特殊家庭數目相對較少，一般列為其他類型的家庭，但目前有增加的趨勢。其他家庭由於其家庭結構的特殊性，有可能發生或誘發各種健康問題，所以，社區護理工作應加以重視。

＋ 知識補充站

1.家庭的結構：家庭結構是指家庭成員的構成狀況及各成員之間的相互關係，分為外部結構和內部結構。家庭結構影響著家庭相互關係、家庭資源、家庭功能及家庭健康等。

2.家庭的外部結構：家庭的外部結構是指人口結構，即家庭的類型。目前，家庭的分類方法各不相同，一般常用核心家庭、延伸家庭和其他家庭的分類方法。

4-2 家庭的內部結構

　　家庭的內部結構是指家庭成員之間的互動功能和互動關係，呈現爲家庭中的權力結構、家庭角色、溝通類型和價值觀四個層面。

1. 權力結構：家庭的權力結構是指一個家庭成員影響其他成員的能力。權力影響家庭的決策。家庭權力分爲傳統權威型、工具權威型、分享權威型和情感權威型四種類型。

   (1) 傳統權威型：這種權威來自傳統文化，例如國內一般認爲父親爲一家之長，其權威大家都認可，而且不計較其社會地位、職業、收入、健康、能力等。

   (2) 工具權威型：這種權威來自於經濟能力，誰掌握經濟大權，誰能賺錢養家，誰就具有權威性。

   (3) 分享權威型：這種權威來自於家庭成員權力的平等性。在做決策時，家庭成員平等協商，共同商討，整個決策過程民主程度較高，每個人的能力與興趣都得到尊重。這是現代社會所推崇的，也是現代家庭所追求的。

   (4) 感情權威型：此種權威來自於在家庭感情生活中發揮決定功能的家庭成員。例如 「妻管炎」、「小皇帝」現象等。家庭權力結構並不是固定不變的，它會隨著家庭週期階段的改變、家庭變故、社會價值觀的變遷等家庭內、外因素的變化而轉化爲另一種家庭權力結構的型式。家庭權力結構將影響著家庭健康衛生決策，社區護理人員應做充分的評估。

2. 角色關係：是指家庭成員在家庭中的特定身分，代表著家庭成員在家庭中應執行的功能，同時反映家庭成員在家庭中的相對位置和與其他成員之間的互動關係。家庭角色隨著社會變化、家庭的教育程度、文化宗教等因素的變化而變化。例如傳統中母親操持家務，父親賺錢養家的角色行爲，現在正在由許多家庭的父母共同承擔。家庭角色功能的優劣是影響 家庭功能的重要因素之一。一個健康的家庭，其角色功能表現爲：(1)家庭對某一角色的期望是一致的。(2)各個家庭成員都能適應自己的角色模式。(3)家庭的角色模式符合社會的規範，能被社會接受。(4)家庭成員的角色能滿足成員的心理需求：即家庭成員願意扮演自己的角色。(5)家庭角色具有相當程度的彈性：即在必要時發生角色轉換，承擔不同的角色。這是家庭對壓力的適應能力增加，是家庭功能良好的表現。

小博士解說

家庭的功能

　　家庭是人和社會的主要連接點，具有滿足家庭成員生理、心理、社會基本需求的功能。隨著社會的發展，有些功能減弱甚至消失（例如生產功能），有些則強化（例如社會功能）。

家庭功能的幾個層面

滿足情感功能	家庭使各個家庭成員產生歸屬感，家庭成員之間互動親近，情感上彼此依賴，使每個成員都有相當程度的安全感，使情感需求得到滿足。
協助社會化功能	1.家庭可以提供社會教育，協助子女完成社會化的行程；依照社會的規範約束家庭成員的語言和行為。 2.社會也提供家庭法規上的保障，例如承認夫妻的合法性、保障婚姻關係、維護家庭利益，使家庭功能在社會環境中得到發展。
生殖功能和性需求的功能	家庭功能有下列幾個層面：生養子女，培養下一代，是家庭特有的功能，同時家庭滿足人對性的需求，並具有調節和控制性行為的功能。
提供經濟的功能	提供家庭成員的經濟資源，滿足家庭成員衣、食、住、行、育、樂等各層面的需求。
提供健康照顧功能	保護家庭成員的健康，並在家庭成員患病時提供各種戰勝疾病、恢復健康有關的協助和支持。

＋知識補充站

溝通的類型

1. 家庭溝通是家庭成員之間資訊交換、感情溝通和行為調控的有效方式，也是維持家庭正常功能的重要途徑。根據溝通內容是否與感情有關，可以分為情感性溝通和機械性溝通。情感性溝通是指溝通內容與情感有關，機械性溝通是指溝通內容僅為傳遞普通資訊或與家居活動的動作有關。
2. 根據溝通時表達資訊的清晰程度，可以分為清晰性溝通與模糊性溝通。根據溝通時資訊是否直接指向實際的接受者，可以分為直接溝通與間接溝通。家庭溝通有助於了解家庭的功能。例如家庭功能不良容易發生情感性溝通障礙；家庭功能嚴重障礙時家庭成員之間的機械性溝通也難以進行；模糊性溝通在家庭功能不良的家庭中更易於發生。

4-3 家庭生活週期及家庭面臨的發展任務

　　從家庭的建立到家庭中一方配偶或雙方配偶死亡的整個過程中，家庭要經歷不同的發展階段，每一個階段家庭具有不同的結構和功能，不同的角色和責任，不同的健康需求。在社區護理中，社區護理人員應根據家庭變化的規律，強調家庭不同階段的特點，妥善處理家庭健康問題，提供預防性的家庭健康護理，以便使家庭順利地通過各階段並健康發展。

1. 家庭生活週期及其發展任務：家庭生活週期是指人們經歷的從結婚、生產、養兒育女到老年的各個階段連續的過程。杜瓦爾的家庭生活週期是目前應用最為廣泛的家庭發展模式，共分為8個階段，每一個階段都有不同的發展任務。

   (1) 新婚期家庭：家庭在新婚期的主要發展任務為雙方互動適應及溝通，建立雙方滿意的關係，性生活協調及計劃生育。

   (2) 嬰幼兒期家庭：有嬰幼兒的家庭的主要發展任務為適應父母角色，產後的恢復，承擔經濟和照顧孩子的壓力。

   (3) 學齡前兒童家庭：有學齡前兒童的家庭的發展任務是撫育孩子，協助兒童適應與父母的分離，注意兒童的身心發展。

   (4) 學齡期兒童家庭：有學齡期兒童的家庭，其主要任務是教育孩子，使孩子逐漸適應上學與社會化。

   (5) 青少年期子女家庭：有青少年期子女的家庭，注意青少年的教養與溝通，青少年的性教育及與異性的交往等。

   (6) 青年期子女家庭：有青年期子女的家庭，應把孩子從家庭釋放到社會，繼續為其提供支持，父母與孩子關係為成人關係，父母逐漸感到孤獨。

   (7) 空巢期家庭：在子女長大成人，逐漸離開家庭之後，恢復了只有夫妻倆人的生活，重新適應婚姻關係，開始計畫退休後生活。

   (8) 老化期家庭：老化期家庭，經濟及生活依賴性高，面臨各種老年疾病，適應和因應多種的喪失，例如退休、喪偶、死亡等。

　　杜瓦爾的模式為研究家庭發展過程提供了一個周密、邏輯的方法。但並不是所有的家庭都經過上述八個階段，例如由於某些原因家庭發生變故或子女婚後未離開家等等情況，因而此模式不能完全代表現代的所有家庭。但是社區護理人員透過了解和確定服務對象家庭所處的發展階段，並評估該發展階段有關發展所需求的知識以及這些需求的程度，提供適合家庭的健康諮詢和健康教育，提高生活週期的調適性，協助解決家庭發展過程中遇到的各種問題。儘管如此，了解家庭生活週期及其發展任務，有助於社區護理人員

不同生活週期家庭的健康與護理

新婚期家庭的健康與護理	新婚期的預防性健康護理工作應該從婚前檢查開始，提供性生活知識教育和有關遺傳性疾病的諮詢，介紹有關家庭與健康的關係，讓他們了解新家庭的建立要有一個適應過程，引導新婚夫婦進入家庭保健系統。創造條件，使新婚夫妻雙方主動地了解和理解對方，在新家庭的基礎上建立起新的生活習慣，做好這一時期的心理適應。在考量和處理問題時，要想到夫妻雙方、雙方原有的家庭和人際關係以及社會因素，以促進新婚夫妻順利地渡過這段既甜蜜又充滿衝突的新婚期，確保新婚期的夫妻雙方身心健康。
嬰幼兒期家庭的健康與護理	指導年輕父母儘快進入角色，指導產婦產後身體健康的恢復、營養調節和適當的休息，鼓勵年輕母親積極主動地學習育兒知識，提高自身的育兒能力。例如預防接種內容及時間，有規律的營養評估，正確的餵養及飲食護理方法。指導父母善於觀察和維護嬰兒的正常身體、心理發育，積極的利用各種感官刺激來開發嬰兒的認知發展，指導年輕父親努力分擔家庭的負擔，例如在經濟、工作、感情上都要積極地付出。使得年輕父母很快建立和適應新的生活模式，為健康的家庭打好基礎。
學齡前兒童家庭的健康與護理	重點應放在意外傷害和感染性疾病等常見的健康問題和疾病的健康管理。如安全教育和感染性疾病的預防方法，指導父母注意培養兒童健康的生活習慣，在調節飲食營養的同時，創造安全的家庭及社會環境。指導父母要為兒童提供必要的遊戲和學習方式，開發兒童智力，同時為兒童創造良好的模範角色，形成父母與孩子這一健康的家庭三角形，有利於家庭健康的發展。
學齡期兒童家庭的健康與護理	學齡期的兒童，開始走向社會，在認知領域和思想感情上都向社會化發展，與家庭之外人員的聯繫變得多而廣泛。因此，此期家庭的父母一方面要注意兒童的心理和身體的健康發展，另一方面要接受他們的變化並努力做好家庭與學校的有效聯絡，互動配合。
青少年期家庭的健康與護理	青少年時期，不僅進入性的成熟階段，也開始追求自我認同和獨立自主。此期的家庭及家庭成員最容易出現身體、心理和精神層面的健康問題。所以對青少年家庭的健康管理要從心理層面著手，做到心理、生理、身體三方面的健康管理互動整合。
青年期家庭的健康與護理	進入青年期的子女開始離開家庭。由於子女與父母分離可能給雙方造成心理、感情上的衝擊與震盪，因此社區護理人員引導家庭成員積極地面對現實，努力適應新的家庭模式，培養良好的心身保健習慣，防止與心理、行為密切相關的某些慢性疾病的發生。
空巢期家庭的健康與護理	空巢期家庭，開始進入老化過程，家庭成員在生理上開始出現身體老化，女性在進入更年期之後，生理變化則更為明顯。因此，空巢期家庭的健康管理在做好心理保健基礎上，重點做好高血壓、冠心病、惡性腫瘤、骨質疏鬆等老年性疾病的三級預防工作。
老化期家庭的健康與護理	老化期的家庭成員面臨著生理上的老化和社會角色上的變化，面臨著退休、疾病、依賴、孤獨等問題。生理上易於出現某些老年性疾病，例如心、腦血管疾病、視力、聽力退化性疾病、代謝紊亂性疾病等。社區護理人員應積極開展疾病的預防和護理，鼓勵家庭成員積極而主動地參與社會的各種活動。同時，提醒子女對父母雙親給予更多的關心和照顧。家庭護理應遵循家庭週期發展規律，將重點放在家庭和家庭的每一個成員的健康上，強調家庭的每一個成員與整個家庭的相關性。從整體式護理的觀念起始，為家庭和家庭成員提供綜合性的護理。

4-4 家庭健康護理特點和主要工作內容

家庭健康護理是指為了促進家庭及其成員達到最高的水準健康，以家庭為單位所做的護理實務活動。

（一）家庭健康護理的目的與原則

1. 家庭健康護理的目的：
   (1) 協助家庭發現健康問題：社區護理人員深入社區家庭，運用訪視的技巧、敏銳的觀察力、熟練的溝通技巧，作深入的家庭評估，了解家庭的環境、家庭結構與功能、成員的身心健康狀況及家庭實際的健康行為，發現家庭健康問題並協助家庭解決。
   (2) 協助家庭實行保健：在家庭評估之後，確定家庭的健康問題，也找出影響家庭實施保健的障礙，利用家庭的資源與社區資源，提高家庭對自己的健康負責的意願與行為。
   (3) 協助家庭成員獲得身心健康：社區護理人員應與家庭成員共同計畫，執行護理措施充分利用資源，依序解決家庭的健康問題，使家庭成員獲得身心健康。

（二）健康家庭的特點

1. 家庭健康的概念：家庭是影響個人健康的環境，家庭健康是民眾和社區健康的基礎。不同學科和學者從不同的角度去認識和了解家庭健康。目前，還沒有一個統一的家庭健康定義。護理專家Friedman認為家庭健康指家庭運作有效，是家庭存在、變化、團結和個性化的動態平衡。Neumann認為家庭健康是指家庭系統在生理、心理、社會文化及精神層面的一種完好的、動態變化的穩定狀態。總之，家庭健康不等於家庭成員沒有疾病，而是一種複雜的各層面健全的動態平衡狀態。該狀態受家庭成員的知識、態度、價值、行為、任務、角色，以及家庭結構類型、溝通、權力等因素的綜合影響。
2. 健康家庭應具備的條件：一般認為，一個健康的家庭必須具備下列5個特徵：
   (1)良好的交流氛圍：健康家庭中的成員能彼此分享感覺、理想，互動關心，能使用語言或非語言的方式來促進互動之間的了解，並能化解衝突。(2)增進家庭成員的發展：健康家庭給予各個成員有足夠的自由空間和情感支持，使成員有成長的機會，並能夠隨著家庭的改變而調整角色和職務分配。(3)能積極地面對矛盾及解決問題：當面對問題時，健康家庭會主動承擔各種責任，並尋求方法積極解決問題。遇到有解決不了的問題時，不迴避矛盾並尋求外援協助。(4)有健康的居住環境及生活方式：健康家庭能為成員提供安全和衛生的生活環境，能認識到家庭內的安全、營養、運動、閒暇等對每位成員的重要性。(5)與社區保持聯絡：健康家庭能有規律地參加各種活動，不脫離社會，充分運用社會網路，利用社區資源滿足家庭成員的需求。

社區護理人員在家庭健康護理中的功能

建立良好的人際關係	良好的人際關係是執行家庭護理的前提，社區護理人員應尊重家庭成員的想法、行為及隱私權，根據家庭的需求與家庭成員的共識，從而建立雙方信任的專業人際關係，以便於護理活動的進行。
提供家庭醫療照護	社區護理人員在確認家庭健康的問題後，耐心勸導病人早期接受治療，並計畫安排病人的就醫，提供家屬對疾病進行照護的知識與技能訓練等，使家庭獲得妥善完整的醫療服務，促進疾病的痊癒，維持與增進家庭的健康。
協助家庭成員有關心理及社會的適應	社區護理人員根據家庭每一個發展階段家庭成員的不同社會心理需求提供相關的協助，使家庭中每一位成員具有健康的心理與良好的社會適應能力，以獲得真正的健康。
協助家庭成員建立健康的環境與生活	社區護理人員應了解家庭成員的健康信念與健康行為，與家庭成員交換意見，提供所需求的衛生宣導，按照家庭現有的設備與經濟能力改善生活環境與生活方式，使各個年齡層次的家庭成員都能獲得安全與便利的生長與生活環境。
協助家庭運用資源	社區護理人員協助家庭充分利用包括家庭本身的有利條件、支援性團體、社會福利機構等資源並發揮其潛能，以解決家庭健康問題。

✛ 知識補充站

價值觀

　　價值觀是家庭判斷是非的標準，是指家庭成員在共同的文化背景下一起形成的認識觀、價值觀。家庭價值觀決定著家庭成員的行為方式及對外界干預的反應性。例如家庭對健康的態度和信念直接影響家庭成員對疾病的認識、就醫行為、遵從醫囑行為和健康促進行為。社區護理人員透過了解家庭的價值觀和健康觀，判斷家庭問題在其家庭中的影響程度。

4-5 家庭健康護理程序（一）

護理程序是護士從事家庭護理的工作方法，並指導護士的護理活動。家庭護理程序是在家庭護理理論的指導下評估家庭、提出家庭護理診斷、制訂家庭護理計畫並執行計畫，評估護理的效果，從而達到協助解決家庭健康問題，維持和促進家庭健康的目的。

（一）家庭評估

在家庭護理中，「評估」是一個持續性和反覆進行的流程。家庭評估流程就是家庭護理資料的收集流程，其重點在於確認家庭存在的健康問題和解決這些問題的優勢。家庭評估模式及其相關的評估表是家庭評估的理論依據和工具，護士應根據家庭的實際情況和需要來篩選適當的家庭護理評估模式和相關的評估表。運用家庭評估，社區護理人員可以了解家庭所關心的健康問題，增加對家庭正面的健康活動的認知，提昇對家庭組織結構和家庭運作情況的了解，確認家庭的需求，為護理人員與家庭合作提供機會，並把家庭介紹到其他專業或部門，協助家庭增強促進自身健康的責任感，明確家庭的健康狀況。

家庭護理資料的收集是從提出家庭健康問題開始的。家庭健康問題首先是由家庭、醫師、學校保健護理人員或涉及社會問題的個人或家庭的個案研究者所提出，並建議家庭尋求家庭護理人員的協助。但他們提出的問題通常並不是家庭實際的健康問題或主要問題，而只是家庭健康問題的現象。家庭護理人員接到家庭、醫師等提出的家庭護理建議之後，就應著手對家庭加以評估。評估主要透過家庭訪談來進行。

（二）家庭結構圖和家庭社會關係圖

家庭結構圖和家庭社會關係圖是家庭評估的基本部分。其功能是直覺、整合、簡單地展示家庭結構、關係、家族史和家庭成員健康狀況等資訊，指導家庭護理實務。論採用哪一種家庭評估模式和評估表，都應繪製家庭結構圖和家庭社會關係圖。

1. 家庭結構圖是以家譜的型式展示家庭成員及其互動的關係，同時也為護理活動提供家庭的歷史和健康資訊。每一個家庭成員的姓名、年齡、出生期、職業、健康問題、死因、結婚、離婚、分居時間、同居與再婚時間、受教育程度等可以根據需求在圖上表示出來，見右圖所示。

2. 家庭社會關係圖：家庭社會關係圖是家庭情況的概況，它包含了有關家庭及其社區情況的資訊，反映了家庭成員之間及成員與社區組織和他人之間的關係，協助護理人員較為完整、整體地認識家庭的基本情況。家庭社會關係圖由一個大圓和其周圍的數個小圓組成家庭護理的特定對象和他的家庭以其在家庭結構示意圖中的型式位於大圓中，與各個家庭成員發生互動功能的人及組織位於小圓中家庭成員與其他個人、族群和組織的關係及能量流向由不同的連線表示，見右圖。

家庭結構圖範例（ 張軍民家庭結構圖）

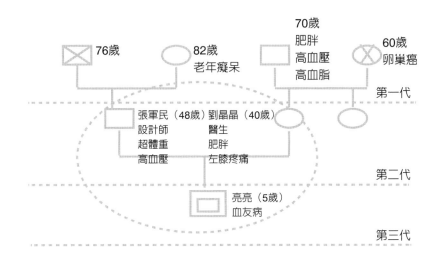

家庭社會關係圖範例

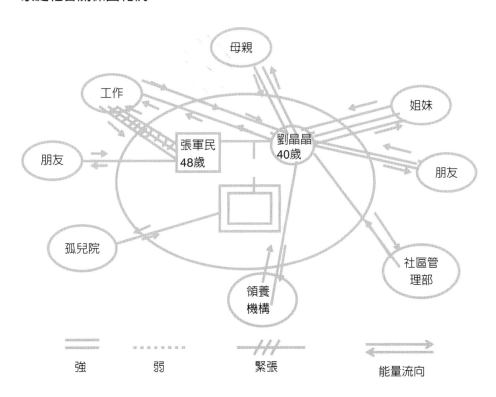

4-6 家庭健康護理程序（二）

（三）家庭護理診斷

　　家庭護理診斷是對收集的資料加以分析判斷，確定家庭的主要健康問題，並根據主要健康問題提出護理診斷。在分析和診斷流程中，護理人員應該判斷哪些問題需求並能通過護理干預解決；哪些問題需求其他專業人員解決；哪些問題家庭能夠自己解決。根據護理干預能解決的健康問題，提出護理診斷。家庭護理診斷分為三類：家庭問題、家庭需求和家庭潛能。護理診斷的陳述方式為問題加相關原因，原因分為主觀和客觀兩種。在護理診斷提出之後，社區護理人員還要從整體的角度預測家庭健康問題的結果和護理干預的成功點，使護理的目的更明確。預測主要有下列幾種方式：

　　(1) 預防潛在的問題；

　　(2) 減輕問題；

　　(3) 穩定問題（防止問題的惡化）；

　　(4) 消除問題（解決問題）：護理診斷和預測指導制訂家庭護理計畫。

　　另外，還需判斷問題的嚴重性，並根據問題的嚴重程度，按照由重到輕，由急到緩的原則將護理診斷排序。對家庭威脅最大、後果嚴重、家庭急待解決的健康問題排在第一位，並立即擬訂計畫，優先解決，其他問題依次解決。

（四）家庭護理計畫

　　家庭護理計畫的制訂應以家庭護理診斷和預測為根據，整合家庭日常生活情況，充分發揮家庭資源優勢解決健康問題。家庭護理計畫包括建立目標（短期目標和長期目標）、擬訂護理措施、建立評估標準和評估方法。家庭資源不足要影響護理計畫的執行，在制訂家庭護理計畫時應考慮在內。在制訂計畫的流程中，最重要的一點是護理人員必須認識到家庭有權作出自己的健康決定，護理人員的功能是為家庭提供指導、資訊和輔助家庭完成計畫。同時，護理人員還要協助家庭決定誰在家庭護理流程中做什麼。因此，護理人員應該和家庭成員一起制訂家庭護理計畫，讓每一位家庭成員都參與計畫的制訂。護理計畫要確保家庭成員參與家庭護理活動，參與對自己的照顧和護理。制訂計畫時，社區護理人員應尊重家庭自身的健康權利，增加家庭成員的自主性和自尊，並與家庭成員或協助每位家庭成員就每一項措施達成一致意見。

家庭護理評估

家庭護理評估橫跨於整個家庭護理的流程	在評估階段，評估所收集的資料是否完整，是否有利於確定家庭主要的健康問題。在護理診斷階段，評估是否圍繞家庭健康的主要問題提出護理診斷，護理預測是否切合實際，家庭成員對護理診斷和預測的反應是什麼。在計畫階段，評估是否充分考慮到家庭的資源優勢來制訂家庭護理計畫，家庭成員是否都贊成制定的護理計畫。 在執行流程中，運用評估標準衡量家庭護理的結果。另外，還應對家庭護理計畫執行是否順利，並對阻礙家庭護理計畫執行的因素進行評估。如果家庭護理計畫執行不順利，護理人員應和家庭一起討論確定影響護理計畫執行的因素，並採取措施來消除障礙。
包括形成性評估和歸納性評	形成性評估是對護理流程的評估，根據評估的結果，修改和補充護理診斷、護理計畫和評估標準。例如在評估護理措施時，護理人員可以運用下列問題加以評估： 1.護理措施是增強了家庭及其成員的獨立性還是依賴性？家庭及其成員目前的資訊和技能水準是否與護理措施的要求一致？ 2.護理活動是削弱了還是加強了家庭應對能力？ 3.家庭及其成員是否有足夠的決心和動力來完成護理計畫？ 4.家庭是否有足夠的資源來落實護理計畫？ 總結性評估是評估家庭在接受護理干預之後的結果：是否達到了預期的效果，根據歸納性評估的結果決定是否結束家庭護理。
家庭護理的結束	指護理人員與家庭的夥伴關係的暫時解除，護理人員退出家庭系統。護理人員與家庭的夥伴關係的解除應該寫入家庭護理計畫中，目的是要讓家庭事先了解在什麼情況下護理人員應該結束對家庭的護理，以使家庭作好充分的準備，適應護理人員撤除對家庭的照顧和護理，家庭也能在其中獲得更大的收益。護理人員應該相信家庭能取得預期的結果。 在結束階段，護理人員可減少家庭訪視的頻率，也可對家庭發出追蹤的邀請，並給家庭一些建議。護理人員應該和家庭一起召開總結性評估會，在會上，護理人員與家庭正式結束他們之間的關係。護理人員也可提前結束與家庭的關係，但必須說明提前結束的原因。家庭也可作出解除與護理人員合作的要求。無論護理人員與家庭的夥伴關係是怎樣結束的，家庭護理的結束流程都是家庭護理程序的一部分，這是與一般護理程序的區別。

4-7 家庭健康護理的基本概念

　　家庭健康護理是以家庭為單位的整體護理模式，是護理人員與家庭一起解決家庭問題的流程。家庭是社區的基本單位，也是社區護理的基本單位，家庭與其成員的健康關係密切，為個人的重要支援系統，為開展衛生保健的主要資源。波浪效應與病例發現為提供家庭護理的原因之一，其更能清楚地觀察和了解個人所處的家庭護理之原因。

（一）家庭的定義

　　1.家庭是指具有血緣、婚姻和收養關係等穩定關係的兩個或更多的人所組成的小團體，婚姻是家庭的基礎。2.家庭成員彼此溝通和互動，並扮演家庭中的角色，例如父、母、子、女等。3.家庭成員一般居住在一起。4.家庭成員彼此分享同一種文化及某些家庭的獨有特色。

（二）家庭的結構

　　1.家庭的內部結構：家庭的內部結構即家庭成員之間的互動和關係家庭角色結構。家庭的內部結構分為權利結構（傳統權威型、情況權威型、分享權威型與情感權威型）、溝通方式與價值系統。2.家庭的外部結構（家庭類型）：家庭的外部結構意指人口的架構。

（三）家庭的類型

　　家庭的類型分為核心家庭（nuclear family）、直系家庭（extended family）、聯合家庭（旁系家庭）與其他類型的家庭。1.核心家庭：核心家庭是指由父親、母親以及未婚子女（包括領養的子女）所組成的兩代家庭，亦稱為夫婦家庭。雙人核心家庭是指沒有孩子的合法結婚夫婦，為單薪或雙薪。家庭可能是從未有孩子，或孩子已經長大獨立離家。2.直系家庭（三代同堂家庭）：直系家庭也稱為主幹家庭，是由一對已婚子女與其父母（包括單親）未婚子女或未婚兄弟姐妹所構成的家庭。3.旁系家庭：家庭中至少有兩對或兩對以上同代夫婦或其未婚子女所組成的家庭。4.其他類型的家庭：包含單親家庭（single-parent family）與重組家庭（reconstituted family）等。5.雙薪家庭：家庭中夫婦二人均從事有薪俸的職業。

（四）廣義的家庭

　　家庭是一種重要的社會關係，它有一個或多種有密切血緣、婚姻或朋友關係的個人所組成，其中包括典型的核心家庭、繼父母家庭、單親父母及其子女、以及同居者。

（五）家庭的功能

　　1.情感的功能：「家是溫馨的避風港」。2.社會化的功能：社會化是指一個人透過學習團體文化，學習承擔社會的角色，把自己與團體整合的流程。孩子整合的場所主要是家庭。家庭將一個生物人社會轉化成一個社會人。孩子在家中學會語言，學會了解正確與錯誤，了解態度、行為與界限等等。3.生殖與養育的功能：生育、撫養（父母對未成年子女與夫妻之間）與贍養（子女對年老的父母）。4.經濟的功能：提供和分配物資，供給成員的衣食住行。5.家庭保護的功能：提供精神和物質支援來保證健康，在患病時，對疾病恢復的支援。

家庭的結構

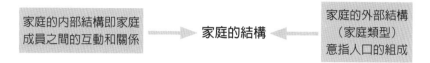

核心家庭組成

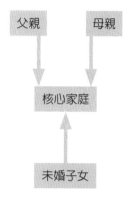

✚ 知識補充站

　1. 家庭護理程序的步驟：
　　(1)評估：
　　　(a)家庭評估：家庭的結構、功能、環境、背景等。
　　　(b)家庭成員的評估：心理、社會、身體等。
　　(2)診斷：確認家庭及個人的健康問題。
　2.護理計畫：制定目標、決定優先的順序、尋找資源、確認可運用的方法、篩選護理的措施
　　（執行護理計畫）與護理評估（評估計畫執行情況，進入下一個護理程序）。

4-8 家庭護理的內容

（一）家庭的生活週期
　　1.家庭週期：家庭週期爲家庭由誕生到成熟最後衰老死亡的循環週期；2.家庭的發展任務：家庭的發展任務是指家庭在各個發展階段所面臨而普遍出現的、正常變化所導致的與家庭健康有關的問題。

（二）家庭的發展階段
　　家庭的發展階段爲由新婚期、生產期、學齡前、學齡期、青少年期（第一個孩子13歲至獨立時的家庭）、年輕人、獨立期（第一個孩子獨立至最後一個孩子獨立離開家的家庭）、中年期（最後一個孩子獨立離開家至夫妻中有一人退休，約歷經15年時間）至老年期（夫妻退休至死亡期間的家庭，約歷經10-15年時間）。此模式建立在核心家庭的基礎上，有助於評估家庭所處發展階段。

（三）家庭健康護理
　　家庭健康護理是以家庭爲服務對象的整體護理模式，以家庭護理理論爲指導方針，以護理程序爲工作方法，護理人員與家庭的共同參與，一起解決家庭問題與確保家庭健康的一系列護理活動與流程。
　　家庭護理的目的是維持和促進家庭健康，家庭護理的焦點爲家庭健康。

（四）家庭護理的內容
　　1.家庭各個成員的健康2.家庭成員之間的互動關係：溝通、交流感情，適應改變之後的角色與家庭內的工作分工等。3.家庭整體的健康與社會之間的關係：家庭與社會的溝通。

（五）健康家庭
　　健康家庭是指家庭中每一個成員都能感受到家庭的凝聚力，能夠提供滿足身心健康需求的內部和外部資源的家庭。
　　1.家庭健康（family health）的理念：家庭健康是家庭整體的健康，並不等價於家庭成員沒有疾病，也不等價於每一個家庭成員健康的總和，它是受到各種因素的綜合影響，是一種複雜而各層面健全的動態平衡。其狀態爲家庭健全而有能力。2.健康家庭的特色：有良好的交流氛圍、能夠促進家庭成員的發展、能夠積極地面對衝突和解決問題，有健康的居住環境和生活方式，能與社區保持聯絡。

（六）社區護理人員在家庭健康護理的功能
　　1.向家庭中的病人提供醫療及護理服務2.協助家庭成員心理適應和社會適應 3.協助家庭成員改善和建構有利於健康的環境和生活4.協助家庭利用健康資源

（七）家庭健康護理
　　家庭健康護理是以家庭護理的相關理論爲基礎，以護理家庭護理程序爲工作方法，主要的工作方式爲家庭訪視。
　　1.家庭護理程序：評估的方法（家庭訪視；工具；內容）、診斷、計畫、執行與
　　　評估。
　　2.居家護理的基本型式：家庭病床。

家庭的發展階段

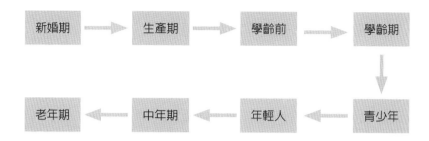

家庭的生活週期

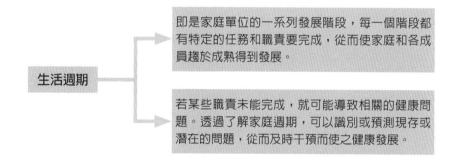

家庭的資源

　　家庭為了維持基本功能、應付壓力事件或危機狀態所必需的物質和精神支持。當資源小於壓力時，就會發生危機。一般而言，家庭資源分為內部資源和外部資源。

內部資源	經濟支持（家庭對成員的錢、物的支持），精神支持（精神上的關懷慰藉），醫療處置，資訊支援（提出危機或問題的解決辦法）。
外部資源	社會資源（政府的福利支持等），經濟資源（穩定的經濟來源），文化資源（戲劇、音樂、電影、圖書館等），教育資源（學校、訓練班等），宗教資源（宗教信仰或相同信仰團體），醫療資源（易於接近、易於獲得、易於利用）。

✚ 知識補充站

健康家庭

　　健康家庭是指家庭中每一個成員都能感受到家庭的凝聚力，能夠提供滿足身心健康需求的內部和外部資源的家庭。

4-9 家庭健康護理的相關理論和應用（一）

（一）家庭健康護理的相關理論和應用

1. 家庭系統理論：(1)家庭是由其家庭成員所形成的一個系統。(2)家庭受到各個成員之間互動關係的影響，同時也受到其周邊環境的影響而不斷地變化。(3)主要用於在家庭關係出現問題時，判斷在哪一個步驟出現了什麼問題。

2. 家庭壓力理論：
   當家庭出現危機時，護理人員要掌握的是危機的哪一個階段，篩選適當的援助方法，挖掘潛力，促進家庭的因應能力。

3. 家庭成長發展理論：(1)每一個家庭都有其發展的流程，在發展的不同階段有其不同的發展任務。(2)在發展受到障礙時，家庭成員會出現苦惱和心理症狀，此時要盡可能豐富其家庭生活和促進家庭的發展。

4. 家庭互動理論：
   強調家庭的內部結構、功能等動態變化對家庭健康的影響。

（二）家庭健康的護理程序（family nursing process）

家庭健康的護理程序為評估、診斷、計畫、執行、評估與結束家庭的關係。

1. 家庭護理的模式：家庭評估干預模式及家庭系統刺激來源－優勢評估表，與Friedman家庭評估模式。
   (1)家庭系統的刺激來源：優勢評估表：
   - 家庭系統的刺激來源（綜合性的）
   - 家庭系統的刺激來源（具體的）
   - 家庭系統的優勢
   (2)Friedman家庭評估模式：
   - 來源與結構－功能架構、發展理論和系統理論。
   - 從整體的角度來評估家庭，把家庭視為一個整體與社會的一部分。
   - 其重點是家庭結構和功能，以及家庭和其他社會系統之間的關係。

（三）家庭健康的評估內容

1. 家庭的一般性資料。
2. 家庭中患病成員的狀況。
3. 家庭的發展階段和目前家庭的發展任務。
4. 家庭的結構。
5. 家庭的功能。
6. 家庭與社會的關係。
7. 家庭因應的措施與處理問題的能力。

家庭健康護理程序（family nursing process）

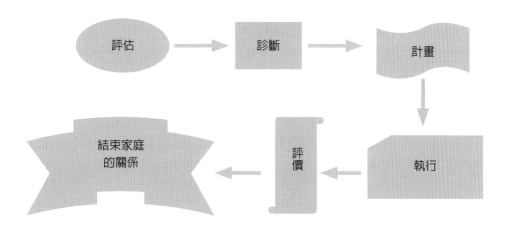

家庭評估干預模式及家庭系統刺激來源：優勢評估表

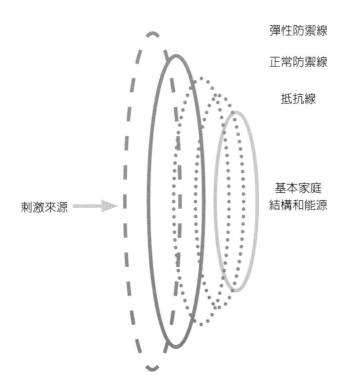

4-10 家庭健康護理的相關理論和應用（一）

（三）家庭健康的評估內容（續）

1. 家庭的一般性資料
   家庭的類型和家庭的地址：
   - 家庭成員的職業
   - 家庭成員的健康狀況
   - 家庭的健康管理狀況
   - 家庭成員的生活習慣和生活時間
   - 家庭經濟
   - 住宅環境
   - 社區環境
   - 家庭的文化背景、宗教信仰、社會階級
2. 家庭中患病成員的狀況：
   疾病的種類和日常生活受到影響的程度：
   - 預後狀況的推測
   - 日常生活的能力
   - 家庭角色的履行情況
   - 疾病所帶來的經濟負擔
3. 家庭目前的發展階段：
   - 目前家庭的發展任務
   - 家庭履行發展任務的情況
4. 家庭的結構：
   - 家庭的結構涵蓋家庭成員之間的關係、溝通與交流、原有的角色和變化之後的角色、家庭的權利分配、家庭與社會的交流與價值觀和信仰。
5. 家庭的功能：
   - 家庭的功能涵蓋家庭成員之間的情感、培養子女社會化的情況與家庭的自我保健行動。
6. 家庭與社會的關係：
   - 家庭與社會的關係涵蓋家庭與親屬、社區和社會的關係及家庭利用社會資源的能力。
7. 家庭因應的措施與處理問題的能力：
   - 家庭成員對健康問題的認知能力
   - 家庭成員之間情緒上的變化
   - 家庭戰勝疾病的決心
   - 因應健康問題的方式
   - 在生活上的調整
   - 對家庭成員健康狀況的影響
   - 經濟上的影響

家庭健康的評估內容

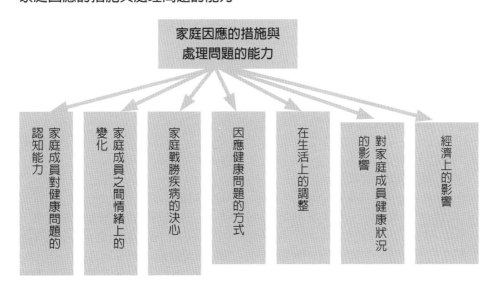

家庭因應的措施與處理問題的能力

＋知識補充站

　　家庭健康護理程序之一（評估）：(1)評估的基本方法：家庭訪視(2)概念：家庭訪視，簡稱家
訪，指的是為了維持和促進個人及家庭的健康，在服務對象家裡所進行的有目的的交往活動。
是社區護理人員了解、接觸社區居民健康狀況、對家庭做健康評估、開展社區護理的重要工
具。

4-11 家庭結構圖與家庭生態圖

（一）家庭結構圖（genograms）與家庭生態圖（Eco-Map）

1. 家庭結構圖是以家譜的型式展示家庭成員及其互動的關係，可以為護理活動提供家庭的歷史和健康資訊。家庭結構圖涵蓋家庭親密度與社會支持度。

2. 在1978年，Hartman發展出家庭社會關係圖（Eco-Map），是利用圖形說明個案與家庭與其外在系統之間的連結情形，即與周遭環境或資源之間的能量互動，並顯示其社會支持或資源利用的多寡。社區衛生護理人員可以利用Hartman的家庭生態圖（Eco-Map）來了解家庭運用社會資源（外在資源）常用的工具。

（二）評估的注意事項

1.從家庭成員中擷取有價值的資料2.正確地分析資料並做出判斷認識家庭的多樣性、避免過度主觀的判斷、隨時收集資料和修改計畫與充分地利用其他醫務工作人員所收集的資料。

（三）家庭護理診斷

1.確定家庭健康的問題:(1)分析健康問題之間的關係、建構家庭整體性的護理援助:有無患病成員，其給家庭帶來的變化，所處的發展階段，任務完成的情況。(2)根據問題的輕重程度，確定護理的需求及援助的項目。

（四）制定護理的目標

1.兼顧遠期目標與近期目標2.依據輕重緩急和難易程度來排序目標 3.篩選可行而符合實際的目標4.家庭成員的意願優先 5.要及時地修正計畫。

（五）家庭護理計畫

制定目標，決定優先的順序，尋找資來源，確認可供運用的方法與篩選護理措施。家庭護理計畫具有互動性、獨特性、實際性、意願性與合作性。

（六）家庭護理的執行

1.援助家庭成員、促進家庭成員之間的互動、與促進家庭和社會之間的關係、為家庭營造或指導家庭營造一個安全的溝通交流環境、介紹或強化有效的家庭交流方式、因應技巧和行為、指導家庭成員的行為與家庭的需求互相一致、健康教育、提供直接的照護、排除障礙、認識優勢，樹立信心與和諧的交流關係。

（七）評估的內容

1.目標的評估2.對護理對象的評估:對家庭成員援助的評估、促進家庭成員互動層面的評估與促進家庭與社會關係層面的評估3.對護理工作的評估

（八）影響評估的因素

資料的可取得性、可利用的資源、家庭期望的高低、家庭與護理人員的交往狀況與護理人員的態度。

（九）評估的結果

修改、繼續與解決問題。

評估的注意事項

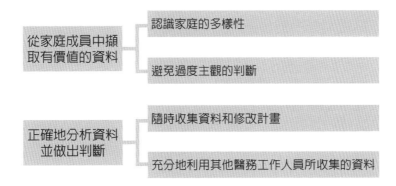

認識家庭的多樣性

從家庭成員中擷取有價值的資料

避免過度主觀的判斷

隨時收集資料和修改計畫

正確地分析資料並做出判斷

充分地利用其他醫務工作人員所收集的資料

評估的結果

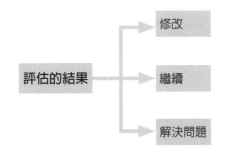

評估的結果 → 修改

評估的結果 → 繼續

評估的結果 → 解決問題

✛ 知識補充站

1. 家庭護理計畫：計畫內容包括何人、何時、提供何種援助、達到什麼目標：
   (1)建立假設。
   (2)確定援助目標：按照急緩、難易排序可行性與家庭成員意願，要及時修正。
   (3)制定具體計畫）。
2. 家庭健康護理的執行：
   (1)以家庭為主。
   (2)護理人員的功能是提供指導，在必要時給予協助：改善家庭內部的交流、改善家庭環境、促進家庭內外部資源的利用與提昇家庭的功能。
3. 家庭健康護理評估：
   (1)內容：整合護理診斷、護理計畫。
   (2)方法：(a)問卷：家庭系統刺激來源-優勢評估表與Friedman家庭評估模式。(b)觀察。

4-12 家庭健康的護理

（一）家庭護理程序的步驟
1. 評估：(1)家庭的評估：家庭的結構、功能、環境、背景等(2)家庭成員的評估：心理、社會與身體的狀況等
2. 診斷：確認家庭及個人的健康問題

（二）護理措施與護理評估
1.護理措施：執行護理計畫2.護理評估：先評估計畫執行的情況，在進入下一個護理程序。

（三）了解家庭的功能狀況：APGAR問卷調查
A-adaptation，適應；P-partnership，共處；G-growth，成長；A-affection，情感；R-resolve，解決。

（四）了解家庭的功能狀況：APGAR問卷調查（續）
1.A-適應：家庭在發生問題或面臨危機的時候，家庭成員對於內部、外部資來源的利用情形2.P-共處：指家庭成員對責任和權力的分配情形3.G-成長：指家庭成員互相支持而身心趨於成熟與自我實現的情形4.A-情感：家庭成員之間互相關愛的情形5.R-解決：家庭成員對於共享各種資來源的滿意情形

（五）家庭的環境
家庭的環境涵蓋住宅、生活環境及家庭與社區的關係。1.住宅：　(1)內容：種類、居住面積、朝向、家庭人口、個人的居住情況、衛生、溫度及光線等。住宅代表著家庭的經濟狀況、社會地位、成就等，也呈現出家庭的生活方式、文化背景及價值觀等(2)住宅評估可以了解家庭環境衛生、意外危險發生、以及家庭活動空間等情形2.生活的環境：(1)一層面是指環境設施，一層面是指社會階層、文化風俗與價值觀等。(2)評估內容包括：住宅位置、附近空氣、雜訊、居住密度、周邊的購物情況、文化設施、醫院的情況、對醫療資來源的利用情況、是否最近遷入等。(3)生活環境反映家庭環境的優劣，也影響家庭與社會的關係。3.家庭與社區的關係：(1)內容包括：是否參與社區的活動、與外界交流的情形、對社區資來源的利用情況、對社區提供服務的信賴程度、對社區的看法等(2)家庭與社區良好的關係，能夠充分地利用社會支援網路，在必要時能及時得到社區的資來源，也更容易回饋社會。

（六）家庭的健康
一個健康的家庭必須具備下列五大特色：1.良好的交流氛圍：成員之間能夠彼此分享感覺、理想，互動關係，並以語言及非語言的方式來化解衝突2.能夠增進家庭成員的發展：成員有足夠的自由空間、情感支持和發展機會3.能夠正面地面對衝突並解決問題：在面對問題時，家庭成員能夠主動地承擔責任，並尋求方法來積極地解決問題。4.有健康的居住環境及生活方式：能提供安全衛生的居住環境，認識到營養、運動、休閒等對家庭成員的重要性5.與社區保持密切的聯絡：能有規律地參加社區活動，建立良好的支援網路，充分利用社區的資來源來滿足家庭成員的需求。

家庭Apgar評分

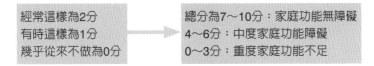

經常這樣為2分
有時這樣為1分
幾乎從來不做為0分

➡

總分為7～10分：家庭功能無障礙
4～6分：中度家庭功能障礙
0～3分：重度家庭功能不足

家庭護理程序的步驟

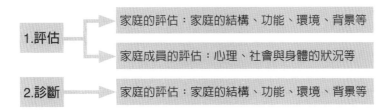

1.評估
➡ 家庭的評估：家庭的結構、功能、環境、背景等
➡ 家庭成員的評估：心理、社會與身體的狀況等

2.診斷 ➡ 家庭的評估：家庭的結構、功能、環境、背景等

了解家庭的功能狀況：APGAR問卷調查

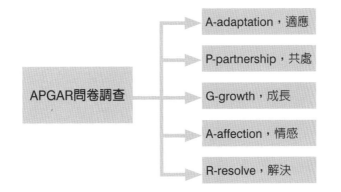

APGAR問卷調查
➡ A-adaptation，適應
➡ P-partnership，共處
➡ G-growth，成長
➡ A-affection，情感
➡ R-resolve，解決

一個健康的家庭必須具備的特色

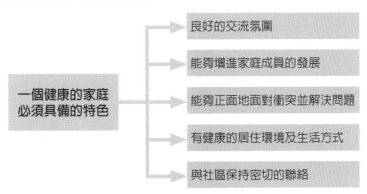

一個健康的家庭
必須具備的特色
➡ 良好的交流氛圍
➡ 能夠增進家庭成員的發展
➡ 能夠正面地面對衝突並解決問題
➡ 有健康的居住環境及生活方式
➡ 與社區保持密切的聯絡

4-13 家庭的結構與資源

（一）家庭的人口結構

可以使用表格將家庭人口的稱謂、姓名、性別、年齡、教育程度、職業、籍貫、宗教信仰等表示出來，並可以用家譜圖來表示家庭成員之間的關係。

（二）家庭的結構

1. 家庭結構的基本概念：家庭結構是指家庭組成的類型及各個成員之間的互動關係。主要包括人口結構和內在結構兩種。

2. 家庭的內在結構：(1)家庭權力結構的三種類型：‧傳統獨裁型：權力由傳統繼承而來‧工具權威型，又稱為情況權威型：權力會因為情況的變化而發生轉移，即誰賺錢養家，誰的權力就最大‧分享權威型：成員彼此商量，分享權威。每一個家庭可以多種權力結構並存，但不同的時期也可能會有所變化。Friedman指出「家庭內在結構」的四個基本要素為角色結構、溝通型態、權力結構、價值體系。

（三）如何評估家庭的權力結構

1.家庭的角色：家庭的角色是指在家庭中佔有特定位置的人所要求的行為。每一種角色都有一定的權利和責任要求。家庭中的每個人都要承擔一個以上的角色。在評估時要注意：是否有角色衝突、角色負荷過重或不足、角色模糊等角色適應不良的現象。2.溝通的類型：溝通是資訊的傳遞流程，是家庭關係建立的關鍵所在。要注意評估家庭的溝通方式：直接還是間接？開放式還是封閉式？以水平式為主還是垂直式為主？是否存在無效的溝通問題？是否採用公開與坦誠的溝通方式？等等。3.價值觀：價值觀是對某一種事物價值的認知，即認為什麼重要，什麼不重要。家庭的生活方式、教育方式、保健方式等都會受到家庭價值觀的影響。要注意評估家庭中認為最重要及次要的標準是什麼，對成員健康、及與健康相關的行為，例如吸菸與生活方式，持何種態度？

（四）家庭的生活週期

生活週期即是家庭單位的一系列發展階段，每一個階段都有特定的任務和職責虛要完成，從而使家庭和各個成員能夠趨於成熟。例如若某些職責未能完成，就可能導致相關的健康問題。了解家庭週期，可以識別或預測現存或潛在的問題，從而及時加以干預，而使之健康發展。

（五）家庭的資源

家庭為了維持基本的功能、應付壓力的事件或危機的狀態所必需的物質和精神支援。當支援小於壓力時，就會發生危機。一般而言，家庭資源分為內部資源和外部資源兩種。1.家庭的內部資源：經濟的支援（家庭對成員的錢、物支援）、精神上的支援（精神上的關懷慰藉）、醫療的處置、資訊的支援（提出危機或問題的解決辦法）。「在浴室內加裝扶手」呈現在結構支持家庭的內在資源2.家庭的外部資源：社會資源（政府的福利支援等）、經濟資源（穩定的經濟來源）、文化資源（戲劇、音樂、電影、圖書館等）、教育資源（學校、訓練班等）、宗教資源（宗教信仰或相同的信仰團體）、醫療資源（易於接近、易於獲得、易於利用）。

家庭權力結構的三種類型

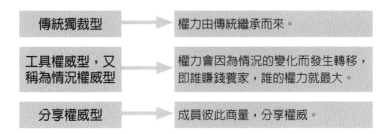

傳統獨裁型	權力由傳統繼承而來。
工具權威型,又稱為情況權威型	權力會因為情況的變化而發生轉移,即誰賺錢養家,誰的權力就最大。
分享權威型	成員彼此商量,分享權威。

如何評估家庭的權力結構

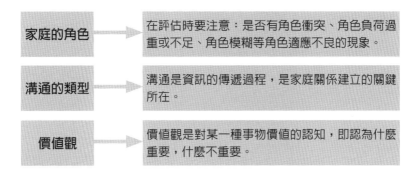

家庭的角色	在評估時要注意:是否有角色衝突、角色負荷過重或不足、角色模糊等角色適應不良的現象。
溝通的類型	溝通是資訊的傳遞過程,是家庭關係建立的關鍵所在。
價值觀	價值觀是對某一種事物價值的認知,即認為什麼重要,什麼不重要。

家庭的資源

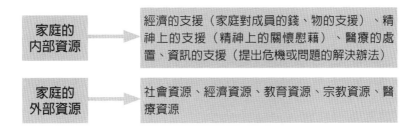

家庭的內部資源	經濟的支援(家庭對成員的錢、物的支援)、精神上的支援(精神上的關懷慰藉)、醫療的處置、資訊的支援(提出危機或問題的解決辦法)
家庭的外部資源	社會資源、經濟資源、教育資源、宗教資源、醫療資源

＋知識補充站

住家附近醫療資源充足屬於外部因應資源。

4-14 家庭健康護理程序之一：評估

（一）家庭的危機

1. 基本概念：造成家庭系統失衡的刺激性事件
2. 來源：(1)意外事件：例如天災、車禍等，無法預料，發生的機率最小、最爲單純。(2)家庭的發展：例如結婚、生子、喪偶等。可以預見。(3)家庭結構本身：根來源於家庭的內部結構，會反覆發作。例如酗酒的家庭、暴力家庭、反覆離婚的家庭等。

（二）家庭健康護理程序之一：評估

1. 評估的基本方法：家庭訪視。
2. 基本概念：家庭訪視，簡稱爲家訪，所指的是爲了維持和促進個人及家庭的健康，在服務的對象家中所做的有目的的交往活動。它是社區護理人員了解、接觸社區居民健康狀況、對家庭做健康評估、開展社區護理的重要工具。
3. 家庭訪視的類型：根據工作內容的不同，分爲四種類型：(1)預防性訪視：主用用於預防疾病、促進健康。例如婦女兒童保健和計畫免疫。(2)評估性訪視：對訪視對象的家庭加以評估。主要聚焦於有問題或危機的家庭。(3)持續照護性訪視：爲患者提供持續性的照護。多發生於慢性病、康復期、臨終患者的家庭。(4)急診性訪視：對臨時出現的問題或緊急情況給予處理。
4. 家庭訪視的準備：(1)篩選訪視的對象：影響人數的多少（傳染病，團體發病）、先急性，後慢性、先致死率較高者，後致死率較低者、有時間限制的優先與是否留下後遺症。(2)確定訪視的目標：了解訪視的家庭，制定訪視的目標(3)準備用品：基本的物品、根據訪視的對象所增設的訪視物品與家中可供利用的物品(4)聯絡訪視的家庭，安排訪視的路線。
5. 實際的訪視：(1)整合家庭的環境，提供聚焦性的護理(2)掌握訪視原則：所安排的時間不要超過20分鐘，最好與其他訪視合併處理；若超過兩小時，最好分成兩次。要注意安全、記錄與評估。
6. 家庭訪視最主要的目的：家庭護理的最終目標是在培養家庭能獨立解決健康問題，使家庭獲得最大可能的身心及社會健康，應有計畫性、漸進性地協助家庭發現並評估健康問題。

（三）家庭護理診斷

　　確定是否存在家庭的健康問題，有無患病成員，其給家庭所帶來的變化，所處的發展階段，任務完成的情況。根據問題的輕重程度，確定護理的需求及護理的項目。

（四）家庭護理計畫

　　家庭護理計畫的內容包括何人、何時、提供何種援助與達到什麼目標。家庭護理計畫的流程爲1.建立假設，2.確定援助的目標（依據輕重緩急、難易的排序、可行性與家庭成員的意願做及時的修正），3.制定具體的計畫。

家庭訪視的流程

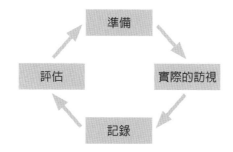

家庭護理計畫的流程

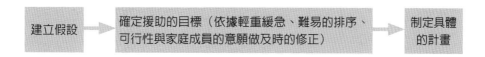

家庭護理計畫的內容

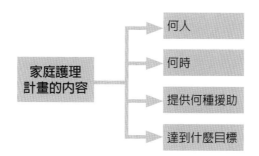

✚ 知識補充站

家庭護理診斷

1. 確定家庭健康問題。
2. 判斷需求護理及援助的專案。
3. 分析健康問題之間的關係、建構家庭整體護理援助。

4-15 家庭健康護理的執行

（一）家庭健康護理的執行
1. 以家庭為主
2. 護理人員的功能是提供諮詢，在必要時要給予協助
   (1)改善家庭內部的交流
   (2)改善家庭的環境：促進家庭內外部資來源的利用與提昇家庭的功能

（二）家庭健康護理評估
1. 內容：整合護理診斷與護理計畫
2. 方法：(1)問卷調查：家庭系統刺激來源-優勢評估表與Friedman家庭評估模式(2)觀察法。

（三）社區衛生服務的重要方式：家庭病床
　　家庭病床是以患者家庭為基本醫療護理單位來設立病床，在家庭為患者做持續性、系統性的基本醫療護理服務。它是醫院住院服務的重要互補方式，是基本的醫療服務專案。

（四）家庭病床的管理
1. 建床的制度：(1)患者家屬的要求：門診或出診醫生在診治之後，確定需求持續地出診兩次以上並需求繼續治療，要通知家庭病床科，作出開具家庭病床建床通知單與辦理建床手續的決定。
2. 撤床的制度：在治療一段時間，痊癒、好轉與病情穩定之後，負責的醫生要提出建議，而上級醫生決定撤床，即辦理撤床手續。
3. 查床的制度：(1)負責的醫生在建床通知24小時之內要完成建床病史(2)為了確保品質，每位患者由一位醫生來負責查床，要根據病情來決定查床的次數，一般一週大約一次。

（五）家庭病床的護理服務內容
1. 建立家庭病床病歷，制定治療與護理方案
2. 定期訪視病人，提供與疾病有關的護理知識
3. 若病情發生變化要及時地通知醫生
4. 要預防併發症
5. 要做好健康教育的工作

（六）評估的注意事項
1. 從家庭成員中獲得有價值的資料
2. 正確地分析資料做出判斷：認識家庭的多樣性、避免主觀的判斷、隨時收集資料和修改計畫、充分地利用其他醫務工作者收集的資料。

小博士解說
　　本章的內容能使學生熟悉家庭的相關概念，了解健康家庭的特色和家庭護理的基本理論，熟悉家庭健康護理的主要工作內容和居家護理，掌握家庭健康護理的程序、家庭訪視的執行流程，確認社區護理人員在家庭健康護理中的功能。

家庭健康護理的執行

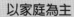

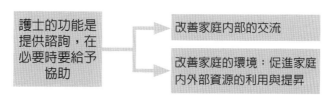

家庭健康護理評估的方法

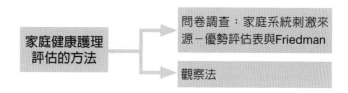

＋知識補充站

家庭護理的執行

1. 援助家庭成。
2. 促進家庭成員之間的互動。
3. 促進家庭和社會之間的關係。
4. 為家庭營造或指導家庭營造一個安全的交流環境。
5. 介紹或強化有效的家庭交流方式、應對技巧和行為。
6. 指導家庭成員的行為與家庭需求互動一致。
7. 健康教育。
8. 提供直接的照護。
9. 排除障礙。
10. 認識優勢，樹立信心。
11. 交流合作的關係。

第5章
社區兒童和青少年健康與保健

1. 了解社區兒童和青少年保健的意義。

2. 熟悉國內兒童保健工作的組織機構。

3. 熟悉國內兒童保健的現狀。

4. 掌握兒童和青少年的生長發育特色。

5. 掌握兒童和青少年生長發育的檢查與評估。

6. 掌握社區兒童的保健工作內容。

7. 掌握社區青少年的保健工作內容。

8. 掌握計畫免疫與預防接種的順序及注意事項。

9. 掌握計畫免疫與預防接種的禁忌症、執行注意重點及預防接種反應及處理原則和方法。

10. 掌握新生兒期、嬰幼兒期、學齡前期與青少年期的保健諮詢重點。

11. 掌握托兒所、幼稚園衛生保健的工作要求及衛生保健管理重點。

5-1 社區兒童和青少年健康與保健（一）

（一）社區兒童和青少年保健的定義

促進生長發育、增強體質，促進早期教育、降低發病率及死亡率與依法保障兒童和青少年的權益。

（二）社區兒童和青少年健康與保健概論

1. 1990-2000的奮鬥目標：
   (1) 嬰兒和5歲以下兒童的死亡率下降1/3。
   (2) 孕產婦的死亡率下降1/2。
   (3) 5歲以下的兒童中度營養不良下降1/2。
   (4) 普及清潔用水和衛生排污設施。
   (5) 普及基礎教育，使至少80%的學齡兒童完成小學教育。
   (6) 將成人的文盲率減少一半。
   (7) 加強對生活在極其惡劣的情況下，保護兒童。
   兒童的保健工作取得了相當好的效果，但是依然面臨著衛生服務基礎相當薄弱，服務能力和需求之差異相當大等諸多的問題

2. 2001-2015的奮鬥目標：
   (1) 嬰兒和5歲以下之兒童死亡率下降1/5。
   (2) 降低新生嬰兒的窒息和5歲以下兒童肺炎、腹瀉等構成主要死因的死亡率。
   (3) 預防接種率以縣市為單位達到90%以上。
   (4) 5歲以下低體重兒童的患病率控制在5%以下。

3. 兒童和青少年體格生長監測與評估：
   (1) 監測：兒童為身高、體重、坐高、頭圍、胸圍等形態指標，青少年還包括某些功能指標和身體素質指標，例如肺活量、跳遠等。
   (2) 評估：與標準參考值相互比較。
   注意：必須用準確、統一的測量用具和方法，根據不同的對象來篩選合適的標準參照值，做綜合分析，做垂直式連續性觀察，形態指標評估內容必需包括發育水準、生長速度及均勻的程度。

4. 神經心理發育檢查：
   (1) 評估小兒神經系統發育情況（行為異常、智力遲緩等）。
   (2) 高危險兒童預後的判斷。
   (3) 對某些罹患兒童的訪視。

神經心理發育檢查

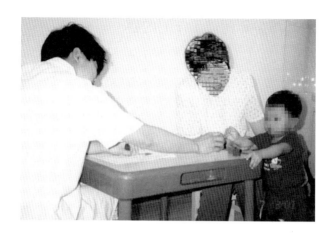

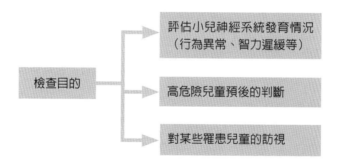

檢查目的
- 評估小兒神經系統發育情況（行為異常、智力遲緩等）
- 高危險兒童預後的判斷
- 對某些罹患兒童的訪視

+ 知識補充站

兒童保健的重要性

1. 兒童大約占全國總人口的1/3。
2. 兒童的身心健康直接關係到人民的素質和國家的前途。

5-2 社區兒童和青少年健康與保健（二）

（三）社區兒童和青少年保健工作的內容

1. 兒童保健工作的內容：新生嬰兒的家庭訪視、定期的健康檢查、生長發育的監測與計劃生育。

   (1) 新生嬰兒的家庭訪視內容：初訪重點、週訪重點、半月訪重點與滿月訪重點。新生兒訪視是新生兒健康促進的重要措施。新生兒訪視的時間為在28天內做初訪（在回家之後24小時之內，不超過1小時），之後週訪、半月訪、滿月訪，頻率為1-2月：2週訪視1次。一是觀察、二是詢問、三是檢查、四是宣導、五是處置，了解出生情況，餵養、睡眠和大小便，觀察精神、哭聲、吸吮力、呼吸、膚色，檢查臍帶，觀察臀部的皮膚，測量生命的徵象、身高、體重。檢查有無先天畸形。

   ① 初訪的重點：新生兒居室環境及新生嬰兒的一般情況、母親的情況及新生嬰兒的餵養情況。測量體重、身長、體溫。注意檢查黃疸、臍部有無感染與出血等。宣傳母乳餵養與嬰兒撫摸及發現異常的問題。

   ② 週訪的重點：新生嬰兒的一般情況、新生嬰兒餵養中的一些問題、檢查臍帶是否脫落、臀部及皮膚褶皺處。給予相關的諮詢。

   ③ 半月訪的重點：檢查生理性黃疸是否消退、測量身高、體重與諮詢補充維他命D的方法，來預防佝僂病。

   ④ 滿月訪的重點：詢問餵養與護理的情況。整體性的體格檢查與給予相關的諮詢。

（四）定期的健康檢查

檢查的頻率為「421」，檢查的內容為：

1. 體格測量與評估（體重、身高、頭圍、囟門、胸圍、牙齒發育、脊柱發育等）。
2. 詢問個人史和以往史。
3. 全身各個系統的檢查。
4. 常見病症的定期實驗室檢查（營養性疾病、遺傳性疾病）。

（五）生長發育監測

1. 由社區護理師、托兒所與幼稚園機構的工作人員或兒童家長定期、持續為兒童測量體重，繪製到監測圖上，來看生長發育的趨勢。
2. 測量時間為：1、3、5、8、12個月，15、20、24個月與30、36個月。

（六）青少年的保健工作內容

主要由校醫負責，保健工作的內容為按時預防接種、健康教育與生長發育的監測和評估。

新生嬰兒的家庭訪視內容

初訪重點	新生嬰兒居室環境及新生嬰兒的一般情況、母親的情況及新生兒餵養情況。
週訪重點	新生嬰兒的一般情況、新生嬰兒餵養中的一些問題、檢查臍帶是否脫落、臀部及皮膚褶皺處。給予相關的諮詢。
半月訪重點	檢查生理性黃疸是否消退、測量身高、體重與諮詢補充維生素D的方法，預防佝僂病。
滿月訪重點	詢問餵養、護理的情況。整體性的體格檢查與給予相關的諮詢。

測量身高

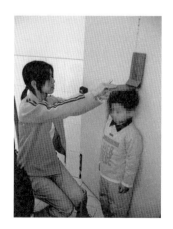

5-3 社區兒童和青少年健康與保健（三）

（七）社區兒童和青少年保健諮詢

1. 新生嬰兒期的保健諮詢：在新生嬰兒期，各個器官功能發育不成熟，免疫功能較低，其發病率與死亡率較高。
   (1) 要保暖及衣著要與室溫配合（室溫大約爲攝氏22-24度左右），衣著不宜太厚，要合適與寬鬆，可以使用尿布。
   (2) 營養與餵養：鼓勵母乳餵養，要留意母乳餵養的注意事項。在產後半小時內餵奶，重視母親的健康，促進母乳的分泌，指導哺乳的技術，依需要來哺乳，在患病時處理，先吸空乳房，再補充乳品。
   (3) 混合餵養與人工餵養：每天母乳餵養不少於3-4次。
   (4) 排便的護理：
   ① 糞便的觀察：觀察糞便爲黃色、粥狀、微帶酸味，新生嬰兒每天排便3-5次，若用奶粉餵養，則大便會乾燥，在大便之後要清洗臀部，要勤換尿布。
   ② 皮膚的護理：要沐浴、清潔與做皮膚黏膜護理
   ③ 常見疾病的預防與護理：臍部感染在5-8天左右會自然脫落，要保持臍部的乾燥，尿布不得超過臍部。
   (5) 早期教育與親子之間的撫摸。
2. 新生嬰兒期常見疾病預防與護理：
   (1) 臍部的感染：要保持臍部的乾燥，尿布切勿超過臍部，每天75%酒精消毒臍帶殘端及臍輪周圍1～2次，每次由內向外3次，使用無菌紗布來包紮，若有分泌物，則在消毒之後塗1%的優碘藥水，若周圍皮膚紅腫、有膿性分泌物，則要及時就診。
   (2) 各個系統的感染：居室空氣新鮮、儘量避免接觸外來的人員，凡有皮膚病、消化道、呼吸道感染者不能接觸，在接觸之前要脫掉外衣、洗手、洗臉及漱口。
3. 新生嬰兒期常見的意外傷害：
   意外的窒息：在哺乳時要避免乳房阻塞嬰兒的口鼻，嬰兒與母親要分睡，在餵奶之後要將嬰兒豎立抱起，輕拍後背，後右側臥，不要捏鼻餵藥，不要將嬰兒包裹過緊、過厚、過嚴與遠離小動物。

排便的護理

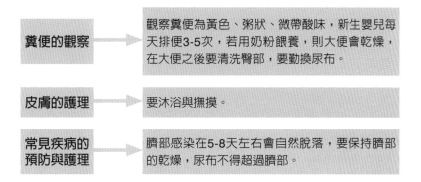

糞便的觀察 →	觀察糞便為黃色、粥狀、微帶酸味，新生嬰兒每天排便3-5次，若用奶粉餵養，則大便會乾燥，在大便之後要清洗臀部，要勤換尿布。
皮膚的護理 →	要沐浴與撫摸。
常見疾病的預防與護理 →	臍部感染在5-8天左右會自然脫落，要保持臍部的乾燥，尿布不得超過臍部。

若有分泌物，則在消毒之後塗1%的優碘藥水

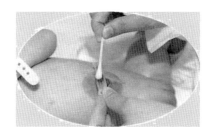

新生嬰兒期臍部的感染：要保持臍部的乾燥，尿布切勿超過臍部，每天75％酒精消毒臍帶殘端及臍輪周圍1～2次，每次由內向外3次，使用無菌紗布來包紮，若有分泌物，則在消毒之後塗1%的優碘藥水，若周圍皮膚紅腫、有膿性分泌物，則要及時就診。（為編著者群自行拍攝擁有版權的照片）

＋知識補充站

1. 新生嬰兒期的保健諮詢：在新生嬰兒期，各個器官功能發育不成熟，免疫功能較低（發病率、死亡較高）。
2. 新生嬰兒皮膚的護理：要沐浴、清潔與做皮膚黏膜的護理。

5-4 社區兒童和青少年健康與保健（四）

（七）社區兒童和青少年保健諮詢（續）

4. 嬰兒期：為嬰兒生長發育的最高峰，對能量和蛋白質的需求特別高，其消化吸收功能並不完備，從母體獲得的免疫功能會逐漸消失。

5. 幼兒期：為語言發育最快時期，幼兒期分為語言了解階段與語言表達階段。在語言表達階段會同時動作、心理發展相當顯著，體格生長速度較嬰兒期緩慢，而識別危險的能力較差。

6. 嬰幼兒的保健諮詢：

(1) 營養與適度餵養：高能量，高蛋白，過了4個月即可以逐步添加輔助性食物。

　①嬰兒期：母乳餵養，在4-6月添加輔助的食物，1歲左右斷奶。

　②幼兒期

　　(a) 保證熱能和優質蛋白：採取三餐二點制。

　　(b) 咀嚼和消化吸收功能較差：碎、細、軟、爛。

(2) 斷奶：在秋冬季節較為適宜，要適當與逐步斷奶。

(3) 幼兒期的飲食：牛奶與奶粉。

(4) 早期的教育：培養良好的生活習慣（睡眠、飲食與衛生習慣）視聽語言能力的培養、及時地訓練動作及周圍人士相互關係的培養。

(5) 體格的訓練：游泳與戶外活動。

(6) 嬰、幼兒期常見疾病預防與家庭護理：常見的四種疾病為維生素D缺乏性佝僂病、營養性缺鐵性貧血、小兒肺炎與嬰幼兒腹瀉。

8. 兒童常見的疾病：

(1) 兒童自閉症（孤獨症）：

　兒童自閉症的臨床表現為：

　①情感與社會交往的障礙

　　(a) 孤獨症的核心症狀。

　　(b) 特殊的表現：缺乏眼對眼的對視。

　　(c) 對父母親並無依戀、在遇到傷害時，不會找親人來加以安撫。

　②語言發育障礙

　　(a) 最早的症狀：語言發育較差。

　　(b) 特色：不使用或很少使用語言。

　③ 刻板與僵硬的行為方式

　家長要與兒童多溝通；盡量多在團體生活中成長。

(2) 兒童好動症：注意力缺陷伴隨著好動障礙：

　①臨床表現：好動（為主要的症狀之一，就診的主要原因）、注意力不集中與主要伴隨的症狀（衝動性較強，富有破壞力的行為較多，情緒波動較大，繼發性學習困難。

兒童所提出的問題要耐心加以解釋；要提高兒童的注意力，不要隨便橫加干涉。

嬰幼兒的保健諮詢

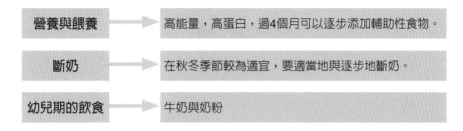

營養與餵養	➜	高能量，高蛋白，過4個月可以逐步添加輔助性食物。
斷奶	➜	在秋冬季節較為適宜，要適當地與逐步地斷奶。
幼兒期的飲食	➜	牛奶與奶粉

兒童常見的疾病

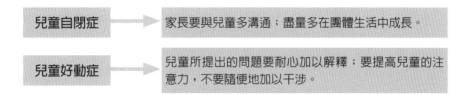

| 兒童自閉症 | ➜ | 家長要與兒童多溝通；盡量多在團體生活中成長。 |
| 兒童好動症 | ➜ | 兒童所提出的問題要耐心加以解釋；要提高兒童的注意力，不要隨便地加以干涉。 |

＋ 知識補充站

社區兒童和青少年保健諮詢：

1. 嬰兒期為嬰兒生長發育的最高峰，對能量和蛋白質的需求特別高，其消化吸收功能並不完備，從母體獲得的免疫功能會逐漸消失。

2. 兒童視力保健包括鼓勵多接觸大自然、閱讀時保持30-40公分為宜、看電視時，每隔三十分鐘需休息5-10分鐘，連續看電視絕對不可超過一小時以上。均衡飲食經常攝取含有維生素A豐富的食物、多做戶外活動以及定期接受視力檢查。

5-5 社區兒童和青少年健康與保健（五）

（七）社區兒童和青少年保健諮詢（續）

9. 嬰幼兒意外事故的預防：

(1) 原因：嬰幼兒意外事故的原因為探索慾、好奇心、模仿慾、認知能力較差與自我保護能力較差。

(2) 氣管的異物：呼吸道異物：果凍、瓜子、花生等：

①院前的急救：鼓勵兒童用力咳嗽，除非能夠看見異物，不要隨意地用手指取，送醫院緊急處理，1歲以下：前臂拖住嬰兒胸部，面朝下，頭低倒立，用幾個手指在肩胛骨之間給予衝擊，1至9歲：坐下，將兒童面朝下橫過救護者的雙膝間，用手掌根部在肩胛骨間給予衝擊，大於9歲：從後面抱住使其直立，用一個拇指向上面對腹部，另一隻手握住這只手向後向上衝擊肋緣。

②預防的措施：對嬰幼兒放手不放眼、放眼不放心，勿逗樂、責罵與不給瓜子、花生，不給體積小銳利的物品。

(3) 灼燙傷：

①熱液燙傷：立即脫去衣物，將受傷部位進入冷水降溫，不要將水皰刺破

• 強酸或強鹼灼傷：用大量冷清水沖洗最少20分鐘。若為生石灰，先用毛巾揩淨石灰顆粒，再加以沖洗。

②預防的措施：遠離危險物品。湯菜溫度要適宜，端熱水、飯菜要避開兒童

(4) 防止意外的傷害：不將其單獨留在較高的位置上或浴盆、水池及湖泊附近，妥善地放置易燃與易爆品，電源與電器要使用有蓋的電源，易吞、有毒與銳利玩具等的物品要放置妥當。

10. 學齡前期的兒童：學齡前期的兒童為智力發展最快的時期，其自我料理能力會增強，身體的抵抗力會增強，但仍易於患傳染病。

(1) 學齡前期兒童的保健諮詢：易於形成不良的品德和行為習慣，免疫反應性疾病發病率會增加。

要保證營養（培養良好的飲食衛生習慣）、加強安全教育、做學前教育、加強體育的鍛鍊、定期做健康檢查（視力、口腔），要加強傳染病和常見病的防治（水痘、腮腺炎）。

①齲齒：兒童在進食時，食物得不到充分咀嚼就進入胃部，會加重胃腸道的負擔，影響營養吸收，造成身體的營養不良。齲齒會形成病灶，引起其他的病變，例如腎炎、風濕病。病牙疼痛會造成單用一側咀嚼的習慣，久之面部的發育會不對稱。

②發病率：乳牙（9歲高達87%），恒牙（15～17歲高達68%）

③預防的措施：6個月後之嬰兒，用紗布擦拭；在出牙之後，使用軟式的兒童牙刷、正確刷牙方法為使用軟毛牙刷，3個月換1次，使用45。旋轉來刷牙，飲食營養要均衡，定期做口腔的檢查（6個月檢查一次），使用含氟的牙膏。

學齡前期兒童的保健諮詢

學齡前期的兒童	智力發展最快的時期，自理能力增強，身體的抵抗力增強，但仍易患傳染病
學齡前期兒童的保健諮詢	易於形成不良的品德和行為習慣，免疫反應性疾病發病率會增加。要保證營養（培養良好的飲食衛生習慣）、加強安全教育、做學前教育、加強體育的鍛練、定期做健康檢查（視力、口腔），要加強傳染病和常見病的防治（水痘、腮腺炎）。

常見健康問題：正確刷牙方法

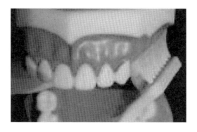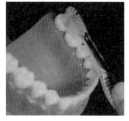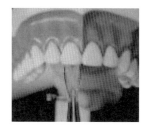

正確刷牙方法：正確刷牙方法為使用軟毛牙刷，3個月換1次，使用45。旋轉來刷牙，飲食營養要均衡，定期做口腔的檢查（6個月檢查一次），使用含氟的牙膏。（為編著者群自行拍攝擁有版權的照片）

✚ 知識補充站

1. 齲齒的檢查：齲齒會形成病灶，引起其他的病變，例如腎炎、風濕病。病牙疼痛會造成單用一側咀嚼的習慣，久之面部的發育會不對稱。

2. 齲齒：兒童在進食時，食物得不到充分咀嚼就進入胃部，會加重胃腸道的負擔，影響營養吸收，造成身體的營養不良。

3. 常見的意外傷害：

    (1)毒蟲咬傷：拔除或刮除毒刺，注意觀察生命的徵象；被蜜蜂、毒蠍蜇傷或蜈蚣咬傷用弱鹼性溶液清洗 ；被黃蜂蜇傷用弱酸性溶液清洗；劇痛，用冰塊冷敷或激素軟膏外塗；抬高患肢；過敏者口服抗組胺藥 ；嚴重反應，就醫。

    (2)犬咬傷。

5-6 社區兒童和青少年健康與保健（六）

（七）社區兒童和青少年保健諮詢（續）

11.弱視：患病率為3%～4%，在6歲之前治療是治療的最好時機。
　　(1) 預防的措施：每半年要做一次視力檢查，家長要注意兒童床周圍放置的玩具及光源要定期更換位置，要教育兒童注意用眼的衛生。

12.單純性肥胖
　　(1) 原因：遺傳加上攝取量超過消耗量，而且活動過少。
　　　　① 生理的影響：高血壓、動脈硬化、糖尿病。
　　　　② 心理的影響超過生理的影響。
　　　　③ 判斷標準：大於10%為超重、大於20%為肥胖。
　　(2) 預防的措施
　　　　① 飲食管理：嚴格控制高脂與高糖的飲食、保證蛋白質的攝取與滿足食慾和飽食感（多吃蔬菜和水果）。
　　　　② 增加運動量。
　　　　③ 一般並不主張藥物治療。

13.青少年的生理特色：
　　青少年的生理特色：青少年生長發育的第二高峰期，身體的肌肉會突增（男性會上寬下窄，女性則相反），胸圍與肺活量會增加，其第二性徵的發育為聲音與鬍鬚等，其他的系統和內臟會有所改變。智力會迅速發展，知覺靈敏，記憶力、思考能力不斷增強。自我意識增強，對自己和對他人評價常有偏見。性意識逐漸覺醒，有特殊的心理體驗。情感的發展會形成新的心理衝突。

14.社區青少年的健康促進：
　　(1) 營養衛生諮詢：保證足夠的熱能、蛋白質、維生素、無機鹽和微量元素。
　　　　熱能：疲勞、消瘦、抵抗力低，鐵：缺鐵性貧血，鋅：影響生長和性發育，碘：青春期甲狀腺腫
　　(2) 健康行為習慣的諮詢：飲食習慣：一日三餐定時定量，避免盲目節食和減肥，體育鍛練與防止吸菸、酗酒、吸毒等。
　　(3) 心理衛生諮詢：家庭、學校和社會關注青少年心理問題，定期的健康檢查與專業機構採取及時的治療。
　　(4) 社區青少年常見健康問題的預防：月經、遺精、近視、手淫、青少年迷戀網路與少女妊娠。

小博士解說

青少年身心健康服務，其中未婚懷孕防治及性教育推展為重要的工作。

青少年的生理特色

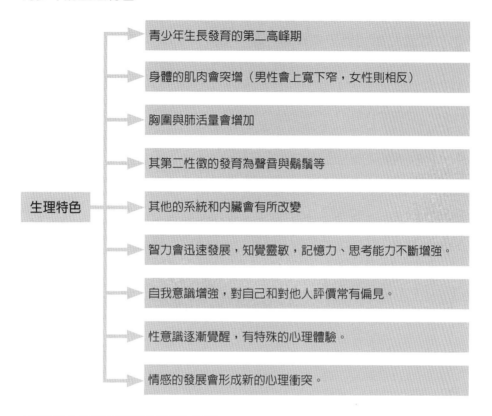

生理特色

- 青少年生長發育的第二高峰期
- 身體的肌肉會突增（男性會上寬下窄，女性則相反）
- 胸圍與肺活量會增加
- 其第二性徵的發育為聲音與鬍鬚等
- 其他的系統和內臟會有所改變
- 智力會迅速發展，知覺靈敏，記憶力、思考能力不斷增強。
- 自我意識增強，對自己和對他人評價常有偏見。
- 性意識逐漸覺醒，有特殊的心理體驗。
- 情感的發展會形成新的心理衝突。

社區青少年常見健康問題的預防

- ·月經
- ·遺精
- ·近視
- ·手淫
- ·青少年迷戀網路
- ·少女妊娠

＋知識補充站

單純性肥胖：原因為遺傳加上攝取量超過消耗量，而且活動過少。

5-7 社區兒童和青少年健康與保健（七）

（七）社區兒童和青少年保健諮詢（續）

15.月經初潮與經期保健：月經初潮在10-16歲之間，月經期為3-7天，月經週期為28-30天，在月經初潮時小腹會墜脹、腰酸、腹痛，容易導致疲勞和情緒不穩。）生活環境和情緒變化皆會引起月經的失調或經痛。

(1) 經期的衛生保健：(a)保持外陰部的清潔（可以淋浴）、(b)精神愉快、避免刺激的食物、做寒冷的刺激、(c)避免劇烈的運動及長時間的站立，要做適當的休息, (d)在經痛時要做熱敷與飲用熱飲。

16.遺精

遺精的生理現象，在14-16歲出現。

(1) 精滿則溢：男子在進入青春期，睪丸會不斷產生精子。當儲存到一定的數量，則精液會自動排出來

(2) 局部的刺激：內褲過緊、趴著睡覺，使得生殖器受到刺激的緣故。

(3) 性的刺激：與女性密切接觸，看了黃色小說等，使思想集中在性的問題上，導致在睡眠時遺精。

(4) 防止頻繁遺精的措施：適度安排學習的生活，兼顧工作與休閒勞逸，內褲宜寬鬆與柔軟，不宜睡過軟過暖的床鋪，宜側臥。多參加體育活動和文藝活動，來分散注意力。

17.近視眼：近視眼的原因為遺傳因素加上環境因素、讀書負擔較重、睡眠時間較短與不太注意用眼的衛生。

(1) 預防近視措施：適度地安排用眼的時間（在用眼1小時之後要遠眺），在閱讀、書寫時姿勢要端正，距離書本30-35公分，改善學習的環境，做眼睛的保健操、做定期的檢查。平衡飲食，適度地調配營養（補充維他命A）。

18.手淫

糾正過度手淫的措施：做健康教育和健康諮詢，多參加體育活動，盡量避免黃色書刊和黃色影片的刺激，保持外生殖器的衛生。

19.青少年迷戀網路

家長要監控與引導青少年的上網行為，青少年要多參加團體活動和社交活動，加強性教育，加強上網的道德規範教育，多關心青少年，找出青少年迷戀網路的原因，不要過度壓抑上網的慾望，重症成癮者，要採用認知行為療法或脫離敏感療法。

20.少女妊娠

少女妊娠的危害為生活陰影與社會問題，而防止未婚先孕措施為健康教育、慎重交友與防止懷孕。

月經

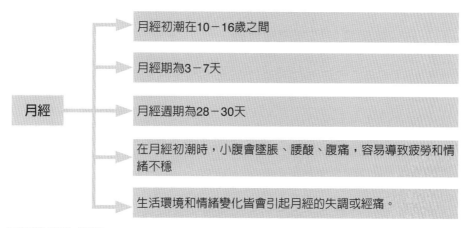

月經

- 月經初潮在10－16歲之間
- 月經期為3－7天
- 月經週期為28－30天
- 在月經初潮時，小腹會墜脹、腰酸、腹痛，容易導致疲勞和情緒不穩
- 生活環境和情緒變化皆會引起月經的失調或經痛。

經期的衛生保健

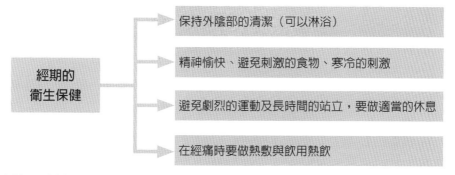

經期的
衛生保健

- 保持外陰部的清潔（可以淋浴）
- 精神愉快、避免刺激的食物、寒冷的刺激
- 避免劇烈的運動及長時間的站立，要做適當的休息
- 在經痛時要做熱敷與飲用熱飲

遺精：遺精的生理現象，在14－16歲出現

精滿則溢	男子在進入青春期，睪丸會不斷產生精子。當儲存到一定的數量，則精液會自動地排出來。
局部的刺激	內褲過緊、趴著睡覺，使得生殖器受到刺激的緣故。
性的刺激	與女性密切接觸，看了黃色小說等，使思想集中在性的問題上，導致在睡眠時遺精。
防止頻繁遺精的措施	適度安排學習的生活，兼顧工作與休閒，內褲宜寬鬆與柔軟，不宜睡過軟過暖的床鋪，宜側臥。多參加體育活動和文藝活動，來分散注意力。

＋知識補充站

1. 近視眼：近視眼的原因為遺傳因素加上環境因素、讀書負擔較重、睡眠時間較短與不太注意用眼的衛生。
2. 青少年迷戀網路：家長要監控與引導青少年的上網行為，青少年要多參加團體活動和社交活動，加強性教育，加強上網的道德規範教育，多關心青少年，找出青少年迷戀網路的原因，不要過度壓抑上網的慾望，重症成癮者，要採用認知行為療法或脫離敏感療法。

5-8 社區兒童和青少年健康與保健（八）

（八）幼兒園與托兒所的機構管理

1. 新入園（所）兒童的體檢：做體檢，在離開3月之後，需要重新體檢，要將健康體檢表和預防接種表交給幼稚園，若為接觸傳染病者要觀察隔離，患傳染病者要在隔離治癒之後方可入園，慢性疾病若有營養不良與貧血等症狀可以在入園之後治療，有下列疾病者不宜入園：先天心臟病、齶裂與智力低落等。

2. 幼稚園與托兒所機構工作人員的健康體檢
   (1) 體檢：持健康體檢單上班，健康體檢1年做1次。
   (2) 如有罹患下列疾病期間，不得進入托兒所工作：陰道炎、皮膚病、傳染病及有接觸史、性病等。
   (3) 如有罹患下列疾病，不可進入托兒所工作：精神疾病、B肝、嚴重的生理缺陷等。

（九）計畫免疫與預防接種

1. 接種時的工作：
   (1) 場所的要求：寬敞、明亮、通風、保暖、按部就班與有條不紊。
   (2) 核查接種的對象：檢查兒童預防接種症狀。
   (3) 在接種之前，要告知和詢問健康的狀況：告知禁忌與詢問健康的狀況。
   (4) 接種操作：再次核對，確保無誤，必須嚴格做無菌操作，因為活疫苗或活菌苗易被碘酊所殺死，故在接種時，只能使用75%乙醇來消毒注射部位的皮膚。
   (5) 接種紀錄，觀察與預約：在接種之後要觀察15-30分鐘左右。

2. 預防接種的反應及處理
   (1) 一般的反應及處理：
      ① 全身的反應：在接種之後24小時，活疫苗在5-7天之後會出現中低度發燒，有時會伴隨著頭痛、頭暈、噁心、嘔吐、腹瀉等反應，會持續1-2天。要多喝水，注意保暖，適當休息，若發高燒不退要及時就醫。
      ② 局部的反應：在接種之後數小時至24小時左右，局部注射會出現紅腫熱痛等反應。若為輕度則不需要處理，若是症狀較嚴重時，可以用熱毛巾來熱敷，每天數次，每次熱敷10-15分鐘左右。施打卡介苗處不可做局部的熱敷。
      ③ 異常的反應及處理：
         (a)過敏性休克：罹患的兒童要平臥，頭部要放低，皮下注射1：1000腎上腺素0.5-1.0ml，吸氧，保暖，並採用其他抗過敏性休克的搶救措施。
         (b)暈針：罹患的兒童要平臥，頭稍低，下肢抬高，解衣扣，給予少量的熱開水或糖水。
         (c)過敏性皮疹：使用抗組胺藥物來治療。

接種時的工作

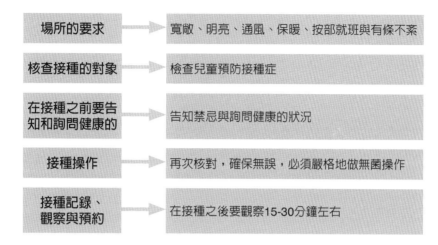

場所的要求	寬敞、明亮、通風、保暖、按部就班與有條不紊
核查接種的對象	檢查兒童預防接種症
在接種之前要告知和詢問健康的	告知禁忌與詢問健康的狀況
接種操作	再次核對，確保無誤，必須嚴格地做無菌操作
接種記錄、觀察與預約	在接種之後要觀察15-30分鐘左右

一般的反應及處理

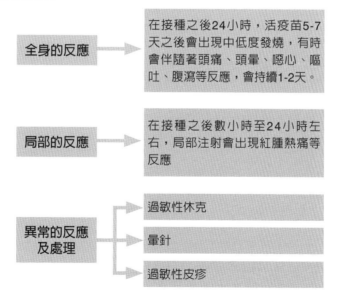

全身的反應	在接種之後24小時，活疫苗5-7天之後會出現中低度發燒，有時會伴隨著頭痛、頭暈、噁心、嘔吐、腹瀉等反應，會持續1-2天。
局部的反應	在接種之後數小時至24小時左右，局部注射會出現紅腫熱痛等反應
異常的反應及處理	過敏性休克
	暈針
	過敏性皮疹

✚ 知識補充站

　　本章節的內容使學生能夠熟悉國內兒童保健工作的組織機構；熟悉國內兒童保健的現狀；掌握兒童和青少年生長發育特色；掌握兒童和青少年生長發育的檢測與評估；掌握社區兒童保健的工作內容；掌握社區青少年保健的工作內容；掌握計畫免疫與預防接種的順序及注意事項；能夠掌握計畫免疫與預防接種的禁忌症、執行注意重點及預防接種反應及處理原則和方法。

第6章
社區婦女的健康保健與護理

1. 認識社區婦女保健的定義。

2. 認識婦女青春期、結婚期、懷孕期、產褥期、停經期、老年期等各個時期的生理和心理特色。

3. 了解上述各個時期的健康問題和保健諮詢。

4. 了解婦女衛生保健的常用指標。

5. 了解婦女保健諮詢的意義。

6. 了解婦女保健的現狀。

7. 了解婦女保健的政策與法規。

8. 了解家庭成員的適應與協調。

9. 熟悉篩選配偶需要考量的因素。

10. 熟悉婚前檢查、產前檢查、產褥期檢查的主要內容。

11. 熟悉懷孕期、產褥期的生理和心理改變。

12. 掌握最佳生育年齡與受孕時機。

13. 掌握計畫生育的基本要求與內容。

14. 掌握懷孕期衛生、營養諮詢的方法和內容。

15. 掌握懷孕期用藥及性生活的諮詢。

16. 掌握懷孕期自我監護方法。

17. 掌握產褥期的心理保健和母乳餵養諮詢。

18. 掌握停經期的婦女保健。

6-1 社區婦女的健康保健與護理（一）

（一）概論

婦女保健是指根據婦女各個時期的生理和生殖的特色，運用醫學及相關技術，採取直接和相關的防治措施與管理方法，來保障婦女的生命安全與健康的保健工作。婦女保健的水準與婦女的社經地位密切相關。

（二）社區婦女保健的定義

婦女保健是：

1. 以維護和促進婦女健康為目的。
2. 以預防為主。
3. 以保健為主軸。
4. 以維護婦女的身心健康和提高婦女的自我保健意識為目標。
5. 以基層民眾為重點。
6. 以社區婦女為對象。

針對婦女一生中不同階段存在的健康問題，運用科際整合的相關知識和技術，為婦女提供良好的健康保護和健康促進服務。開展以生殖健康為重點的保健工作。保護婦女健康，與子孫後代的健康、家庭幸福、國民素質的提升密切相關。

（三）社區婦女保健的工作任務

研究各個階段生理與心理特色及保健要求、對常見的病症採取防治的措施、對生活與社會環境因素做有效的護理干預與建構健全保障的制度和管理方法。

（四）國內婦女的保健現狀

基本上，形成了三級婦女保健網來開展婦女保健的工作，對婦科疾病會加以普查，執行晚婚晚育及計畫生育措施，制定了相關的政策與法規。

（五）婦女各個時期的保健

1. 青春期的保健工作：

青春發育徵象的開始到生殖功能完全發育成熟的這段時期稱為青春期。一般在10到14歲開始，在17到18歲結束。

2. 青春期的生理與心理特色：

　　(1)生理的特色：體格生長發育迅速、第一性徵的發育、第二性徵的出現與月經來潮。第一次月經來潮稱為初潮，是進入青春期和性成熟開始的指標。月經初潮受到遺傳、營養、氣候、精神及疾病等因素的影響而存在個別的差異。

　　(2)心理的特色（「危險的年齡階段」）：性發育引起的問題、獨立意願的發展較快、夥伴的關係密切、自我意識的迅速發展及世界觀的形成、早戀及青少年妊娠與其他的問題。

青春期的生理的特色

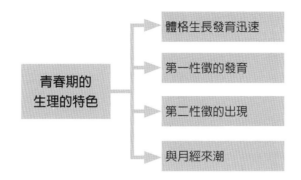

青春期的生理的特色
- 體格生長發育迅速
- 第一性徵的發育
- 第二性徵的出現
- 與月經來潮

心理的特色（「危險的年齡階段」）

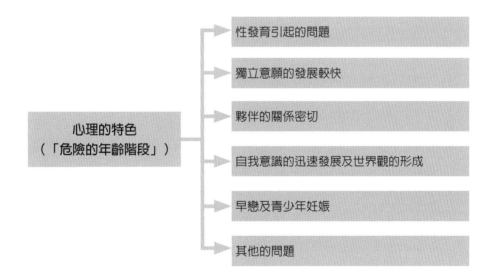

心理的特色（「危險的年齡階段」）
- 性發育引起的問題
- 獨立意願的發展較快
- 夥伴的關係密切
- 自我意識的迅速發展及世界觀的形成
- 早戀及青少年妊娠
- 其他的問題

6-2 社區婦女的健康保健與護理（二）

（五）婦女各個時期的保健（續）

3. 女性青春期常見的健康問題：
   (1) 青春期的月經病：
   痛經（引起痛經的因素為精神因素、體質因素、缺乏月經期的保健知識、子宮因素與其他的因素（經血中前列腺素的含量）、青春期經血、閉經與性早熟或延遲。
   (2) 青春期的特殊行為：吸菸、酗酒、吸毒、性行為與減肥。

4. 女性青春期的保健諮詢：適宜的營養諮詢、月經期的衛生保健、養成良好的生活方式及心理衛生與健康的行為。

5. 青春期的保健分為三級：
   (1) 一級預防：適量地攝取營養，不挑食、不偏食，攝取身體發育的營養需求，不暴飲暴食，不過度節食）。培養良好的個人生活習慣（生活的作息要規律，要注重個人的衛生，適當地做體格的鍛練，做心理衛生和性知識等教育）。
   (2) 二級預防：定期做體格檢查，早期發現疾病和行為偏執症（月經失調、原發或繼發性閉經症），減少危險的因素（少女妊娠與性傳播疾病）。
   (3) 三級預防：積極地治療青春期的各種疾病。

6. 結婚期的保健工作
   (1) 婚前的準備：性健康教育、配偶的選擇與婚前的檢查。
   (2) 懷孕前的準備：受孕的年齡與生育的時間。
   (3) 婚前的檢查：婚前檢查的目的為檢查雙方是否患有影響婚育的疾病，而關於婚前檢查的規定是由強制轉化為自願。
   (4) 影響婚育的疾病：
   ①嚴重的遺傳性疾病：是指由於遺傳因素而先天所形成的、後代再發生的風險較高而在醫學上認為不宜生育的遺傳性疾病。
   ②指定的傳染病及一些性傳播疾病：是指「傳染病防治法」中所規定的愛滋病、淋病、梅毒、麻瘋病及醫學上認為會影響結婚和生育的其他傳染病。傳染病不僅會影響自己，還會直接威脅到對方，某些傳染病，例如B型肝炎、梅毒、愛滋病等還可以傳染給後代。
   ③相關的精神病：是指精神分裂症、躁鬱症精神病及其他重型精神病。
   ④其他的疾病：是指影響結婚和生育的心、肝、肺、腎等重要器官疾病及生殖系統發育障礙或畸形等。

女性青春期常見的健康問題

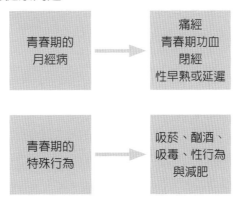

青春期的
月經病 → 痛經
青春期功血
閉經
性早熟或延遲

青春期的
特殊行為 → 吸菸、酗酒、
吸毒、性行為
與減肥

青春期保健的分級

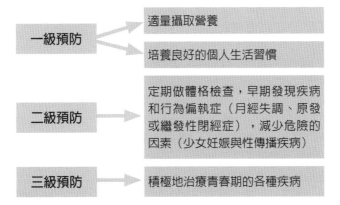

一級預防 → 適量攝取營養

→ 培養良好的個人生活習慣

二級預防 → 定期做體格檢查，早期發現疾病
和行為偏執症（月經失調、原發
或繼發性閉經症），減少危險的
因素（少女妊娠與性傳播疾病）

三級預防 → 積極地治療青春期的各種疾病

影響婚育的疾病

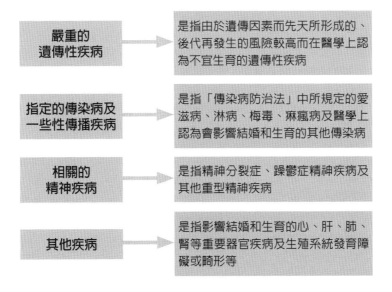

嚴重的
遺傳性疾病 → 是指由於遺傳因素而先天所形成的、
後代再發生的風險較高而在醫學上認
為不宜生育的遺傳性疾病

指定的傳染病及
一些性傳播疾病 → 是指「傳染病防治法」中所規定的愛
滋病、淋病、梅毒、痲瘋病及醫學上
認為會影響結婚和生育的其他傳染病

相關的
精神疾病 → 是指精神分裂症、躁鬱症精神疾病及
其他重型精神疾病

其他疾病 → 是指影響結婚和生育的心、肝、肺、
腎等重要器官疾病及生殖系統發育障
礙或畸形等

6-3 社區婦女的健康保健與護理（三）

（五）婦女各個時期的保健（續）

  (5) 婚前檢查的項目：

   ① 全身檢查：了解心、肺、肝、腎等重要器官有無異常，以及發育的情況。

   ② 生殖器的檢查

    (a)女性（要做腹部、肛門雙會診常規檢查）。

    (b)男性（主要是檢查陰莖、睪丸等生殖器有無發炎症，有無發育不良等。若有特殊的情況，醫師會提出進一步檢查的建議）。

  (6) 輔助性檢查：常規性檢查的項目為血液常規檢查、尿液常規檢查、B肝表面抗原、快速轉氨酶和梅毒初篩的快速血漿反應素環狀卡片實驗，這些必檢的項目可以協助判斷是否有常見的傳染病或性傳播疾病。

  (7) 其他的特殊性檢查：詢問病史、物理檢查和實驗室等常規檢查，根據結果進一步篩選其他的各種輔助性檢查，例如染色體核型分析、激素測定、活組織病理檢查、超音波檢查等。

  (8) 根據病人的個別需求：醫師會建議轉診至相關的專科做檢查診斷，並提供轉診的服務。

 7. 計畫生育：

  (1) 避孕：

   ① 避孕的方法：自然週期法、藥物、工具。

   ② 避孕方法的選擇：

    (a)新婚夫婦：使用保險套與短期效果的避孕藥。

    (b)有一個子女：要長期避孕。

    (c)有兩個或以上子女：最好停育。

    (d)哺乳期：不宜使用避孕藥。

    (e)停經期：在45歲以後一般不使用避孕藥。

  (2) 生育：

   ① 選擇適當的生育年齡，女性以21到29歲最佳，若小於18歲或大於35歲，則妊娠的危險因素會增加；男性以23到30歲最佳。

   ② 具有良好的生理狀態：積極地治療對妊娠有不良影響的疾病，避免接觸對妊娠有害的物質，若使用長效避孕藥者，最好停藥6個月以上為宜。

婚前檢查的項目

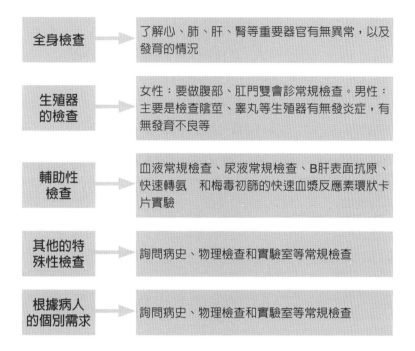

全身檢查	了解心、肺、肝、腎等重要器官有無異常,以及發育的情況
生殖器的檢查	女性:要做腹部、肛門雙會診常規檢查。男性:主要是檢查陰莖、睪丸等生殖器有無發炎症,有無發育不良等
輔助性檢查	血液常規檢查、尿液常規檢查、B肝表面抗原、快速轉氨　和梅毒初篩的快速血漿反應素環狀卡片實驗
其他的特殊性檢查	詢問病史、物理檢查和實驗室等常規檢查
根據病人的個別需求	詢問病史、物理檢查和實驗室等常規檢查

計畫生育

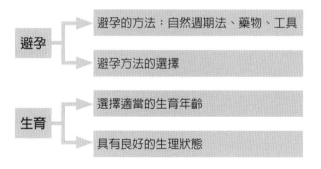

避孕	避孕的方法:自然週期法、藥物、工具
	避孕方法的選擇
生育	選擇適當的生育年齡
	具有良好的生理狀態

6-4 懷孕期的保健（一）

1. 早期的妊娠診斷：
   (1) 病史與症狀：便祕、眩暈、暈厥腰背痛、停經（10天至8週），早孕的反應（在停經6週前後）、頻尿（在懷孕12週後會自行消失）。會有流產或胎兒致畸危險的心理壓力。
   (2) 病徵：
      • 生殖器官：陰道黏膜與宮頸充血水腫會呈現紫藍色，會有Hegar sign，子宮會增大。
      • 乳房：會增大，會腫脹疼痛，乳頭乳暈會著色，會呈現蒙氏結節。
   (3) 輔助性檢查：
      • 妊娠實驗：在受精之後7天，超過6 ug/ml為陽性反應。
      • 超音波檢查：最為快速、準確，懷孕5週。
      • 超音波都普勒檢查：胎心音，懷孕7週。
      • 子宮頸黏液塗片：排列成行的橢圓體。
      • BBT測定：18天，3週。
      • 黃體酮實驗：20 mg/d，3到5天，如果在停藥之後2到7天出現陰道流血，可以排除妊娠的可能性。
2. 保健諮詢
   (1) 做詳細的產前檢查。
   (2) 提供與孕期、優生有關的保健服務。
   (3) 做適宜的營養諮詢。
   (4) 促進孕婦良好的心理適應力。
   (5) 妊娠早期常見症狀的護理。
3. 產前的檢查：
   (1) 時間：
      • 從確定妊娠開始，了解身體基礎狀況及生殖器官和骨盆，了解遺傳病家族史及分娩史。
      • 在20到36週期間，每4週一次，36週起每週一次。
      • 高危險妊娠會酌情增加。
   (2) 內容：病史（年齡、職業、月經史、孕產史、推算預產期）。

懷孕期的保健

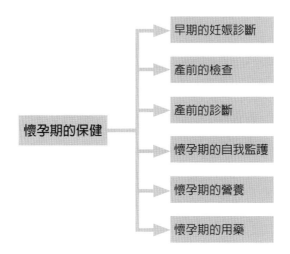

懷孕期保健的健康問題

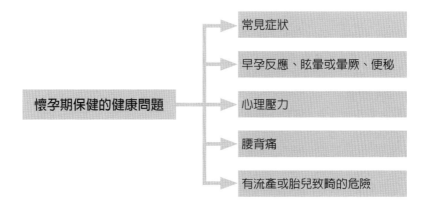

6-5 懷孕期的保健（二）

4. 產前的診斷：
又稱為子宮內診斷，是指在胎兒出生之前，使用各種先進的檢查方法，了解胎兒子宮內的發育情況，例如觀察胎兒體表有無畸形，染色體核型有無異常等，對先天性和遺傳性疾病作出診斷，建構胎兒的子宮內治療及選擇性流產的條件。

(1) 產前診斷的疾病：
- 染色體病：數目異常和結構異常，常染色體為21三體，性染色體為先天性卵巢發育不全（45，X）。
- 性連鎖遺傳病：X連鎖隱性遺傳比較常見，例如紅綠色盲、血友病。女性攜帶者與正常男性婚配，男性患者與正常女性婚配。
- 先天性代謝病。
- 非染色體先天畸形症。

5. 懷孕期的自我監護：
(1) 胎動的計數：
- 在20週開始，隨著懷孕週數的逐漸增加，在32到34週達到高峰，在懷孕38週之後會逐漸減少。
- 胎動自測法：正常值為30次/12小時，或4次/小時。異常值為連續2日胎動小於或等於3次/小時。
- 胎心聽診：在妊娠10週，使用超音波都普勒檢查（Doppler）會聽到胎心音；在18到20週使用聽診器可以經由腹壁聽到；胎心音會呈現雙音，第一音和第二音很接近，類似於鐘錶的滴答聲。正常值為12到160 bpm。

6. 懷孕期的營養：
(1) 飲食要均衡（葷素搭配、粗細糧搭配）。
(2) 適量調配（每週體重增加不超過500g）。
(3) 補充飽含蛋白質、維生素、微量元素的食物及新鮮水果。補鈣（每天1到2g）。
(4) 做一般性的補鐵（每天需要鐵大約為4mg）。每天的飲食含鐵10到15mg，其吸收率僅有10%，即1到1.5mg。

7. 懷孕期的用藥：孕婦藥物代謝的特色為受到增高的雌孕激素所影響，腸蠕動會減弱，藥物在消化道內停留時間會延長。肝臟負擔會加重，對藥物的清除速度會下降。血容量增加，使某些藥物血液中的濃度會下降；白蛋白的濃度會降低，與一些藥物的結合減少，使得血液中游離藥物的濃度相對增加。妊娠合併症會影響腎臟的功能，使藥物的排出受阻。

小博士解說
1. 目前產前遺傳服務項目包括母血篩檢唐氏症、孕婦海洋性貧血篩檢等。
2. 現階段婦女有乳癌及子宮頸癌死亡率偏高，有骨質疏鬆、更年期障礙等疾病。

出生缺陷的三級預防

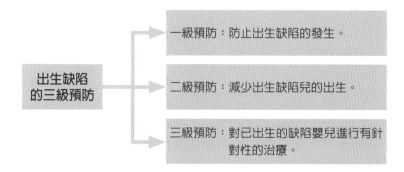

懷孕期的營養

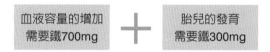

妊娠中期保健（12~36週）的健康問題

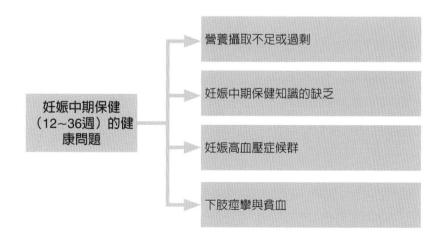

6-6 懷孕期的保健（三）

8. 藥物對胎兒的影響：
  (1) 運作的途徑：其間接的影響爲透過母體的內分泌、代謝等，其直接的影響爲透過胎盤的屏障。
  (2) 作用的時間：
    - 妊娠前期：要注意半衰期較長的藥物。
    - 受精第一至十四天：藥物會導致大量的胚囊細胞受損，會導致胚胎的死亡；若僅有少量細胞受損，並不會影響到其他的細胞最後分化發育成正常的個體。
    - 在受精第十五天至妊娠三個月爲器官分化階段，爲典型的導致畸形期。若毒性的作用越早，則畸形可能會越加嚴重。
    - 在妊娠三個月到分娩：導致畸形的可能性會大爲下降。
9. 妊娠合併糖尿病：
  (1) 妊娠對糖尿病的影響：妊娠期（早期、中晚期）、分娩期與產褥期。
  (2) 妊娠合併糖尿病妊娠期的護理措施：產前檢查（時間與內容）、飲食控制與預防感染。
10. 妊娠合併病毒性肝炎：其重點爲傳播的途徑、臨床表現、對妊娠的影響與預防的措施。
11. 妊娠中期保健（12到36週）：健康問題爲營養攝取不足或過剩、妊娠中期保健知識的缺乏、妊娠高血壓綜合症、下肢痙攣與貧血。
  (1) 保健諮詢：自我指導檢查（每天清洗乳房、佩戴合適的胸罩、按摩乳房與扁平乳頭的糾正）、孕婦適量的合理飲食、保證充足的睡眠和適宜的戶外活動、指導乳房的護理及母乳餵養知識、胎教的指導、預防並及時發現妊娠症患者與做常見症狀的護理諮詢。
12. 妊娠晚期保健（超過36週）：
  (1) 健康的問題：
    ① 常見的症狀：仰臥位低血壓綜合症、水腫及下肢外陰靜脈曲張與腰背痛。
    ② 併發症：前置胎盤、胎盤早剝與胎膜早破。
  (2) 保健諮詢：保健重點爲自我監護，產前檢查，左側臥位，鈣鐵的補充，適度的產前運動，破膜之後的處理，儘量避免性生活與指導有關的知識。
  (3) 常見症狀的護理：仰臥位低血壓綜合症、水腫及下肢、外陰部靜脈曲張、併發症的識別與指導識別臨產的先兆（不規則性子宮收縮、見紅與胎兒下降感）。

妊娠合併糖尿病

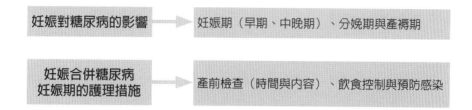

妊娠對糖尿病的影響 → 妊娠期（早期、中晚期）、分娩期與產褥期

妊娠合併糖尿病
妊娠期的護理措施 → 產前檢查（時間與內容）、飲食控制與預防感染

停經期的護理

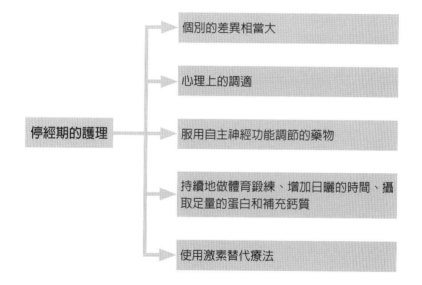

停經期的護理
→ 個別的差異相當大
→ 心理上的調適
→ 服用自主神經功能調節的藥物
→ 持續地做體育鍛練、增加日曬的時間、攝取足量的蛋白和補充鈣質
→ 使用激素替代療法

6-7 產褥期的護理與停經期的保健

（一）產褥期的護理

1. 母乳的餵養：母乳餵養的諸多益處、母乳餵養的正確方法、乳頭皸裂的護理與乳腺炎時的護理與餵養。
2. 產婦日常生活的護理：一般情況（體溫、血壓、呼吸、脈搏、腹痛）、生殖系統（惡露）與心理的狀態（對分娩、嬰兒及自我的認知）。
3. 產褥期的保健：產褥期生理器官有子宮、乳房、卵巢、盆底組織、外陰部、循環系統與陰道。
4. 產褥期健康問題：產褥期日常保健知識的缺乏、心理調適不良、子宮復健不良、會陰部切口感染、對母乳餵養知識的缺乏與對新生嬰兒護理知識的缺乏。
5. 產褥期保健的諮詢：評估並指導子宮復健、母乳餵養的諮詢、促進良好的心理調適、洗澡及臍部護理、日常保健的諮詢與職業婦女脫嬰問題的諮詢。

（二）停經期的保健

1. 基本概念：停經期是婦女從生殖年齡轉化到無生殖能力年齡的生命階段，從從停經前一段時間，出現與停經有關的內分泌、生物學改變及臨床特色開始，至停經後後一年內的期間。停經綜合症是指婦女在停經前後，由於性激素波動或減少所致的一系列身體及心理症狀。
2. 生理與心理的特色：
   (1)生理的特色：內分泌的改變、生殖系統的變化、月經的改變與其他的改變。
   (2)心理的特色：興奮型與憂鬱型。
3. 常見的健康問題：功能失調性子宮出血、心血管系統的症狀、血管舒縮系統的症狀、骨質疏鬆症、泌尿生殖系統萎縮的症狀與婦科腫瘤。
4. 停經期婦女的保健：
   (1)健康的生活方式諮詢為規律的體育活動、宣傳吸菸的危害並協助和鼓勵戒菸、均衡飲食與促進停經期婦女的心理調適。(2)激素替代療法的諮詢：適應症、禁忌症與遵從醫囑服藥。(3)普查：乳癌檢查、子宮頸癌檢查與其他的檢查。(4)預防泌尿生殖道的感染。(5)性生活的諮詢。
5. 停經期的表現：
   (1)月經的改變：血管舒縮症狀（月經來潮熱、盜汗）。(2)精神神經的症狀（焦慮、易怒、多疑、情緒低落、自信心降低、不能控制自我等）。(3)泌尿生殖道（有萎縮的症狀，外陰部搔癢、子宮脫垂、排尿困難及尿道感染等）。(4)心血管疾病（血壓會升高或波動，冠心病的發生率及死亡率會增加）。(5)骨質疏鬆症腰背四肢疼痛、駝背，骨折）。
6. 停經期的護理：個別的差異相當大、做心理調適、服用自主神經功能調節的藥物、持續做體育活動、增加日晒的時間、攝取足量的蛋白和補充鈣質與使用激素替代療法。

產褥期的保健

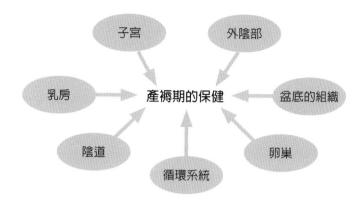

停經期生理與心理的特色

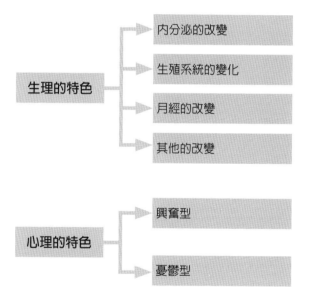

✚ 知識補充站

　　本章的內容能使學生了解婦女保健的概念、現狀和意義，熟悉結婚期婦女在配偶選擇中，需要考量的因素及婚前檢查的內容和意義；熟悉婦女孕期、產褥期的生理和心理改變，掌握最佳的生育年齡和受孕時機，並掌握計畫生育的基本要求與內容，進而掌握孕期衛生、營養諮詢、用藥、孕期自我監護、性生活諮詢，掌握產褥期、停經期婦女的社區保健與健康諮詢。

第7章
次健康人和中年人的健康保健與護理

1.掌握次健康的定義。

2.了解次健康的分類。

3.熟悉次健康的形成因素。

4.掌握次健康的臨床表現與評估。

5.掌握次健康人的保健諮詢。

6.掌握中年人的概念。

7.熟悉中年人的生理與心理特色。

8.掌握中年人的保健諮詢與疾病的預防。

7-1 次健康人和中年人的健康保健與護理（一）

（一）何謂次健康？

　　相關的統計調查證實，國內次健康族群發生率在45到70%之間，發生年齡主要在35到60歲之間。族群分布的特色為：中年知識份子和從事勞心工作為主的白領階級、主管、企業家、影視明星是次健康高發的族群，青少年的次健康問題令人擔憂，老年人的次健康問題複雜多變，特殊職業人員的次健康問題相當凸顯。

　　次健康狀態，大多意指無臨床症狀和徵象，或者有病症的感覺而無臨床檢查的證據，處於一種身體結構退化和生理功能減退的低質與心理失衡狀態。

　　次健康又有「次健康」、「第三狀態」、「中間狀態」、「灰色狀態」等名稱。若將健康和疾病看作是生命過程的兩端，它就像一個兩頭尖的橄欖，中間凸出的一大塊，正是處於健康與有病兩者之間的中間狀態：，也就是我們所說的「次健康」。

（二）次健康的定義

　　(1)排除疾病原因的疲勞和虛弱狀態，(2)介於健康與疾病之間的中間狀態或疾病之前的狀態，(3)在生理、心理、社會適應能力和道德上欠缺完美的狀態，(4)為與年齡不相稱的組織結構和生理功能的衰退狀態。

　　依據世界衛生組織（WHO）的一項全球性調查證實，全世界總人口中真正健康的人僅占5%，診斷有病的人也只占20%，而75%的人處於次健康狀態。國內的預防醫學會的資料證實：目前處於次健康狀態的國民比例已上升為75%。女性多於男性，中年人高於青年人。城市的次健康人明顯多於農村，白領階級的工作人員高於勞工，而知識份子、企業主管的次健康，在次健康的族群中的比率高達70%以上。

（三）次健康的分類

1. 以世界衛生組織（WHO）四位一體的健康新概念為依據來分類，分為(1)身體次健康；(2)心理次健康；(3)社會適應性次健康；(4)道德次健康。
2. 根據次健康概念的構成要素來分類：
   (1) 不定陳述：身心上有不適的感覺，但又難以確診。
   (2) 不明原因症候群：為某些疾病的臨床前期表現，而一時難以確認其病理意義。
   (3) 某些臨床檢查的臨界值狀態：某些臨床檢查的臨界值狀態，例如血脂、血壓、心率等偏高的狀態。
   (4) 高致病危險因素的狀態：血鈣、血鉀、鐵等偏低的狀態，為高致病危險因素的狀態，例如超重、吸菸、過度緊張等。
   (5) 疾病前的狀態。
   (6) 不明原因的綜合症：次健康狀態的24種症狀為：渾身無力、容易疲倦、頭腦不清爽、思想渙散、頭痛、面部疼痛、眼睛疲勞、視力下降、鼻塞眩暈、在起立時眼前發黑、耳鳴、咽喉異物感、胃悶不適、頸肩僵硬、早晨起床有不快之感、睡眠不良、手足發涼、手掌發黏、便祕、心悸氣短、手足麻木感、容易暈車、坐立不安與心煩意亂。

次健康狀態的四大要素

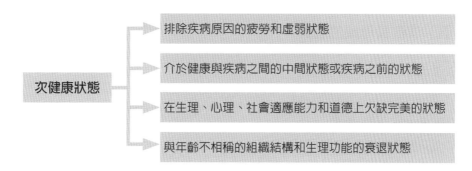

次健康狀態
- 排除疾病原因的疲勞和虛弱狀態
- 介於健康與疾病之間的中間狀態或疾病之前的狀態
- 在生理、心理、社會適應能力和道德上欠缺完美的狀態
- 與年齡不相稱的組織結構和生理功能的衰退狀態

次健康的分類

· 以WHO四位一體的健康新概念為依據來分類
· 根據次健康概念的構成要素來分類

以世界衛生組織（WHO）四位一體的健康新概念為依據來分類的次健康

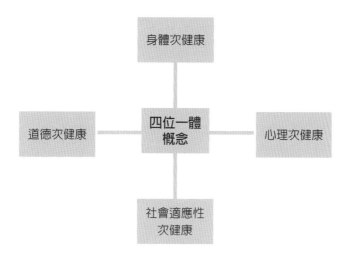

身體次健康

道德次健康　　四位一體概念　　心理次健康

社會適應性次健康

7-2 次健康人和中年人的健康保健與護理（二）

（五）次健康形成的因素

1. 物理化學因素：環境、大氣等
2. 營養因素：饑餓或低血糖等
3. 生物學的致病因素：細菌、病毒等
4. 內分泌因素：處於內分泌功能波動時期，例如青春期、妊娠期等
5. 身體因素：環境變化、職業特色等
6. 行為因素：酗酒、吸菸過量等
7. 精神因素：遭遇生活事件的刺激等
8. 社會因素：宗教信仰等
9. 身心會處於超負荷的狀態。

（六）臨床表現與評估

1. 心理的症狀：心理症狀為憂鬱或低沉、焦慮不安
2. 身體的症狀：睡眠生物節奏的失調、健忘、食慾不振、消化功能紊亂、性慾低落、情緒化、經常頭痛與頭暈、排泄問題和肢體不適、皮膚搔癢、全身疲乏無力與免疫功能低落、胸悶心悸。

（七）什麼是「過勞死」？

過勞死是累死？過度勞累而死亡？「過勞死」最簡單的解釋就是超過工作的強度而致死。

（八）次健康人的保健諮詢

加強自我保健，建立健康的生活方式，可以轉變成健康狀態。事實上，很多人的疾病都是源於自己長期的「亞健康」狀態。要衝出次健康的「圍城」，逃脫次健康的包圍。

養成良好的生活習慣和行為是遠離「次健康狀態」的生理調節重點。

1. 生理面的調節：飲食適量、適當地運動與休息、生活規律等
2. 次健康人心理社會面的調節：提升心理的素質，消除心理危機、調節不良的心態、培養健康的心理與做心理調節法。

預防次健康的「十二字訣」：平心靜氣、減壓、順勢、簡樸與改良。

（九）建立健康的行為

一是生活規律，切忌過勞；二是合理膳食，營養均衡；三是適量運動，持之以恆；四是講究衛生，戒菸限酒；五是心理平衡，知足長樂。

保健諮詢

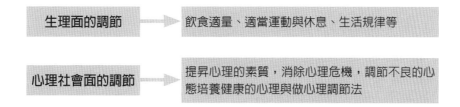

生理面的調節 ➡ 飲食適量、適當運動與休息、生活規律等

心理社會面的調節 ➡ 提昇心理的素質，消除心理危機，調節不良的心態培養健康的心理與做心理調節法

次健康的形成因素

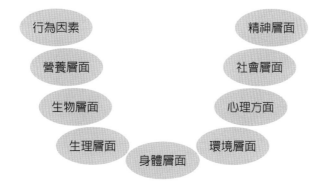

行為因素

營養層面

生物層面

生理層面

身體層面

精神層面

社會層面

心理方面

環境層面

次健康的臨床表現與評估：心理的症狀

心理的症狀	心理症狀為憂鬱或低沉、焦慮不安
身體的症狀	睡眠生物節奏的失調、健忘、食慾不振、消化功能紊亂、性慾低落、情緒化、經常頭痛與頭暈、排泄問題和肢體不適、皮膚瘙癢、全身疲乏無力與免疫功能低落、胸悶心悸。

✚ 知識補充站

　　次健康人心理社會面的調節：提昇心理的素質，消除心理危機、調節不良的心態、培養健康的心理與做心理調節法。

7-3 中年人的健康保健與護理（一）

（一）中年人的保健與護理
　　中年人的概念：WHO規定45到59歲為中年人，小於44歲為青年人。國內根據地域、社會的狀況、人的身體狀況及人口年齡層的構成現狀劃分了年齡的界限，規定35到44歲為中年期，45到59為中年後期（相當於老年前期）。

（二）中年人的生理與心理特色
1. 中年人的生理特色：(1)骨骼、肌肉、脂肪與體形：易於發生骨質疏鬆症、肥胖症等。(2)各個系統器官功能會發生變化。(3)心臟血管。
2. 各個系統器官功能的改變：
   (1) 心臟的血管：血管壁的彈性會下降，外圍血管的阻力會增加。心臟的負荷會增大，心肌收縮力、心搏出量和心臟的排血量會逐漸地減少。
   (2) 呼吸功能：肺泡間質纖維量會使肺活量減少，導致呼吸運動功能的降低。呼吸功能的症狀為肺功能會下降，能勝任的工作強度會下降。
   (3) 消化和代謝：
   - 在30歲以後，胃液等消化液的分泌量會明顯地下降，
   - 在50歲之後，消化能力會下降三分之二，其中所含的消化酶等有效成份也會減少。
   - 在30歲以後，每增長10歲，每天所需要的熱量，男性每平方公尺體表面積減少43千卡，女性每平方公尺體表面積減少27千卡。
   - 從20歲到90歲，每增長10歲，其基礎代謝率將會下降3%。消化和代謝的症狀為消化功能和代謝率均會明顯地下降。
   (4) 泌尿和生殖：
   - 在40歲之後，腎小球濾過率每年大約會下降1%。到老年時，47到73%，腎臟的儲備能力會大為下降。
   - 女性於45到50歲時，卵巢會出現停經期的表現，例如面部泛紅、發燒、出汗、頭痛、手麻、情緒不穩定、血壓升高等，一般為時兩年，此後，月經會完全停止，生育能力會喪失。
   - 男性在進入40歲以後，睪丸的功能便會開始減退；在55到65歲之間也可能會出現男性更年期的表現，但症狀較女性輕，發生率也較低。泌尿和生殖的症狀為泌尿和生殖的功能會下降，易於罹患相關的疾病。
   (5) 腦及神經系統：腦及神經系統主要的改變是腦的萎縮性及動脈硬化性變化。腦及神經系統的症狀為腦及神經系統的功能會下降，記憶力會減退。
   (6) 其他的感官系統：視力、聽力、嗅覺與皮膚。
2. 中年人的心理特色：智力的發展較為成熟，情緒趨於穩定，意志堅定與個性穩定與突顯出其獨特的特色。

（三）中年人身心保健的「三個平衡」
　　中年人身心保健要掌握下列的「三個平衡」：即消耗和供給之間的平衡、睡覺與睡醒之間的平衡與精神與身體之間的平衡。

中年人的心理特色

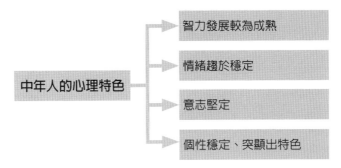

中年人的心理特色
- 智力發展較為成熟
- 情緒趨於穩定
- 意志堅定
- 個性穩定、突顯出特色

適度的運動

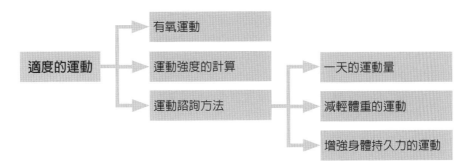

適度的運動
- 有氧運動
- 運動強度的計算
- 運動諮詢方法
  - 一天的運動量
  - 減輕體重的運動
  - 增強身體持久力的運動

中年人身心保健的「三個平衡」

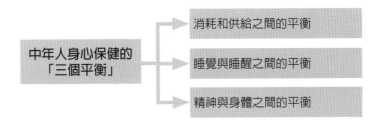

中年人身心保健的「三個平衡」
- 消耗和供給之間的平衡
- 睡覺與睡醒之間的平衡
- 精神與身體之間的平衡

＋ 知識補充站
1. 心臟的血管：血管壁的彈性會下降，外圍血管的阻力會增加。心臟的負荷會增大，心肌收縮力、心搏出量和心臟的排血量會逐漸地減少。
2. 腦及神經系統：腦及神經系統主要的改變是腦的萎縮性及動脈硬化性變化，腦及神經系統的症狀為腦及神經系統的功能會下降，記憶力會減退。

7-4 中年人的健康保健與護理（二）

（四）中年人的保健諮詢與疾病預防

1. 戒菸與限酒：糾正不良習慣，每天喝高粱酒不超過三小杯，啤酒不超過1瓶，確實做到不空腹飲酒，不強勸飲酒，不養成每天飲酒的習慣。
2. 心理的平衡：情緒的穩定、暗示作用、誠意對待他人與正確看待社會。
3. 工作與休息：工作不要太過疲勞、工作不熬夜、三餐不挨餓與病痛不拖延。
   工作與休息的諮詢：減輕工作的勞累，避免疲勞長期地積蓄下來、使用放鬆身心減輕疲勞的方法、做些自己喜好的運動與兼顧工作與休閒的均衡。
4. 學會紓解壓力：認識自己所存在壓力和壓力的來源、檢查自己面對壓力的方式與使用適當的方式來發洩自己的心理壓力
5. 持續做定期的健康體檢：20歲以上者要每2到3年做一次；，30到45歲的族群每年一次；45歲以上的族群每年做兩次，但要儘量避免傷害性的檢查。
   (1) 健康體檢的項目：血壓測量、檢查眼底、尿液化驗、血脂檢測、心電圖檢查、胸部X光透視、大便隱血檢查、肛門檢查、婦科檢查與防癌檢查。
   (2) 警惕下列六個方面的疾病訊號：
      (a)晚上口渴或頻尿，尤其是夜尿增多，尿液滴瀝不乾淨。(b)上樓梯或斜坡時就氣喘、心慌，經常感到胸悶、胸痛。(c)近來咳嗽痰多，時而痰中帶有血絲。(d)食慾不振，吃一點油膩或不易消化的食物，就會感到上腹部悶脹不適，大便也沒有規則性。(e)胃部不適，常有隱痛、反酸、噯氣等症狀。(f)臉部、眼瞼和下肢常會浮腫，血壓較高，常會伴隨著頭痛與腰酸背痛的症狀。
   (3) 中年健康的十大標準：眼睛有神、聲息平和、前門較鬆、後門較緊、身體形狀不豐滿、牙齒堅固、腿腳靈活、脈形較小、飲食穩定與起居準時。
6. 飲食的評估：
   (1) 飲食適量，適當的能量攝取。
   (2) 做好飲食的平衡工作：要了解食物種類；每天要攝取多種的食物；適當地攝取能量；控制脂肪的攝取；控制膽固醇的攝取；做好高膽固醇者與高甘油三酯者的保健諮詢工作。
   (3) 做好攝取食鹽的諮詢工作。
7. 做適度的運動：
   (1) 有氧運動。
   (2) 運動強度的計算。
   (3) 運動諮詢的方法：
      • 一天的運動量。• 可以減輕體重的運動。• 可以增強身體持久力的運動。
8. 糾正不良行為習慣：吸菸與喝酒。
9. 學會因應壓力。
10. 持續而定期做健康體檢。

運動諮詢的方法

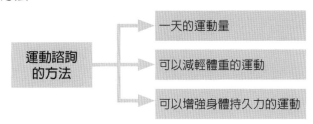

運動諮詢的方法

一天的運動量

可以減輕體重的運動

可以增強身體持久力的運動

中年人的保健諮詢與疾病的預防

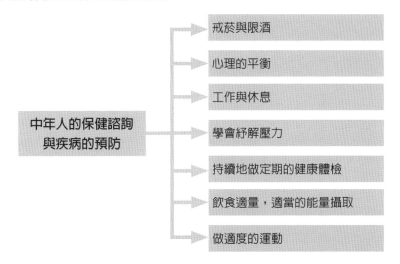

中年人的保健諮詢與疾病的預防

戒菸與限酒

心理的平衡

工作與休息

學會紓解壓力

持續地做定期的健康體檢

飲食適量，適當的能量攝取

做適度的運動

飲食的評估

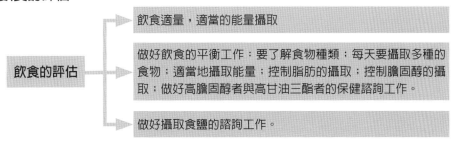

飲食的評估

飲食適量，適當的能量攝取

做好飲食的平衡工作：要了解食物種類；每天要攝取多種的食物；適當地攝取能量；控制脂肪的攝取；控制膽固醇的攝取；做好高膽固醇者與高甘油三酯者的保健諮詢工作。

做好攝取食鹽的諮詢工作。

＋知識補充站

本章的內容使學生能確實掌握次健康的定義；熟悉次健康的分類；熟悉次健康的形成因素；掌握次健康的臨床表現與評估；能對次健康人做保健諮詢；能針對中年人的生理與心理特色對其作保健諮詢與疾病預防。

第8章
社區老年人健康保健與護理

1. 掌握老年人的社會生活改變，影響老年人健康的因素。

2. 掌握聯合國老年的保健原則。

3. 熟悉老齡化的現狀和趨勢。

4. 了解國內外老年人的保健措施。

5. 熟悉老年人的生理與心理特色和患病特色。

6. 熟悉老年人的日常生活照護和常見的社會心理健康問題。

7. 確實掌握老年人的劃分標準、老齡化社會的標準、老年人的患病特色。

8-1 社區老年人健康保健與護理（一）

（一）基本概念

1. 基本概念：聯合國提出先進國家對老年人的定義為在65歲以上，而在發展中國家60歲以上者稱為老人。而老年學家將把老年人分為：年輕老人（the young-old）65到74歲人，中間老人（the moderately-old）75到84歲人，老老人（the old-old）85歲以上。
   (1) 人口的老齡化：是指在社會人口的年齡結構中，60歲或65歲以上的老年人口係數（占總人口的老年人口比例）增加的一種發展趨勢。
   (2) 老齡化社會（aging society）：聯合國將一個國家或地區，年滿65歲的老年人口占總人口的7%以上，年滿60歲的老年人占總人口數的10%以上，即為老齡化社會（老年型社會）。

（二）人口老齡化的特殊問題

1. 個人老化所導致的人道主義問題：例如社會福利、養老保險等；
2. 族群老化所導致的社會發展問題：例如老年人就業勞動力資源與社會福利開支等。其中最重要的是老年贍養和醫療保健問題。

社會負擔會加重，勞動生產率會降低，社會保障的費用會增加，產業結構會老齡化，醫療需求會增加。

（三）解決老齡化問題的對策

將人口零成長作為人口發展的長期目標，努力地發展經濟，提升社會的承受能力，建構和改善社會保障系統，發展社會福利事業，提升社區的服務水準。

（四）老年人健康的評估

老化過程分為生理性老化與病理性老化。

1. 老年人的生理特色：老年人的生理特色有體表外形的改變、器官功能的下降與身體調節機制的功能降低等。
   (1) 外觀體型的變化：皮膚出現皺紋、老年性色素斑、毛髮變白脫落、身高的改變與體重的改變。
   (2) 感官的變化。
   (3) 視力的變化：老年斑、視網膜老化、青光眼、白內障、眼角膜乾燥、有眼袋與老花眼。
   (4) 聽力下降：老人首先失去高頻率聲音的聽力，接著失去對中頻率聲音的聽力，最後是失去對低頻率聲音的聽力。
   (5) 味覺和嗅覺：味覺障礙與嗅覺敏感性下降
   (6) 皮膚的感覺：溫度覺敏感性、痛覺敏感性與壓覺敏感性。

小博士 解說

　　三段五級中第一段第一級為促進健康衛生教育，注重營養，注意個性發展，提供合適的工作、娛樂和休息環境，婚姻座談和性教育，遺傳優生，定期體檢。第二級為特殊保護，實施預防注射，培養個人衛生，改進環境衛生，避免職業危害，預防意外事件，攝取特殊營養，去除致癌物質，慎防過敏來源。而公共衛生護理師每年為社區老年民眾施打流行感冒疫苗，屬於第一段預防的特殊保護。

世界衛生組織（WHO）的標準

小於或 等於44歲	45～59歲	60～74歲	75～89歲	90歲以上
青年人 （young）	中年人 （middle）	較為年輕的老人 （the young old）	較為老的老人 （the old old）	長壽老人 （the longevous）

國內的標準

45～59歲	60～89歲	90歲以上	100歲以上
老年前期（中老年人）	老年期（老年人）	長壽期（長壽老人）	百歲老人

老年人的生理特色

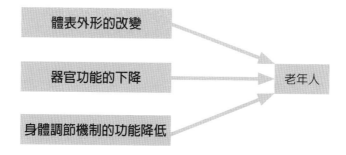

+ **知識補充站**

　要關心老年人的心理健康，使其情緒穩定，與人和睦相處，子女要孝敬老年人，使每位老年人都能安享晚年。每年推廣老人流感疫苗接種的業務，是屬於三段五級預防中的特殊保護。

8-2 社區老年人健康保健與護理（二）

（四）老年人健康的評估

1. 老年人的生理特色（續）

(7)呼吸系統的變化

(a)鼻、咽、喉：鼻咽腔萎縮會導致口乾與咽痛，鼻瓣狀的作用會導致肺通氣效應的下降，上呼吸道肌肉鬆弛、塌陷舌根後墜會導致睡眠呼吸暫停症候群。(b)氣管與支氣管：氣管壁的彈性的下降會導致氣流阻力的上升，氣管黏膜與纖毛運動會導致有效咳嗽與肺部感染的下降。(c)肺結構的老化：肺重量會減輕、肺泡數量會減少、肺泡壁會變薄、無功能的肺泡會擴大與肺動脈硬化。(d)胸廓結構的老化：胸廓前後徑變大橫徑會變小（桶狀胸）、胸廓肌萎縮、僵硬（活動度受到限制）與胸廓各個關節強直（肺通氣量）。

(8) 循環系統：心臟結構改變的大小和重量與中年時相同，會萎縮變小或增大。
(a)形態學的改變：心肌老化、心瓣膜老化與傳導系統的老化。(b功能的改變：心臟輸出減少與靜脈回心血液量減少。

(9) 血管：
(a)形態學的改變為硬化與老化。(b)功能的改變：血壓的變化與脈搏的變化。

(10)消化系統：牙齒老化分為「老掉牙」、蛀牙與假牙。

(11)泌尿系統：
(a)腎臟的改變：結構的退化（重量）與功能的退化（腎小球過濾率）。(b)膀胱的改變：結構退化（膀胱肌萎縮）與功能退化（尿外溢、殘餘尿液、頻尿與夜尿量增多症、尿道改變、尿失禁、前列腺增生與排尿困難）。

(12)神經系統的變化
(a)腦組織結構的老化：腦萎縮（腦體積變小、腦重量減輕）、神經細胞缺失、出現老年斑、神經纖維糾纏與樹突與突觸的衰老。(b)神經遞質的改變：乙醯膽鹼減少、五羥色氨減少與多巴胺減少。(c)周圍的神經系統：神經束內結締組織增生、神經內膜增生變性與影響神經傳導速度。(d)其他：腦蛋白質的含量降低與腦血流量減少。

(13)運動系統：骨重量減輕、關節退行性改變、肌肉萎縮變硬、肌力會下降、骨質萎縮、骨質疏鬆症、自發性骨折、駝背與身高下降。

(14)其他的系統：免疫系統功能會逐漸下降、生殖系統的變化（老年男性與老年女性）。

2. 老年人的心理特色：

(1) 運動的反應時間會延長。

(2) 學習和記憶能力減退。

(3) 孤獨的心理充斥。

(4) 憂慮多疑。

(5) 懷舊與牽掛。

(6) 性需求的慾望下降。

3. 老年人社會生活的改變：
(1)生活方式的改變。(2)生活的事件：喪偶、再婚、喪子、家庭不合與經濟窘困。

4. 老年人患病的特色：(1)臨床的症狀不一，(2)多種疾病共存（會一種疾病掩蓋另一種疾病，為各種疾病的累積效應），(3)患病療程較長、康復較慢，(4)會有併發症與(5)心理障礙。

呼吸系統的變化：鼻、咽、喉的變化

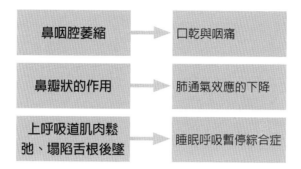

鼻咽腔萎縮 →	口乾與咽痛
鼻瓣狀的作用 →	肺通氣效應的下降
上呼吸道肌肉鬆弛、塌陷舌根後墜 →	睡眠呼吸暫停綜合症

呼吸系統的變化：氣管與支氣管的變化

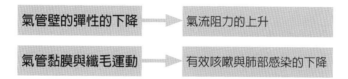

氣管壁的彈性的下降 →	氣流阻力的上升
氣管黏膜與纖毛運動 →	有效咳嗽與肺部感染的下降

老年人的心理特色

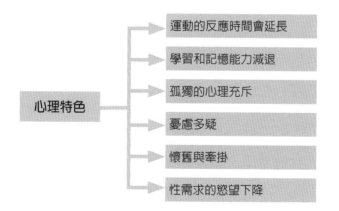

心理特色
- 運動的反應時間會延長
- 學習和記憶能力減退
- 孤獨的心理充斥
- 憂慮多疑
- 懷舊與牽掛
- 性需求的慾望下降

✛ 知識補充站

　　長期照顧服務社區化照護的意涵為儘可能使失能或失智的老人能能舒適及安全地留在家庭或生活於熟悉的社區，越久越好。

8-3 社區老年人健康保健與護理（三）

（四）老年人健康的評估（續）

5. 影響老年人健康的主要因素：影響老年人健康的主要因素為：(1)婚姻狀況、(2)家庭結構和家庭關係、(3)教育程度、(4)經濟的收入與社會的關係和社交。
6. 健康評估的基本內容：健康評估的基本內容功能為：(1)性能力、(2)健康的精神、(3)健康的身體與(4)社會環境因素。
7. 老年人族群健康的評估指標：社區老年的人口比例、老年人的死亡率、預期的壽命、患病的情況、對衛生服務的利用率、經濟的收入、受教育的情況、婚姻的狀況與宗教的信仰。
8. 評估的方法：(1)了解病史，(2)體格檢查，(3)實驗室檢查，(4)觀察法和自述，(5)問卷調查法。

（五）老年人生活方式的變化及因應的措施

保持與社會的接觸，擺脫孤獨，消除失落感，維持老年人生活應有的規律。正確對待喪偶的現實，避免自責，轉移注意力，尋求新的生活方式，再婚有利於擺脫孤獨。

（六）老年人的患病特色

1. 患病率較高：老年人的兩週患病率為250%，慢性病患病率為540‰，住院率為61‰。
2. 不能整體性而正確地提供病史。
3. 疾病不易被發覺。
4. 多種疾病並存：多種疾病集於一身，波及多個系統；同一種系統會發生多種疾病，一種疾病掩蓋另一種疾病，為各種疾病的累積效應。
5. 發病緩慢，臨床的症狀不盡相同。
6. 容易發生意識障礙和精神症狀。
7. 容易發生水與電解質的紊亂。
8. 容易發生併發症：器官功能衰竭、肌肉萎縮、有出血的傾向與便秘壓瘡。
9. 臨床的症狀並不一般化。
10.患病病程較長、康復較慢。
11.會有併發症。
12.會有心理障礙。

（七）國內外社區老年人的保健措施

1. 美國老年人的保健措施：
   (1)對居家的體弱老年人和高齡老年人提供家政服務、家庭保健服務、送餐上門、定期探望、電話確認服務與應急回應系統。
   (2)為健康老人所提供的服務和計畫：交通和陪伴服務、老年餐廳、法律服務與就業服務。
   (3)專業性服務：老年人托養中心、諮詢服務與保護服務。

小博士解說

中老年慢性疾病的發生與個人健康行為關係最密切。政府推動之中老年個案管理重點在於慢性疾病。

老年人可能遭遇的生活事件

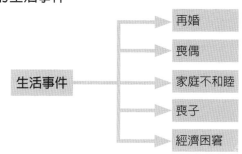

影響老年人健康的主要因素

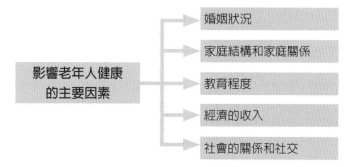

健康評估的基本內容

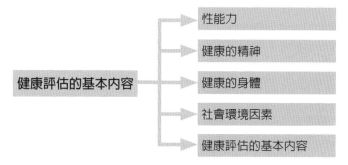

評估的方法

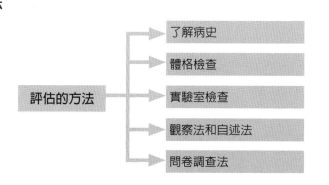

8-4 社區老年人健康保健與護理（四）

（七）國內外社區老年人的保健措施（續）

2. 日本老年人的保健措施：
   - (1) 針對健康的老年人：建立「生機勃勃」的推廣中心、建立「銀髮族人才」中心與提供專用的「銀髮族交通工具」。
   - (2) 針對獨居和虛弱的老年人：建立完備的急救資訊系統與建立縣市鎮老年人福利推廣事業中心。
   - (3) 長期臥床老年人：設立老年人服務總站、建立家庭護理支援中心、建立家政服務中心、設立家庭護理中心、設立福利儀器綜合中心。
   - (4) 老年癡呆症病人：設立老年癡呆症病人的日間護理站、建立老年癡呆症病人小組之家與建立癡呆老年人整體性護理聯合系統。
   - (5) 建立協力人員小組

3. 其他國家老年人的保健措施：瑞典為以「福利」著稱的國家，而德國老年人的保健措施是將社區老年人、慢性病人、護理師與護士整合起來運作。

4. 國內老年人的保健措施：國內城市社區老年人養老的制度有社會養老保險、退休金制度與依靠退休配偶的工資或由子女撫養。國內老年護理系統的發展如下：醫院的老年人護理、老年病專科醫院的設立、老年護理醫院的設立、部分城市設立了老年護理中心，而其他的老年機構為老年療養院、安老院與老人公寓等。

   依據行政院衛生福利部國民健康局2009-2012年「老人健康促進計畫」包括促進健康體能、促進健康飲食、加強菸害防制與加強心理健康。2009年開始，國內中老年保健的重點工作為整合性篩檢服務、成人預防保健服務與老人健康促進。

（八）社區老年人的保健與護理

1. 聯合國對老年人的保健原則：(1)尊嚴、(2)自我充實、(3)照顧、(4)獨立、(5)參與。
2. 老年人的健身與娛樂活動：
   - WHO關於老年人健身五項指導原則如下：(1)要特別重視有助於心血管健康的運動，(2)要重視重量的訓練，(3)要注意維持體內運動的「平衡」，(4)高齡老年人和體質衰弱者要多運動，(5)要注意與訓練相關的心理性飲食。
   - 老年人適度鍛鍊的注意事項：(1)行走不要過快，(2)轉頭活動不要過快，(3)運動量不要過大，(4)運動的時間要適中，(5)自我監測運動的強度。
3. 老年人的飲食照護：(1)飲食的搭配要適中，做到營養的平衡(2)烹調要適中(3)養成良好的進食習慣(4)注意飲食的衛生(5)採取適當的進餐方式。
4. 老年人的休息與睡眠：(1)要閱讀老年人睡眠障礙的相關資料，(2)分析老年人睡眠障礙的原因及護理保健措施。
5. 老年人的安全防護：(1)嗆噎、(2)墜床、(3)跌倒、(4)用藥。

聯合國對老年人的保健原則

- ·尊嚴
- ·獨立
- ·參與
- ·自我充實
- ·照顧

老年人安全防護的主要問題

- ·嗆噎
- ·墜床
- ·跌倒
- ·用藥

老年人的健身與娛樂活動

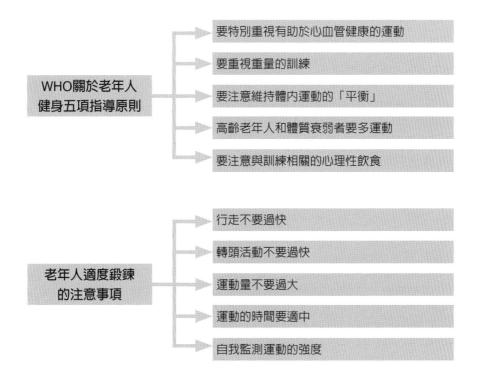

WHO關於老年人
健身五項指導原則

要特別重視有助於心血管健康的運動

要重視重量的訓練

要注意維持體內運動的「平衡」

高齡老年人和體質衰弱者要多運動

要注意與訓練相關的心理性飲食

老年人適度鍛鍊
的注意事項

行走不要過快

轉頭活動不要過快

運動量不要過大

運動的時間要適中

自我監測運動的強度

8-5 社區老年人健康保健與護理（五）

（九）老年人常見的社會心理健康問題及護理

1. 離退休綜合症
   (1) 離退休綜合症的定義：離退休綜合症是指老年人由於退休之後不能適應新的社會角色、生活環境和生活方式的變化而出現的焦慮、憂鬱悲哀、恐懼等消極的情緒，或因此而產生偏離離常態行為的一種適應性心理障礙。
   (2) 離退休綜合症的主要表現：行為的改變（坐立不安、行為反覆無常、猶豫不決、不知所措、容易做錯事）、情緒的改變（個性急躁、發脾氣，敏感而多疑、易於產生偏見）與情緒憂鬱、失眠多夢。
   (3) 離退休綜合症的預防和護理措施：調整心態、順應生活的規律，發揮晚年的餘光餘熱、重返社會，善於學習、渴求新知，培養愛好、做精神的寄託，擴大社交人脈網路、排除寂寞，生活要規律、做身體保健，多做必要的藥物治療和心理治療。

2. 老年憂鬱症
   (1) 老年憂鬱症的臨床表現：喪失興趣、不快樂，沉默寡言、喜歡獨處、不喜歡與人交往，精力減退、精神不振、全身疲乏無力，對自我的評價降低、自責、有內疚感，悲觀厭世、有自殺的傾向與身體的症狀（睡眠飲食不良、體重降低等）。
   (2) 老年憂鬱症的個案：
   患者，男性，64歲，在四個月之前老伴因病去世，兒女均已經結婚，自己獨居，平時對老伴依賴性較強，性格孤僻、個性內向，社交能力較差。
   近三個月來，逐漸出現失眠、食欲低落、全身不適，有時會呈現為腰痛、後背痛、有時前胸或後背會出現發冷或發燒的感覺，有時感覺腹脹、胃部不適的症狀，曾先後到多家綜合性醫院反覆檢查，均未發現明顯的異常，近期情緒非常低落，自述：「得了怪病，看了這麼多家醫院也看不好，打一針讓我死了算了。兒女都那麼忙，自己不但幫不了他們，還連累了他們……」？
   (3) 老年憂鬱症的預防護理措施：治療現有的疾病，減輕痛苦；擴大交往的範圍、培養良好的興趣和愛好；創造良好的家庭環境與做心理和藥物治療。

3. 老年人的泌尿系統
   老年人的膀胱容量會下降，腎小管對水分的再吸收與濃縮的功能會降低，且男性前列腺肥大將導致排尿困難，而女性腹肌鬆弛，咳嗽、大笑將易導致尿失禁。

離退休綜合症的主要表現

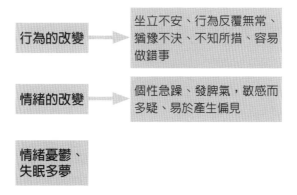

行為的改變	→	坐立不安、行為反覆無常、猶豫不決、不知所措、容易做錯事
情緒的改變	→	個性急躁、發脾氣，敏感而多疑、易於產生偏見
情緒憂鬱、失眠多夢		

老年憂鬱症的臨床表現

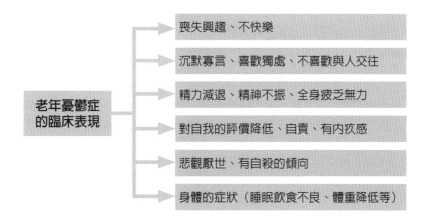

老年憂鬱症的臨床表現
- 喪失興趣、不快樂
- 沉默寡言、喜歡獨處、不喜歡與人交往
- 精力減退、精神不振、全身疲乏無力
- 對自我的評價降低、自責、有內疚感
- 悲觀厭世、有自殺的傾向
- 身體的症狀（睡眠飲食不良、體重降低等）

＋知識補充站

　　李主任在沒退休之前，一直盼望著退休享受間雲野鶴的清閒時光，但是在退休之後卻沒有過上以前所盼望的那種悠閒日子。花鳥魚蟲、琴棋書畫也沒有給他帶來預期的樂趣。在老李心中總有一種失落感　，總覺得在退休之後人家看自己的眼光、對自己的態度與以前不太一樣，愛跟人吵架，說不清楚自己到底哪裡有委屈，卻經常想大哭一場。只經過半年的時間，原來身體硬朗、使手腳靈活的老李就變得老態龍鍾，整天不是頭疼就是發熱。老李看著從醫院買回來的一堆藥發呆，似乎哪一種仙丹靈藥都治不了他的心病。

8-6 社區老年人健康保健與護理（六）

（十）老年人常見的社會心理健康問題及護理（續）

4. 老年疑病症

(1) 老年疑病症的定義：老年疑病症（aged hypochondriasis disease）是以懷疑自己患病為主要特色的一種神經性人格障礙。

(2) 老年疑病症的主要表現：

(a)患者長時間地相信自己體內某個部分或某幾個部分有病，在求醫時對病情的訴說不厭其詳，甚至喋喋不休，從病因、第一次發病的症狀、部位、就醫經過，均一一詳加介紹，深怕自己說漏一些資訊，惟恐醫師疏忽大意。

(b)患者對自身的變化特別敏感和提高警覺，哪怕是一些微不足道的細微變化，也顯得特別關注，並且會不自覺地加以誇大和曲解，形成患有嚴重疾病的證據。

(3) 老年疑病症的個案

老王，72歲，退休的主管，喪偶多年。在一年前，獨生女兒全家移民國外之後更倍感孤單，尤其擔憂身體不適沒人照顧。女兒雖然安排保姆和親友來善加照料，但是老王總覺得不便麻煩他人，為此時常寢食不安。近半年來，老王時常排便不規律，有時腹瀉，有時便祕，他曾前往多處醫療診所就診檢查，但並未發現胃腸道有病理變化。老王在經過多種藥物治療，症狀也未緩解，懷疑自己得了重病，可能是癌症，所以他要求住院治療。在住院後，老王經過胃腸內視鏡等檢查，排除了胃腸嚴重疾患的可能性，但他仍然憂慮重重，並不相信檢查的結果。有一次老王點眼藥膏時用錯了藥，他感到異常疼痛，還好保母即時做了清洗處理。但老王一直感覺眼睛不適，懷疑眼睛會失明或有異物在眼內，又數次到知名醫院看眼科，醫師在再三檢查之後確認無恙，但老王堅信自己的眼睛有嚴重問題，堅決要求住院手術。

(4) 老年疑病症的預防護理措施：多參加社交活動、轉移注意力、廣交朋友，傾訴情感，加強溝通協調能力，真誠待人，開展精神心理的衛生教育。

5. 喪偶

(1) 喪偶之後的心理過程三部曲：自責、懷念與恢復

(2) 喪偶之後的心理調適諮詢：宣洩情感、釋放悲痛，轉移注意力、減輕痛苦與體悟人生。

（十一）老年人之飲食原則

老年人每天飲食膽固醇建議不可超過300毫克，糖分不可超過50克，食鹽不可超過7-10公克／每天。

1. 應採均衡飲食即可，如有需求可向醫師或營養師諮詢。

2. 多喝水有助於血液循環，大約一天2000cc，有心臟或腎臟疾病者可向營養師或醫師諮詢。

3. 應多攝取豐富纖維質的食物，幫助排便、預防大腸癌及心血管疾病的發生。

老年憂鬱症的預防護理措施

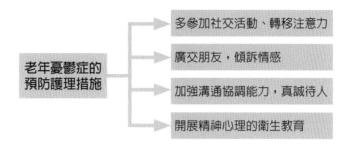

喪偶之後的心理過程三部曲

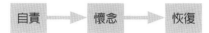

喪偶之後的心理調適諮詢

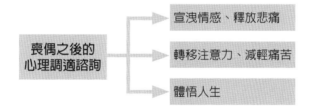

✚ 知識補充站

　　隨著社會的進步,醫藥衛生事業的發展,國民的出生率和死亡率逐漸下降,人類的平均壽命也日益延長,老年人口的係數逐年增高,社會老齡化成為世界各國嚴重的社會問題。我國是眾多老齡化國家之一,人口老齡化將是國內21世紀所面臨的主要社會問題,而執行健康老齡化是解決此一問題的妙方。

　　本章的內容能夠使學習者說出人口年齡發展趨勢及影響,能掌握老年人常見的疾病和健康問題,並能採取相關的護理措施;能對老年人做健康保健諮詢。

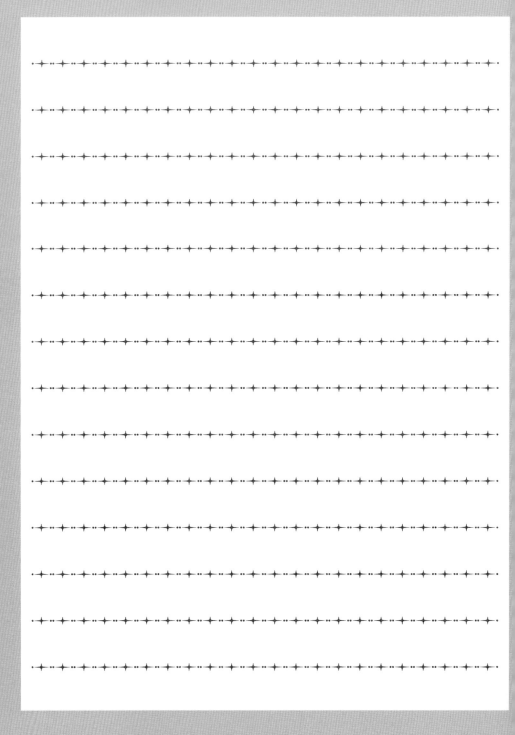

第9章
社區慢性疾病病人的保健

1. 了解慢性疾病的現狀。

2. 熟悉慢性疾病的概念及特色。

3. 掌握慢性疾病的分類。

4. 掌握慢性疾病的危險因素。

5. 掌握慢性疾病對病人的影響。

6. 掌握慢性疾病對病人家庭的影響。

7. 掌握慢性疾病對社會的影響。

8. 掌握慢性疾病病人的自我護理。

9. 熟悉慢性疾病病人的日常生活調節。

10. 掌握慢性疾病病人的心理調適。

11. 掌握社區慢性疾病病人居家護理的應用。

9-1 社區慢性疾病病人的保健（一）

（一）概論

1. 慢性疾病的現狀：常見的慢性疾病為高血壓、糖尿病、心臟病、腦中風、惡性腫瘤和慢性阻塞性肺部疾病。

    慢性病的優先領域為：腫瘤、心血管病（高血壓、心臟病、腦中風）、糖尿病、慢性呼吸性疾病。

2. 慢性疾病的概念及特徵：

    (1) 慢性疾病的概念：具有一種或一種以上的特徵即為慢性疾病，其中包括長期的患病會導致殘疾，其起因於不能恢復的生理狀態，要根據病情的需求來做不同的復健訓練，需要長期的醫療諮詢。

       (a)美國慢性疾病委員會對慢性疾病概念的定義：美國慢性疾病委員會對慢性疾病概念的定義為「慢性疾病是一組長期存在的、具有不可逆的病理變化、會造成殘障、需要特殊的康復訓練指導和長時間的醫療護理的疾病。」

    (2) 慢性疾病的特色：病因相當地複雜，潛伏期與患病時間較長，在發病初期的症狀與病徵並不明顯，具有不可逆轉的病理變化而不易治癒，需要做長期的治療與護理。

3. 慢性疾病的分類：慢性疾病分為致命性的慢性疾病、可能威脅生命的慢性疾病、與非致命性的慢性疾病。

    (1) 致命性的慢性疾病：(a)急發性：急性血癌、腫瘤與胰臟癌等。(b)漸進性：後天免疫不全症候群與骨髓衰竭等。

    (2) 可能會威脅生命具有危險性的慢性疾病：(a)急發性：心臟病、糖尿病血友病與中風等。(b)漸進性：肺氣腫與慢性酒精中毒等。

    (3) 非致命性的慢性疾病：(a)急發性：高血壓、痛風與支氣管哮喘等。(b)漸進性：帕金森病與風濕性關節炎等。

4. 慢性疾病的危險因素：(1)不良的生活習慣、(2)自然與社會環境、(3)個人的遺傳和生物及家庭因素、(4)精神心理因素。

    (1) 不良的生活習慣：飲食的因素為高膽固醇飲食、高鹽飲食、刺激性飲食、與不良的飲食習慣。

    (2) 自然與社會環境：有害健康的宣傳及負面的榜樣、有害產品的生產、社會對有害健康行為的支援。(a)自然環境（空氣汙染與噪音汙染等）。(b)社會環境（健全的社會組織與社會教育普及的程度等）。

    (3) 個人的遺傳和生物及家庭因素：家庭對個人的健康行為與生活方式的影響較大。

    (4) 精神心理因素：(a)生活及工作壓力會引起緊張、恐懼、失眠甚至精神失常。(b)長期處於精神的壓力之下，會使血壓升高、心率加快、血液中膽固醇增加，還會降低身體的免役能力。

慢性病的分類

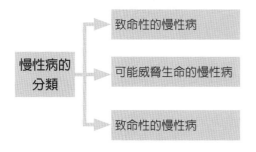

慢性病的分類 → 致命性的慢性病

慢性病的分類 → 可能威脅生命的慢性病

慢性病的分類 → 致命性的慢性病

致命性的慢性疾病

急發性	急性血癌與胰臟癌等
漸進性	後天免疫不全綜合症與骨髓等

可能威脅生命的慢性疾病

急發性	血友病與中風等
漸進性	肺氣腫與慢性酒精中毒等

非致命性的慢性疾病

急發性	痛風與支氣管哮喘等
漸進性	帕金森病與風濕性關節炎等

慢性疾病在2003年死亡比例的分類

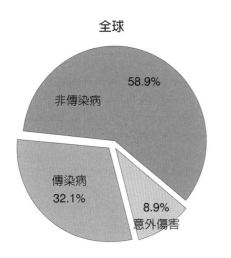

全球

非傳染病 58.9%

傳染病 32.1%

8.9% 意外傷害

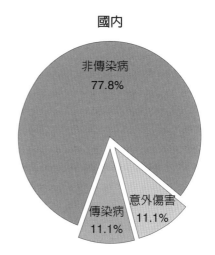

國內

非傳染病 77.8%

傳染病 11.1%

意外傷害 11.1%

➕ 知識補充站

社區衛生護理師篩檢發現社區中糖尿病控制不佳失明的獨居老太太，安排門診並協助入住社區安養機構，上述護理措施運用「慢性病防治」的發現個案、追蹤檢查治療與監護性照護策略。

9-2 社區慢性疾病病人的保健（二）

（二）慢性疾病對個人、家庭與社會的影響

1. 慢性疾病對病人的影響：慢性疾病對病人的影響有對生理功能與自我料理能力的影響、對心理層面的影響對工作及職業的影響與社交活動的影響。
2. 慢性疾病對家庭與社會的影響：增加家庭成員的壓力，需要社會的家庭成員的角色調整與適應與影響家庭的收入與支出。
3. 慢性疾病對社會的影響：社會的負擔會加重，需要完備的醫療保險制度與福利保障系統。

（三）慢性疾病人的管理模式

慢性疾病的防治策略強調整體性的防治策略。

1. 慢性疾病人的三級預防模式：(1)一級預防：針對普通健康族群來開展健康教育。(2)二級預防：針對高危險族群，做早期的發現。(3)三級預防：針對病人做支援式治療、減少併發症和續發症。
2. 一、二、三級之預防保健模式：
   公共衛生模式為上游策略，醫療模式為疾病的檢查與管理策略，自我管理為長期的保健策略。
3. 慢性疾病綜合防治策略：(1) 廣義的預防概念：將疾病變化的整體流程醫療服務納入預防軌道之中。(2) 健康上游干預危險因素：一級預防，無病防病。(3) 健康中游掌握三早：二級預防，有病早預防、早發現、早治療。(4) 健康下游掌握達標治療和防治併發症：三級預防，治病防殘。
4. 無症狀族群的早期篩檢：(1)乳腺癌的篩檢：40歲以上的婦女每年要做一次臨床檢查，50到59歲婦女每1到2年要做X光攝影，或X光攝影與每年一次臨床檢查相整合的篩查。(2)子宮頸癌的篩檢：一切有性生活的婦女均有發生子宮頸癌的危險，婦女從有性生活開始起1到3年要做一次宮頸脫落細胞塗片檢查。(3)結腸、直腸癌的篩檢：40歲以上的族群每年要做一次肛門指檢，50歲以上的族群，特別是有家族腫瘤史、家族息肉史、息肉潰瘍史及結腸直腸癌病史者，每年要做一次大便隱血實驗；每隔3到5年做一次B型結腸鏡檢查。
5. 下游策略：使病人不因為貧窮、交通不便、知識缺乏而得不到應有的治療和護理，使病人能夠得到長期的干預，健康的需求得到滿足，學會自我管理，提升生活的品質。
6. 綜合防治策略二：生命的全程干預：(1) 胚胎期（基因、母親的營養以及胎兒的發育情況）。(2) 嬰兒與兒童期（基因、營養、發育、肥胖）。(3) 青少年期（肥胖、少運動、喝酒、抽菸與營養不均衡等）。(4) 成年期（環境、行為與生理性的危險因素）。其累積的危險度隨著年齡的增長而增加。
7. 綜合防治策略三：生態學干預模式（涉及人生的整體過程）。

生命全程預防模式

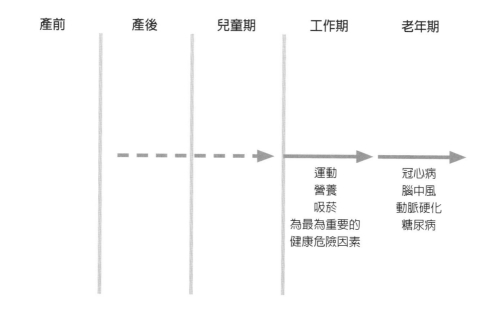

在一生中影響健康行為的因素

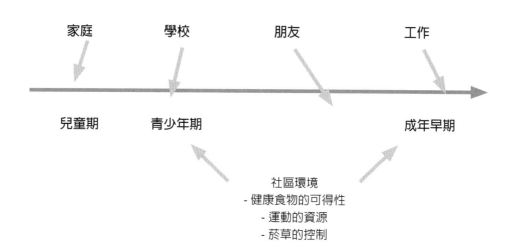

9-3 社區慢性疾病病人的保健（三）

（三）慢性疾病人的管理模式（續）

8. 主要的工作任務：

(1)做好公眾健康教育；(2)協助早期發現疾病，早期提供諮詢及轉診服務；(3)提供直接的居家護理；(4)協助病人組織支援性團體；(5)協助做生活上的調整，學會自我管理。

可以提供居家護理：制定適合病人和家庭的護理方案，防止併發症的發生，教育家屬學會照顧病人。

（四）慢性疾病病人的自我健康管理

慢性疾病病人的自我健康管理涵蓋自我護理、日常生活的調節、服藥、運動、就診、資源利用、家務或工作安排、社會交往與心理上的調適。

1. 自我護理：自我護理是指個人在穩定或變化之後的環境中，爲了維持生命，增進健康與幸福，確保滋生的功能健全而做的自我照護活動。

    自我護理分爲服藥、運動、就診諮詢與資源利用的諮詢。

    (1) 服藥：

    　　(a)服藥的特色：難以持續地服藥，不能按時地服藥，忘服漏服，不能自由用藥等現象。

    　　(b)服藥的注意事項：服藥與飲水，抗酸藥物與某些藥物的相互作用，服藥時間的間隔，口服藥物與食物的關係。

    (2) 運動：在運動時，要確實掌握的原則爲在做體育訓練之前，要做體格檢查，在制定體育訓練時，要遵守循序漸進的原則，要持之以恆，要在醫務人員的監督下做運動。

    (3) 就診諮詢：分爲就診的注意事項與急診的就醫徵象。

    (4) 慢性疾病病人資源利用的諮詢：機構資源、經濟資源與人力資源、家庭支援系統。

2. 慢性疾病病人日常生活的調節：調節家務工作與人際關係。

3. 慢性疾病病人的心理調適：要針對不同類型的心理問題，採取不同的因應措施。

4. 用三級預防模式對高血壓病人加以管理：

    (1) 一級預防（健康族群保健管理）：建立健康檔案；開展健康教育，使之意識到危險的因素。

    (2) 二級預防（高危險族群管理）：定期健康體檢，重點追蹤監測

    (3) 三級預防（健康族群保健管理）：指導其持續治療、自我監測，正確服藥、做良好的支援工作。

小博士 解說

本章的内容使學生能夠了解慢性病的現狀；熟悉慢性病的概念及特色；掌握慢性病的分類；掌握慢性病的危險因素；掌握慢性病對病人的影響；掌握慢性病對病人家庭的影響；掌握慢性病對社會的影響；掌握慢性病病人的自我護理；熟悉慢性病病人的日常生活調節；掌握慢性病病人的心理調適；掌握社區慢性病病人居家護理的應用。

慢性病人服藥

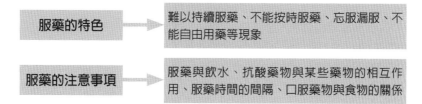

| 服藥的特色 | → | 難以持續服藥、不能按時服藥、忘服漏服、不能自由用藥等現象 |
| 服藥的注意事項 | → | 服藥與飲水、抗酸藥物與某些藥物的相互作用、服藥時間的間隔、口服藥物與食物的關係 |

慢性疾病病人資源利用的諮詢

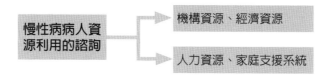

| 慢性病病人資源利用的諮詢 | → | 機構資源、經濟資源 |
| | → | 人力資源、家庭支援系統 |

在運動時，要確實掌握的原則

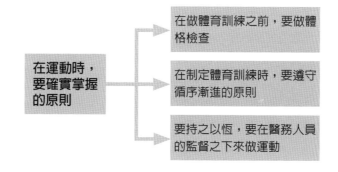

在運動時，要確實掌握的原則	→	在做體育訓練之前，要做體格檢查
	→	在制定體育訓練時，要遵守循序漸進的原則
	→	要持之以恆，要在醫務人員的監督之下來做運動

✚ 知識補充站

使用三級預防模式對高血壓病人加以管理

1. 一級預防：健康族群保健管理建立健康檔案；開展健康教育，使之意識到危險因素。
2. 二級預防：高危險族群管理定期健康體檢，做重點追蹤監測。
3. 三級預防：健康族群保健管理指導其持續治療、自我監測，正確服藥、良好的支援。

9-4 社區常見慢性病人的護理與管理

　　慢性病又稱爲非傳染性慢性疾病，它是由一類療程較長、病因複雜的疾病的總稱。在長期的療程中，會出現正常生理功能逐漸地進行性地減退，需要持久的治療和護理。慢性病通常是終身性疾病，病痛、功能的喪失、昂貴的醫療費用影響著慢性病人的健康和生活品質，也給社會帶來巨大的負擔。慢性病已成爲國內居民的主要死因。國內2005年慢病工作優先領域爲腫瘤、心血管病、糖尿病、慢性呼吸性疾病。

　　從減少危險因素干預慢性病。

　　慢性病的發生到底與什麼有關呢？爲什麼有的人會得有的人卻不會？引起慢性病發生的危險因素非常多，而且不同慢性病的危險因素差不多是一致的，此種現象也稱爲「多因多果」。這種現象雖增加了慢性病危險因素控制的難度，但也讓人們意識到減少危險因素不僅僅是減少罹患某種慢性病，而是使許多慢性病的發病率都可下降。所以，社區預防和控制慢性病的一個很重要的工作內容就是控制慢性病的危險因素。我們可以看到在前三個因素是不可控制和改變的，行爲危險因素是可改變的，社會、經濟、文化、環境等可素則需要政府和民衆長時間的努力也會得到改變。許多族群干預實驗證實了主要慢性病是可以預防的：英國由政府所推動，與食品和飲料製造業合作，成功降低1/4加工食品中鹽含量；毛里西斯透過政府的努力，使用大豆油代替棕櫚油作爲烹調用油，大大地降低膽固醇含量；韓國則保留傳統膳食成分，採用傳統烹飪方法；日本政府宣導健康教育，增加對高血壓治療，腦中風下降70%以上；芬蘭以社區爲基礎的干預（健康教育和合理膳食），降低膽固醇，減少心臟的發生；美國從1960年代晚期透過減少飽和脂肪酸的攝取，明顯地降低冠心病死亡率；紐西蘭：開展多項活動推廣健康食品，並改進加工食品品質。

　　依據美國的CDC資料證實，改變行爲可以預防47%的早死；調節環境因素可以預防另外17%的早死；改進醫療方式可以預防的早死僅爲11%；改變行爲、降低危險因素會使冠心病死亡率下降40%；減少吸菸，每年可以減少40萬人死於癌症、心臟病、呼吸疾病和中風；在干預危險因素，改變個人行爲的過程中，人們發現行爲的改變不僅僅取決於個人的認識的改變和意志的堅定程度，在很大程度上社會環境和政府行爲對該國居民的行爲有很大的影響。

　　只有政府能做到：爲消費者提供準確而公正的資訊；發展以促進健康飲食和體力活動、以降低危險因素爲目的的農業、食品、民衆體力活動的相關政策和法規；協調部門的相關工作；爲實現促進健康的產品的可得性、可負擔性和可及性引導企業產品發展、市場培育、行銷機制等；社區衛生服務的改革；干預實驗，正確選擇（低成本-高效益）等等，則個人和族群的行爲才能得以根本地轉變！

吸菸的干預

| 吸菸的干預 | → | 2003年56屆世界衛生大會通過「菸草控制框架公約」，這是第一部全球公共衛生公約。 |

飲食的干預

| 飲食的干預 | → | 國內有食品衛生法，對食品營養、食品衛生進行了監管，為國內居民制定了飲食指南，指南提出：平衡飲食、營養適量、促進健康 |

飲食的干預：食物多樣化

人類的食物是多種多樣的。各種食物所含的營養成分不完全相同。除了母乳之外，任何一種天然食物都不能提供人體所需的全部營養素。平衡飲食必須由多種食物所組成，才能滿足人體各種營養的需求，達到適量營養、促進健康的目的，因而要提倡人們廣泛食用多種食物。多種食物應包括以下五大類：

第一類為穀類及薯類：穀類包括米、面、雜糧等，薯類包括馬鈴薯、甘薯、木薯等，主要提供碳水化物、蛋白質、飲食纖維及B族維生素。

第二類為動物性食物：包括肉、禽、魚、奶、蛋等，主要提供蛋白質、脂肪、礦物質、維生素A和B族維生素。

第三類為豆類及其製品：包括大豆及其他乾豆類，主要提供蛋白質、脂肪、飲食纖維、礦物質和B族維生素。

第四類為蔬菜水果類：包括鮮豆、根莖、葉菜、茄果等，主要提供飲食纖維、礦物質、維生素C和胡蘿蔔素。

第五類為純熱能食物：包括動植物油、澱粉、食用糖和酒類，主要提供能量。植物油還可以提供維生素E和必需脂肪酸。

✛ 知識補充站

穀類食物是國內傳統飲食的主軸。隨著經濟的發展，生活的改善，人們傾向於食用更多的動物性食物。根據1992年全國營養調查的結果，在一些比較富裕的家庭中動物性食物的消費量已超過了穀類的消費量。此種「西方化」或「富裕型」的飲食提供的能量和脂肪過高，而飲食纖維過低，對一些慢性病的預防不利。提出穀類為主是為了提醒人們保持國內飲食的良好傳統，防止先進國家飲食的弊端。另外要注意粗細搭配，經常吃一些粗細、雜糧等。稻米、小麥不要碾磨太精，否則穀粒表層所含的維生素、礦物質等營養素和飲食纖維大部分流失到糠麩之中。

9-5 飲食的干預

（一）多吃蔬菜、水果和薯類

　　蔬菜與水果含有豐富的維生素、礦物質和飲食纖維.蔬菜的種類繁多，包括植物的葉、莖、花苔、茄果、鮮豆、食用蕈藻等，不同品種所含營養成分不盡相同，甚至懸殊很大.紅、黃、綠等深色的蔬菜中維生素含量超過淺色蔬菜和一般水果，它們是胡蘿蔔素、維生素B2、維生素C和葉酸、礦物質（鈣、磷、鉀、鎂、鐵），飲食纖維和天然抗氧化物的主要或重要來源。有些水果維生素及一些微量元素的含量不如新鮮蔬菜，但水果含有的葡萄糖、果酸、檸檬酸、蘋果酸、果膠等物質又比蔬菜豐富。紅黃色水果，例如鮮棗、柑橘、柿子和杏等是維生素C和胡蘿蔔素的豐富來源。薯類含有豐富的澱粉、飲食纖維，以及多種維生素和礦物質。國內居民10年來吃薯類較少，應當鼓勵多吃些薯類。含豐富蔬菜、水果和薯類的飲食，對保持心血管健康、增強抗病的能力、減少兒童發生乾眼病的危險及預防某些癌症等方面，發揮了十分重要的功能。

（二）常吃奶類、豆類或其製品

　　奶類除了含有豐富的優質蛋白質和維生素之外，含鈣量較高，且利用率也很高，是天然鈣質的極好來源。國內居民飲食提供的鈣質普遍偏低，平均只達到推薦供給量的一半左右。國內嬰幼兒佝僂病的患者也較多，這和飲食鈣不足可能有相當程度的關係。大量的研究工作證實，給兒童、青少年補鈣可以提高其骨密度，從而延緩其發生骨質失漏的速度。因此，應大力發展奶類的生產和消費。豆類是國內的傳統食品，含大量的優質蛋白質、不飽和脂肪酸，鈣及維生素B1、維生素B2、菸酸等。為了防止城市中過多消費肉類帶來的不利影響，應大力提倡豆類，特別是大豆及其製品的生產和消費。

（三）經常吃適量魚、禽、蛋、瘦肉，少吃肥肉和葷油

　　魚、禽、蛋、瘦肉等動物性食物是優質蛋白質、脂溶性維生素和礦物質的良好來源。動物性蛋白質的氨基酸組成更適合人體的需求要，而且賴氨酸含量較高，有利於補充植物蛋白質中的賴氨酸。肉類中鐵的利用較好，魚類特別是海產魚所含不飽和脂肪酸有降低血脂和防止血栓形成的功能。動物肝臟含維生素A極為豐富，還飽含維生素B12、葉酸等。但是腦、腎等所含的膽固醇相當高，對預防心血管系統疾病不利。國內相當一部分城市和絕大多數農村居民平均吃動物性食物的數量還不夠，應適當增加攝取量。但部分大城市居民食物動物性食物過多，吃穀類和蔬菜不足，這對健康相當不利。肥肉和葷油為高能量和高脂肪食物，攝取過多往往會引起肥胖，並是某些慢性病的危險因素，應當少吃。目前豬肉仍是國內我民的主要肉食，豬肉脂肪含量高，應發展瘦肉型豬。雞、魚、兔、牛肉等動物性食物含蛋白質較高，脂肪較低，產生的能量遠低於豬肉。應大力提倡吃這些食物，適當減少豬肉的消費比例。

飲食的干預

食量與體力活動要平衡，保持適宜體重	進食量與體力活動是體重的兩個主要因素。食物提供人體能量，體力活動消耗能量。如果進食量過大而活動量不足，多餘的能量就會在體內以脂肪的形式積存即增加體重，久之發胖；相反若食量不足，工作或運動量過大，會由於能量不足而引起消瘦，造成工作能力的下降。所以人們需要保持食量與能量消耗之間的平衡。 白領階級和活動量較少的人應加強運動，開展適宜的運動，例如快走、慢跑、游泳等。而消瘦的兒童則應增加食量和油脂的攝取，以維持正常生長發育和適宜體重。體重過高或過低都是不健康的表現，會造成抵抗力的下降，易患某些疾病，例如老年人的慢性病或兒童的傳染病等。 經常運動會增強心血管和呼吸系統的功能，保持良好的生理狀態、提高工作效率、調節食慾、強壯骨骼、預防骨質疏鬆。三餐分配要適當。一般早、中、晚餐的能量分別占總能量的30%、40%、30%為宜。
吃清淡少鹽的飲食	吃清淡飲食有利於健康，即不要太油膩，不要太鹹，不要過多的動物性食物和油炸、煙燻食物。目前，城市居民油脂的攝取量越來越高，這樣不利於健康。國內居民食鹽攝取量過多，平均值是世界衛生組織建議值的兩倍以上。 流行病學調查證實，鈉的攝取理與高血壓發病呈現正相關，因而食鹽不宜過多。世界衛生組織建議每人每天食鹽用量不超過6克為宜。飲食鈉的來源除食鹽外還包括醬油、鹹菜、味精等高鈉食品，及含鈉的加工食品等。應從幼年就養成吃少鹽飲食的習慣。
若飲酒應限量	在節假日、喜慶和交際的場合人們往往飲酒。高度酒精的酒含能量較高，而不含其他的營養素。無節制地飲酒，會使食慾下降，食物攝取減少，以致於發生多種營養素缺乏，在嚴重時還會造成酒精性肝硬化。過量飲酒會增加患高血壓、中風等危險，並會導致事故及暴力的增加，對個人健康和社會安定都是有害的。應嚴禁酗酒，若飲酒可少量飲用低度酒，青少年不應飲酒。
吃清潔衛生、不變質的食物	在選購食物時應當選擇外觀好，沒有泥汙、雜質，沒有變色、變味並符合衛生標準的食物，嚴管把病從口入。進餐要注意衛生的情況，包括進餐環境、餐具和供餐者的健康衛生狀況。團體用餐要提倡分餐制，以減少疾病傳染的機會。

9-6 從生命的整體流程來減少慢性病的發生和致死率

慢性病的發展其實是橫跨生命的整體流程。

（一）慢性疾病的自然流程

1. 健康的狀態
2. 危險的狀態：高血壓、高血脂、糖數量減低、超重、吸菸、缺乏運動、不健康的飲食。
3. 疾病的狀態：腦中風、冠心病、糖尿病、肥胖症。

（二）三級預防：健康族群、高危險族群、患者的共同干預來管理慢性病

其策略必須從已經高度發展的治療技術的提高向針對族群的、降低危險因素轉變：如果光靠傳統的臨床醫療服務不行，因為醫療資源有限，不能滿足日益增多的慢性病人的需求。其功能也相當有限，主要針對已患病者的治療，但沒有針對高危險族群、健康族群做預防干預。另外費用也較為昂貴，大家應該都有所體會，而且也很不方便（需要排隊）。

1. 一級預防：針對健康族群，運用健康教育，使建立正確的飲食運動等行為方面的習慣，掌握慢性病的預防知識。
2. 二級預防：針對高危險族群，定期體檢，及早發現患病者，及早得到治療。採取一些協助高危險族群遠離危險因素的措施使之改變不良的行為，例如戒菸的資諮詢。
3. 三級預防：使病人得到持續的治療和護理，減少併發症的發生，減少功能損害的程度，為病人提供家庭、社會支持。
4. 歸納：
   (1) 預防慢性病是一個長期的工作，危險因素的降低/增加是主要指標。
   (2) 慢性病的分層級預防，不僅針對病人，一般族群和高危險族群也必須在內。
   (3) 慢性病的發生是生命整體流程的危險因素累積。
   (4) 飲食和體力活動的保證離不開企業，將企業引導到促進健康和體力活動的軌道上來（培育企業的社會責任（CSR）
   (5) 此一策略必須納入公共衛生的綜合計畫之內，例如營養行動、食品安全、全民健身運動、社區衛生服務、疾病監測、孕婦兒童保健、學校衛生、控菸等等。
   (6) 在設計干預時，先易後難，不放棄可行而不是效果最強的措施。

慢性疾病的自然流程

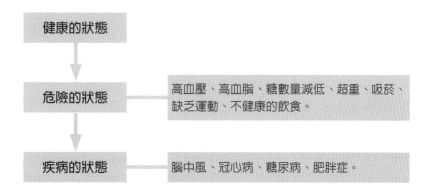

健康的狀態	
危險的狀態	高血壓、高血脂、糖數量減低、超重、吸菸、缺乏運動、不健康的飲食。
疾病的狀態	腦中風、冠心病、糖尿病、肥胖症。

慢性疾病的預防：橫跨生命的整體流程

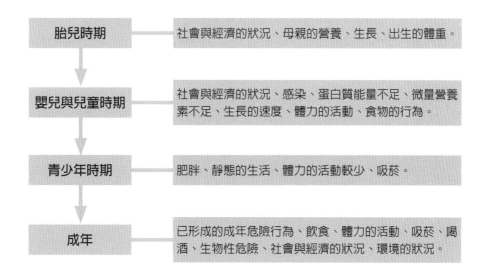

胎兒時期	社會與經濟的狀況、母親的營養、生長、出生的體重。
嬰兒與兒童時期	社會與經濟的狀況、感染、蛋白質能量不足、微量營養素不足、生長的速度、體力的活動、食物的行為。
青少年時期	肥胖、靜態的生活、體力的活動較少、吸菸。
成年	已形成的成年危險行為、飲食、體力的活動、吸菸、喝酒、生物性危險、社會與經濟的狀況、環境的狀況。

Gro Harlem Brundtland：上述策略可能是至今為止，能得到最大和永續的民眾健康改善的策略！

9-7 社區心腦血管疾病病人的護理與管理

　　心腦血管病的危險因素與血壓高、血脂高、吸菸、性格、缺乏運動、肥胖、遺傳等因素相關。常見的有高血壓、冠心病、腦中風。

　　影響心腦血管病病人健康管理的因素包括：

1. 不良的生活方式難以改變：生活習慣是多年形成的，很難在短時間內加以改變。如飲食偏鹹、喜吃肥肉者，吃清淡的食物會沒有胃口；長期酗酒、吸菸者還會有生理和心理的依賴，看到別人吸菸馬上口水分泌就增多；活動量少，睡眠不規律等習慣也難以改變。

2. 遵從醫囑的行為較差：由於整合式健康管理措施的直接效果並不明顯，短時間內難以看到效果，從而影響病人的遵從醫囑行為，健康管理措施落實不徹底。如病人看不到吸菸的直接危害和戒菸後的立竿見影的益處，健康教育難以達到知、信、行的統一。

3. 具有複雜的心理問題和社會經濟影響因素。例如家庭的支持缺乏，經濟困難，文化水準、對象的性格特點都使個人的行為改變有其自身的特殊性。不同人可能需要不同的干預方法。

高血壓為常見心腦血管疾病

　　正常血壓值為收縮壓在90~140mmHg，舒張壓為60~90mmHg。當個人隨機量血壓兩次以上高於此正常值時稱為高血壓。高血壓早期症狀常不明顯，只有偶爾的頭暈、耳鳴、失眠。所以常被患者忽略。等出現了較嚴重的後果時才來就診治療，錯過了治療時機。高血壓的主要危害是由於血管內血壓過高，可以引起血管壁的損害，使血管硬化，彈性變差，以及管腔之內變地狹窄，影響血流通過，影響了重要內臟器官的缺血；高血壓時血液黏滯度增高，容易形成血栓，造成栓塞。所以它可以引起冠心病、腦出血、腦血栓、失明等嚴重後果。而且現在國內高血壓的發病率非常高。所以高血壓是社區重點管理的一個慢性病。

小博士 解說

　　請大家帶著下列幾個問題去自學：

　　1.如何以三級預防的模式去管理社區族群，減少高血壓的發生和降低它的危害？

　　2.在飲食上要注意什麼能有效控制高血壓？

　　3.在運動上該如何指導民眾及高血壓患者？

　　4.高血壓患者的用藥要做哪些諮詢？

　　5.高血壓病人該如何做好病情的自我監測和家庭自理？

　　6.高血壓患者如何做到情緒的自我調節？

冠心病

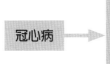 冠心病是由於給心臟供血的冠狀動脈血管發生病變,硬化,管腔變小,使血流減少甚至完全中斷,引起心臟缺血甚至壞死的常見心臟病,而且現在的發病例率在逐年上升,而且常會引起猝死。

腦中風

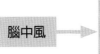 腦中風又稱為腦血管意外,是由於腦血管病變引起腦部缺血、腦出血、腦血栓等,引起腦功能障礙的一組症候群。腦中風的發生率、死亡率、致殘率很高,會引起偏癱、失語、意識障礙。

➕ 知識補充站

自學指引

1.冠心病病人發作時的表現是怎麼樣的?
2.教會冠心病人心絞痛發作時該如何自救,心肌梗塞時該如何處理?
3.如何以三級預防的模式去管理冠心病?
4.日常生活該如何做好自我管理?
5.腦中風的發生與什麼因素有關?
6.如何做好腦中風的三級預防管理?
7.腦中風後遺偏癱的病人該做哪些社區健康諮詢和服務?

9-8 社區糖尿病病人的護理與管理

　　糖尿病是一種內分泌代謝性疾病。主要由於體內胰島素分泌不足使組織對胰島素不敏感，使胰島素不能發揮應有的效應，引起糖代謝紊亂的疾病。由於沒有胰島素的幫助，病人血中的糖不能被組織細胞很好地利用，造成血中糖濃度異常升高，而組織細胞卻處於饑餓的狀態，病人出現多喝、多食、多尿、體重減輕的典型「三多一少」的表現。同時還有疲乏的表現。糖尿病的主要危害也在於持續的高血糖引起全身各部位血管的病變，以及各組織細胞因缺乏能量而代謝過程異常，會引發糖尿病性心腦血管病、糖尿病性腎病、糖尿病性視網膜病變、糖尿病性神經病變、糖尿病性肢端壞疽及各種感染難以治癒。這些併發症常常難以控制，而使病人致死致殘。

　　影響糖尿病健康管理的因素包括：

1. 控制飲食的措施難以執行：它並不是單純地限制某些食物的攝取，而是要求控制食物的總熱量，對患者來說執行起來比較困難。
2. 由於血糖監測技術較複雜和昂貴，治療措施，例如注射胰島素、口服藥的量的調節都較為複雜，病人難以準確地掌握。
3. 容易產生心理的問題。

　　控制糖尿病的措施主要有五個：控制飲食、運動治療、口服降糖藥或注射胰島素、自我監測、與糖尿病相關的教育。飲食治療是一切治療的基礎。

小博士解說

自學指引
1.糖尿病的三級預防如何進行？
2.如何教育糖尿病人控制飲食？
3.糖尿病人的用藥有哪些注意事項？
4.如何預防糖尿病足的發生？
5.糖尿病人如何做好自我監測？

影響糖尿病健康管理的因素

控制飲食的措施難以執行	它並不是單純地限制某些食物的攝取，而是要求控制食物的總熱量，對患者來說執行起來比較困難。
血糖監測技術較困難	由於血糖監測技術較複雜和昂貴，治療措施，例如注射胰島素、口服藥的量的調節都較為複雜，病人難以準確地掌握。
心理	容易產生心理的問題。

控制糖尿病的措施

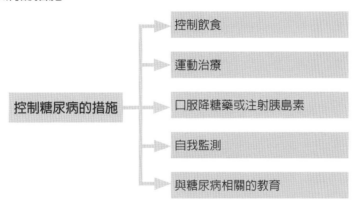

控制糖尿病的措施
- 控制飲食
- 運動治療
- 口服降糖藥或注射胰島素
- 自我監測
- 與糖尿病相關的教育

糖尿病的社區護理

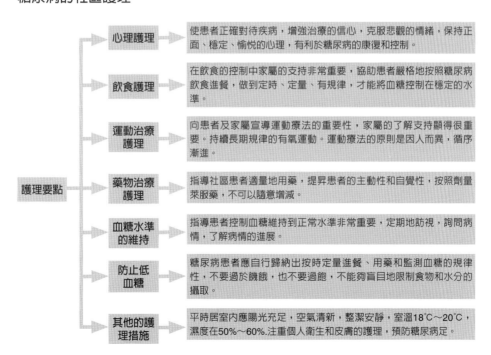

護理要點

心理護理	使患者正確對待疾病，增強治療的信心，克服悲觀的情緒，保持正面、穩定、愉悅的心理，有利於糖尿病的康復和控制。
飲食護理	在飲食的控制中家屬的支持非常重要，協助患者嚴格地按照糖尿病飲食進餐，做到定時、定量、有規律，才能將血糖控制在穩定的水準。
運動治療護理	向患者及家屬宣導運動療法的重要性，家屬的了解支持顯得很重要。持續長期規律的有氧運動。運動療法的原則是因人而異，循序漸進。
藥物治療護理	指導社區患者適量地用藥，提昇患者的主動性和自覺性，按照劑量萊服藥，不可以隨意增減。
血糖水準的維持	指導患者控制血糖維持到正常水準非常重要，定期地訪視，詢問病情，了解病情的進展。
防止低血糖	糖尿病患者應自行歸納出按時定量進餐、用藥和監測血糖的規律性，不要過於饑餓，也不要過飽，不能夠盲目地限制食物和水分的攝取。
其他的護理措施	平時居室內應陽光充足，空氣清新，整潔安靜，室溫18℃～20℃，濕度在50%～60%.注重個人衛生和皮膚的護理，預防糖尿病足。

9-9 社區惡性腫瘤病人的護理與管理

　　國內占前四位的惡性腫瘤為肺癌、肝癌、胃癌、食管癌。35~55歲女性易於罹患乳腺癌、宮頸癌。惡性腫瘤的致病因素相當複雜。外在因素有物理的、化學的致癌因素的影響及微生物的因素，例如胃癌與HP有關，肝癌與B肝病毒有關；內在因素包括遺傳、免疫、內分泌、精神狀態、心理壓力，不良生活方式等。現在已知80%的惡性腫瘤是外部環境發揮決定性的功能。主要的危險因素與腫瘤的關係為：(1)吸菸：與肺癌密切相關，高7~14倍。(2)飲酒：與食管癌、肝癌、口腔癌、乳腺癌有關。(3) 食物：胃癌、乳癌、腸癌有關。高脂低纖維飲食與腸癌的發生有關。發黴食物（黃麴黴素）、燒烤、醃製、長期精密食物與胃癌有很大的關係(4)環境：工業三廢、家庭裝璜所引起的空氣汙染、汽車內致癌物與癌症密切相關；染髮與皮膚癌相關。(5)其他：過度肥胖、長期心理壓力、精神應激狀態易導致細胞發生突變導致癌症。

（一）聚焦癌症：關於癌症的十大事實（WHO網站）

　　1.有100多種癌症，身體的任何部位均可能受到侵襲。2.2005年，有760萬人死於癌症 - 占全世界5800萬死亡的13%。3.在所有癌症死亡中，有70%以上發生在低收入和中等收入國家。4.就全世界而言，造成男子死亡的5種最常見癌症（按照發生頻率來排列）為肺癌、胃癌、肝癌、結腸直腸癌症和食道癌。5.在世界範圍內，造成婦女死亡的5種最常見癌症（按照發生頻率來排列）為乳腺癌、肺癌、胃癌、結腸直腸癌和子宮頸癌。6.菸草使用是全世界癌症的單一最大可以預防的原因。7.全世界有五分之一的癌症是由慢性感染所引起的，例如人類乳頭瘤病毒引起子宮頸癌和B肝病毒引起肝癌。8.若能及早發現和充分地做治療，有三分之一癌症可以治癒。9.如果使用目前關於疼痛控制和姑息治療的知識，可以幫助需要緩解疼痛的所有患者。10.主要通過不使用菸草、健康飲食、身體活動和預防會造成癌症的感染，可以預防40%的癌症。

（二）社區慢性阻塞性肺疾病病人的護理與管理

　　COPD指慢性支氣管炎、慢性肺氣腫、肺心病的總稱，這些病的共同特點是氣流進出受限，呈現進行性發展。該病症的發生與吸菸關係最為密切。該病症的早期症狀也不明顯，常被忽視，等出現呼吸困難時已到病晚期，呼吸功能很難有改善了。所以對高危族群的及時干預非常重要。該病的主要治療方法有：保持呼吸道的暢通，促進痰液的排出；做呼吸功能訓練，改善呼吸的功能。

小博士 解說

自學指引
1.如何預防患上COPD？
2.COPD病人該如何做管理？有哪些實際的措施？

癌症的三級預防非常重要，

一級預防	病因預防。其目標是防止癌症的發生。其任務包括研究各種癌症病因和危險因素，針對化學、物理、生物等具體致癌、促癌因素和體內外致病條件，採取預防措施，並針對健康機體，採取加強環境保護、適宜飲食、適宜體育，以增進身心健康。對個人，這是第0期，是重要時期。 (1)避免吸菸：吸菸已經較明確的為人們所熟知的致癌因素，與30%的癌症有關。菸焦油中含有多種致癌物質和促癌物質，當菸草燃燒的菸霧被吸入時，焦油顆粒便附著在支氣管黏膜上，經過長期的慢性刺激，會誘發癌變。吸菸主要引起肺、咽、喉及食管部癌腫，在許多其他部位也會使其發生腫瘤的危險性增高。(2)飲食結構：美國飲食、營養及癌症委員會（DNC）的調查證實：結腸癌、乳腺癌、食管癌、胃癌及肺癌是最有可能通過改變飲食習慣而加以預防的。事實上，合理的飲食可能對大部分的癌都有預防的功能，特別是植物類型的食品中存在各種各樣的防癌成分，這些成分幾乎對所有癌的預防均有效果。(3)其他（例如職業、環境、感染、藥物等）：因為職業和環境的原因而按觸一些化學物質會導致不同部位的腫瘤。例如肺癌（石棉）、膀胱部（苯胺染料）、白血病（苯）。有些感染性疾病與某些癌症也有很密切的關係：例如B肝病毒與肝癌，人乳頭瘤病毒與宮頸癌。在一些國家，血吸蟲寄生感染顯著增加膀胱癌的危險性。暴露於一些離子射線和大量的紫外線，尤其是來自太陽的紫外線，也會導致某些腫瘤，特別是皮膚癌。常用的有致癌性的藥物包括性激素--雌激素和雄激素、抗雌激素藥三苯氧胺。停經之後婦女廣泛使用的雌激素與宮內膜癌及乳腺癌有關。
二級預防	臨床前預防、「三早」預防。其目標是防止初發疾病的發展。其任務包括針對癌症症狀做到「三早」（早期發現、早期診斷、早期治療）措施。以阻止或減緩疾病的發展，儘早逆轉到0期，恢復健康。 1.重視癌症的十大危險信號：(1)體表或表淺可觸及的腫塊逐漸增大。(2)持續性消化異常，或食後上腹部飽脹感。(3)吞咽食物時胸骨不適感乃至梗噎感。(4)持續性咳嗽，痰中帶血。(5)耳鳴、聽力減退、鼻衄、鼻咽分泌物帶血。(6)月經期外或絕經期後的不規則陰道出血，特別是接觸性出血。(7)大便潛血、便血、血尿。(8)久治不愈的潰瘍。(9)黑痣、疣短期內增大、色澤加深、脫毛、癢、破潰等觀象。(10)原因不明的體重減輕。 2.對某些族群做一般性檢查。 3.治療癌前病變：例如食道上皮重度增生、胃黏膜胃黏膜的不典型增生、化生和萎縮性胃炎，慢性肝炎和肝硬化，結腸息肉，支氣管上皮的增生和化生等。 4.加強對易感族群的監測：若有癌瘤遺傳易感性和癌瘤家族史的族群是癌瘤易感族群，必須定期對其做監測。 5.腫瘤自檢：對於體表會觸及可看到的部位，也可以定期做自我檢查。例如婦女的自我乳腺檢查。
三級預防	臨床（期）預防或康復性預防。其目標是防止病情惡化，防止殘疾。其任務是採取跨學科綜合診斷（MDD）和治療（MDT），正確地篩選合宜甚至最佳的診療方案，以盡早撲滅癌症，盡力恢復功能，促進康復，延年益壽，提高生活品質，甚至重返社會。

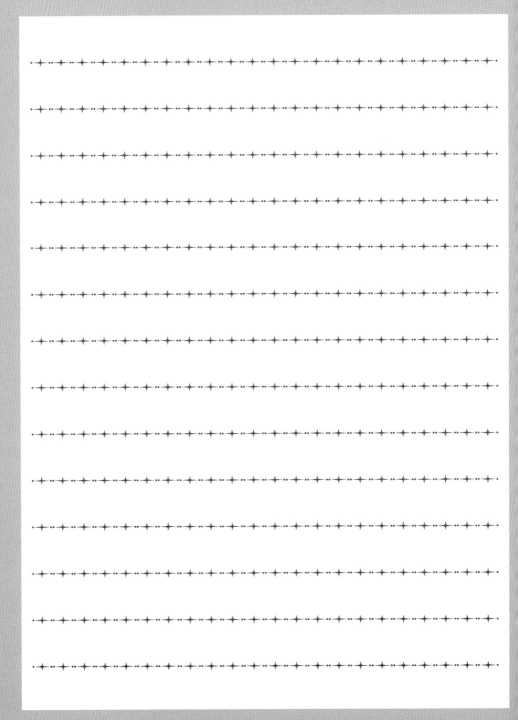

第10章
社區殘疾人士和精神障礙者的復健護理

1.掌握社區復健護理的基本概念；

2.掌握常用日常生活訓練的復健護理技術；

3.熟悉社區復健護理的對象和工作內容；社區殘疾人士復健的護理程序；

4.掌握社區精神障礙者的復健護理內容；

5.熟悉社區精神障礙者護理敝目的和意義；社區精神障礙者護理的護理管理。

10-1 社區殘疾人士和精神障礙者的復健護理（一）

（一）社區復健護理概論

1. 基本概念：
   - (1) 復健（rehabilitation）：復健是綜合協調而運用各種措施，以最大程度恢復和發展與生病傷殘者的身體、心理、社會、職業、娛樂、教育和周邊環境相互適應的潛能，並減少病傷殘者的身體、心理和社會的障礙，使其能重返社會，從而提升生活的品質。
   - (2) 復健護理：研究傷病者與傷殘者身體、精神復健的護理理論、知識和技能的科學。
   - (3) 社區復健：依靠社區人力資源而採取的復健措施，這些人力資源包括殘損、殘疾、殘障的人員本身，以及他們的家庭和社會。
   - (4) 社區復健護理：將現代的整體性護理融入社區復健，在復健醫師的指導下，在社區的層級上，以家庭為單位，更以健康為主軸，進而以人的生命為整體流程，讓社區護士依靠社區內的各種力量，對社區傷殘者所做的護理工作。
2. 社區復健護理的對象
   - (1) 殘疾者：
     - (a) 殘損（是生物器官系統水準上的殘疾。分為9大類）。
     - (b) 殘疾（是個人層級上的殘疾：活動受到限制）。
     - (c) 殘障（是社會層級上的殘疾）。
   - (2) 老年衰弱者
   - (3) 慢性病人。
3. 社區復健護理的工作內容：(1)獨立生活的諮詢，(2)社會復健，(3)預防殘疾的普查登記，(4)職業復健，(5)教育復健。
4. 社區復健護理的常用方法：
   - (1) 觀察與溝通。
   - (2) 糾正痙攣者的姿勢。
   - (3) 學習和掌握功能訓練的相關技術。
   - (4) 日常生活的訓練。
   - (5) 心理的護理。
5. 復健護理的原則
   - (1) 預防在先，功能訓練貫徹始終。
   - (2) 聚焦於「自我護理」和「協同護理」。
   - (3) 與日常生活活動相互整合，注重實用性，以達到患者能夠自我料理生活。
   - (4) 重視心理層面的復健。
   - (5) 提倡合作的精神。

社區復健護理的工作內容

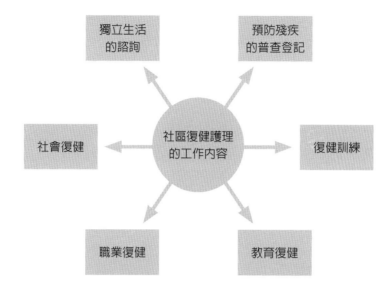

社區復健護理的常用方法

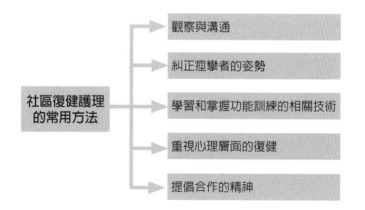

10-2 社區殘疾人士和精神障礙者的復健護理（二）

（二）社區殘疾人士的復健護理程序

1. 社區殘疾人士的復健護理評估

   社區復健護理評估是指收集、分析社區復健的護理對象（個人、家庭、社區）的相關資料，並與正常的標準做對照，找出護理的問題，為制定社區復健護理計畫提供參考依據的流程。

   (1) 社區復健的護理評量（一）：復健評量是指運用客觀的方法有效地、準確地判斷患者功能障礙的種類、性質、部位、範圍、嚴重程度以及預後的流程。復健的評量決定復健的治療方式。

   (2) 復健評量與臨床診斷的區別

   (a)臨床診斷著眼於疾病，復健評量著重在功能層面。(b)臨床診斷是對疾病確定病名的流程，復健評量是判斷功能障礙的流程。不同的疾病評量結果可能相同，而相同的疾病評量的結果可能不同。

   (3) 範例：桑蘭：(a)損傷之臨床診斷：頸5-7開放性、粉碎性骨折，75%錯位，頸5-7脊髓完全性損傷。(b)損傷復健的評量：頸5-7脊髓受損導致截癱，四肢運動、感覺功能嚴重障礙，0級肌力，一級肢體殘疾，需要做終生的復健工作，四肢的功能不可能完全恢復，只能具有一定程度的改善。

   (4) 社區復健護理的評量（二）：測量評定、肌力評定、ADL評定、智力狀態的檢查、偏癱恢復功能評定與復健職業能力評定。

   (a)測量的評定：肢體長度、肢體的周徑與關節的活動度。

2. 社區復健的護理措施：

   (1) 復健環境的整理。(2)常用日常生活訓練的復健護理技術：飲食訓練、更衣訓練、個人衛生訓練、床上運動訓練、移動訓練與輪椅訓練。

3. 飲食動作的訓練：

   (1) 方法：

   (a)「將坐在床上吃飯」的動作分解成最簡單的動作：從仰臥位變為坐位、維持坐的平衡、抓握餐具、使用餐具來攝取食物，將食物送入口腔之內，咀嚼和吞咽動作。

   (b)協助病人逐項練習。

4. 穿脫衣服的訓練：大部分病人在日常生活中，穿脫衣服皆可以用單手來完成。偏癱者在穿衣時，先穿患病的肢體，在脫衣時，先脫健康的肢體。在截癱者能平穩坐穩時，可以自行穿脫上衣。在穿褲子時，可以先取坐位，將下肢穿進褲子，再取臥位，抬高臀部，將褲子拉上、穿好。

5. 個人的衛生動作訓練：例如：洗臉、洗手、刷牙

   (1) 將臉盆放於患者前方的中間，用健康的手來洗臉、洗手。可以將毛巾繞在水龍頭上或患側前臂上，用健康的手將其擰乾。在洗健康的手時，需要將臉盆固定住，患手貼臉盆邊放置（或將毛巾固定在水池邊緣），在擦過香皂之後，健康的側邊手及前臂在患病的手或毛巾上搓洗。(2)在旋轉牙膏蓋時，可以藉助於身體將物體固定的方法（例如兩膝夾住）用健康的手將蓋旋轉開來。

手法肌力檢查分級表

分級	檢查
0	肌肉並無收縮
1	肌肉有收縮，但不能使關節活動
2	肌肉收縮能使關節整個範圍活動，但並不能抵抗重力
3	肌肉收縮肢體抗重力做關節整個範圍的活動，但並不能抵抗阻力
4	肌肉收縮能使肢體抗重力和對抗部分的阻力運動
5	肌肉收縮能使肢體抗重力及充分對抗阻力的運動

ADL評定：Barthel指數法評分表

日常活動的項目	獨立	部分獨立	需要相當大的幫助	完全依賴
進食	10	5	0	
洗澡	5	0		
修飾	5	0		
穿衣	10	5	0	
控制大便	10	5	0	
控制小便	10	5	0	
上、下樓梯	10	5	0	
在平地行走45公尺	15	10	5	0
床椅的轉移	15	10	5	0
上廁所	10	5	0	

韋氏綜合評量量表（節選）

類別	生活的能力	評分
手的動作	不受影響	0
手的動作	精密的動作會減慢，取物、扣扣子、書寫不靈活	1
手的動作	動作中度減慢，書寫明顯障礙，小字症	2
手的動作	動作嚴重減慢，不能書寫，取物、扣扣子顯著地困難	3
步態	跨步相當正常	0
步態	步幅為44-75公分，轉彎慢，分幾步來完成，一側足跟開始重踏	1
步態	步幅為15-30公分，兩側足跟開始重踏	2
步態	步幅小於7.5公分，出現頓挫步，足尖著地，行走速度相當慢	3
語言	清晰、易懂、響亮	0
語言	輕度嘶啞、音調平、音量可以聽見	1
語言	中度嘶啞、單調、音量較小，乏力 喊、不易聽懂	2
語言	重度嘶啞、音量小、 喊嚴重、很難聽得懂	3

10-3 社區殘疾人士和精神障礙者的復健護理（三）

（二）社區殘疾人士的復健護理程序（續）

6. 床上的移動訓練

(1)床上左右移動：先將健足伸到患足的下方，用健康的足來勾住患足右移動，用健足和肩支起臀部，同時將下半身移向右側，在臀部右移完成之後再將頭慢慢移向右側。右移的動作與此類似。(2)床上翻身：雙手十指交叉，雙掌對握，伸肘（患手拇指一定要放在健康的手拇指的上方）屈膝，先將伸握的雙手擺向健側，再反方向擺向患側，藉助於擺動的慣性可以翻向患側。向健側翻身法，可以先屈肘，用健康的手前臂托住患肘放於胸前，再將患腿插入患腿的下方，在身體旋轉的同時，用健康的腿搬動患腿，翻向健康的腿側。

7. 立位移動訓練：

(1)扶持行走：平衡失調病人需要扶行，扶持者宜站在患側。(2)獨立行走：可以藉助於平衡槓輔助訓練。先將兩腳保持在立位元平衡狀態，在行走時，一腳邁出之後，立刻將重心轉移到對側下肢，兩腳交替邁出。(3)架拐行走：首先在臥位鍛練兩上臂的肌力，其次要增強腰背部和腹部的肌力。再練習仰臥起坐和坐位平衡。在完成上述的訓練後，方能做架拐訓練。

8. 輪椅訓練：

(1)從床到輪椅：偏癱患者的轉移步驟爲在坐起來後，將兩足分開，穩固踏到地上，將輪椅置於患者健康的一側，而關好刹車的按鈕。(2)以健康的手來撐起身體，將身體大部分重量在健康的腿上站立，將健康的手放在輪椅的遠側扶手上，以健康的腿爲軸心來旋轉身體，而坐在輪椅上，鬆開刹車的按鈕，用健康的足來抬起病足，將輪椅後退離床，用健康的手將患腿提起，將足放到腳踏板上。

（三）社區精神障礙者的康復護理

精神障礙又稱爲精神疾病，它是指在各種因素的運作作用之下（包括各種生物學因素與社會心理因素等），所造成的大腦功能失調，而出現知覺、思想、情感、行爲、意志及智力等精神層面的異常症，而需要使用醫學方法來治療的一種疾病。

1. 社區精神保健：社區精神保健是以社區爲服務單位，以社區居民爲工作的對象，針對社區族群的特色，開展一系列組織性與系統性的心理衛生服務，利用精神醫學、心理學、社會學等多方面知識，爲社區族群和需要的民衆提供多元化、人性化的心理衛生服務。

2. 精神障礙者的護理管理：精神障礙者的護理管理涵蓋：(1)精神障礙者的社區管理，(2)精神障礙者的家庭管理，(3)「去機構化」管理。

3. 社區管理：目前社區精神障礙者的社區組織管理方法爲三級管理制，即市級、區縣級和基層的單位。

4. 家庭管理：

(1)家庭管理的意義：家庭治療與護理是在社區護士的指導下，由家屬來完成。可以改善患者與家庭成的關係，增進療效。(2)家庭管理的方法：社區護士定期訪視。

家庭管理

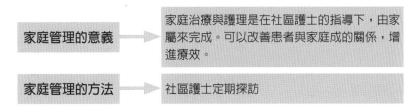

家庭管理的意義 ➡️ 家庭治療與護理是在社區護士的指導下,由家屬來完成。可以改善患者與家庭成的關係,增進療效。

家庭管理的方法 ➡️ 社區護士定期探訪

精神障礙者的護理管理

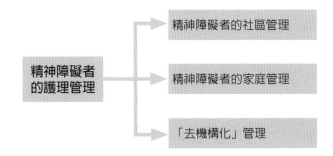

精神障礙者的護理管理 ➡️ 精神障礙者的社區管理

➡️ 精神障礙者的家庭管理

➡️ 「去機構化」管理

社區組織的管理方法:三級管理制

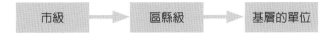

市級 ➡️ 區縣級 ➡️ 基層的單位

社區精神保健的內容

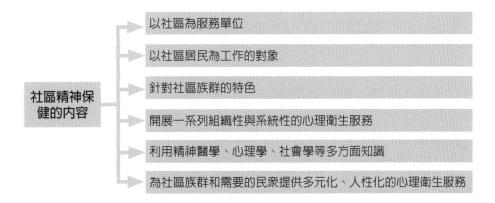

社區精神保健的內容 ➡️ 以社區為服務單位

➡️ 以社區居民為工作的對象

➡️ 針對社區族群的特色

➡️ 開展一系列組織性與系統性的心理衛生服務

➡️ 利用精神醫學、心理學、社會學等多方面知識

➡️ 為社區族群和需要的民眾提供多元化、人性化的心理衛生服務

10-4 社區殘疾人士和精神障礙者的復健護理（四）

（三）社區精神障礙者的康復護理（續）

5. 護理的內容：包含心理護理、安全管理、用藥的諮詢、睡眠的護理、協助病人自我護理和回歸社會等五個面向。

(1) 心理護理

(2) 安全管理
- 病人管理。
- 危險物品管理。
- 周圍環境管理。

(3) 用藥的諮詢
- 急性發作期病人的服藥諮詢。
- 恢復期病人的服藥諮詢。
- 服藥副作用的觀察和護理。

(4) 睡眠護理
- 失眠的原因及表現。
- 精神障礙者的睡眠護理：環境、作息的時間、身體不適、逐漸停止服用安眠藥。

(5) 協助病人自我護理和回歸社會
- 督促或協助病人做日常生活的料理工作。
- 回歸社會。

小博士解說

　　殘疾人士和精神障礙者是社區族群中的弱勢族群，也是需要社區護理人員特別關注的族群。本章的內容，掌握社區殘疾人士和精神障礙者的社區護理內容和相關的工作方法，對於協調社會各個部門和各種社會力量，提高殘疾人和精神障礙者的生活品質，最大程度回歸社會具有重要的價值。

社區精神障礙者的護理內容

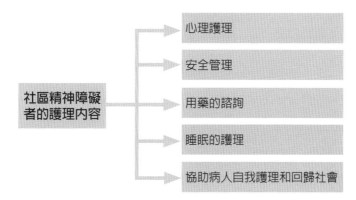

社區精神障礙者的護理內容 → 心理護理、安全管理、用藥的諮詢、睡眠的護理、協助病人自我護理和回歸社會

協助病人自我護理和回歸社會

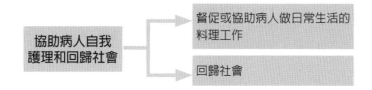

協助病人自我護理和回歸社會 → 督促或協助病人做日常生活的料理工作、回歸社會

精神障礙者的睡眠護理

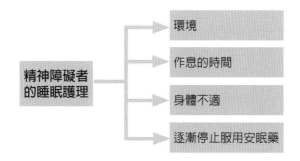

精神障礙者的睡眠護理 → 環境、作息的時間、身體不適、逐漸停止服用安眠藥

第11章
社區各類族群的特點及護理

1. 本章主要内容根據人的成長發育生命週期，介紹兒童保健、青少年保健、成人保健、老年保健。

2. 學生能了解社區族群的特點；熟悉兒童、青少年、成人、老人的身心需求；掌握社區族群的保健、健康問題及疾病護理。

3. 在學習中必須注意整合社區中各類家庭、社區環境的特點，滿足其各種需求。

11-1 兒童保健

社區居住著各類族群，社區護理師的職責是為社區各年齡層族群提供需求，維持健康環境，提供諮詢服務、教育與指導、資訊與資源等。

兒童保健

1. 兒童成長發育特點：生長發育的一般規律是指兒童少年在生長發育過程中所具有的一般現象。兒童在發育過程中，可以由於生活、環境、營養、運動、疾病或遺傳等因素的影響而出現各方面的個別差異，但是一般性規律還是普遍存在的。兒童生長發育具有下列的特點：(1)階段性：兒童生長發育是一個持續的過程，而且有階段性，兒童生長發育是一個持續的過程，但並不是等速進行，而呈現「乙」字型的曲線，有加速、減速和穩步成長三個變化時期。生後6個月內生長最快，而後6個月開始漸減，周歲後基本以等速穩步成長。(2)各個器官系統發育不平衡：神經系統發育領先，生殖系統發育較晚，淋巴系統發育則是先快而後回縮，年幼時，皮下脂肪發育較發達；到學齡期，肌肉組織發育開始加速。(3)個別差異：小兒的生長由於受到身體內、外因素，例如遺傳、性別、環境營養、教育等的影響，會產生相當範圍的個別差異。例如，矮身材父母的小兒與高身材父母的小兒相比，正常身長會相差很多，為此，兒童體格生長發育正常值不是絕對的，而是有一定的範圍。同時，判斷小兒發育是否正常，還需要做持續的、動態的觀察。兒童生長發育包括體格、骨骼與牙齒、神經、精神心理和智慧的發育。

2. 體格發育：為了對兒童體格發育情況進行研究，一般將兒童的體重、身長、坐高、頭圍、胸圍等作為兒童生長的指標。(1)體重：體重在相當程度上呈現出兒童的骨骼、肌肉、皮下脂肪和內臟品質成長的綜合性情況。它和身高的比例還可以輔助說明兒童營養狀況。新生兒出生後1周內會有暫時性體重下降（稱為生理性體重下降），大約減少原來體重的3%-9%。常於生後7-10日內恢復到出生體重。嬰幼兒體重前半年每月平均增加600g。後半年每月平均增加500g。4~5個月時體重是出生時的2倍（6kg），1周歲時增至3倍（9kg）。2歲時增至出生體重的4倍（12kg）。2~8歲平均每年成長不足2kg。7~8歲後體重成長值維持在2g以上水準。(2)身高：身長的成長也是年齡越小成長越快。新生兒出生時身長平均數為50cm，6個月時達65cm，1周歲時約為75cm，2周歲時約85cm。2歲以後平均每年成長5cm。(3)坐高：指從頭頂至坐骨結節的長度。出生時坐高為身高的66%，以後下肢成長比軀幹快。4歲小兒坐高為身長的60%，6~7歲時小於60%。(4)頭圍：頭圍反映了腦和顱骨的發育程度。出生時，新生兒頭圍平均為34cm，6個月為42cm，1歲為46cm，2歲為48cm，5歲為50cm，15歲為54~58cm（接近成人）。(5)胸圍：胸圍反映胸廓、胸背肌肉、皮下脂肪及肺的發育程度。在出生時，新生兒胸圍平均為32・4cm（較頭圍小1~2cm）。1歲以後，胸圍超過頭圍，頭圍、胸圍之差約等於其歲數。

骨骼與牙齒發育

骨骼發育	1.顱骨發育：顱骨的發育可通過頭圍、囟門大小和骨縫閉合的情況來衡量。前囟出生時約為1.5~2.5cm，至1~1.5歲閉合。後囟在2~3個月內閉合。顱骨骨縫一般在6個月以內閉合。 2.脊柱發育：新生兒出生後1歲內脊柱成長最快。出生時脊柱完全是直的，3個月小兒抬頭時出現頸椎前彎，6個月小兒坐直時呈現胸椎後彎，1歲末小兒站立行走時出現腰椎前彎。6—7歲時上述彎曲為韌帶裝置所固定。 3.骨化中心發育：正常小兒的骨化中心按年齡出現，並按照年齡接合。6歲以內手腕骨化中心的數目（包括手腕骨、橈骨和尺骨下側骺端的骨化中心）等於年齡加1。骨齡即為正常小兒出現相應數目骨化中心的年齡，骨齡較同齡小兒相差±20%尚屬正常。
牙齒發育	小兒於4~10個月開始出牙，2-~2．5歲出齊，共出乳牙20個。於6歲出恆牙，先出第一大白齒，共4個；7~12歲恆牙萌出，並逐個替換乳牙，共20個；12歲左右出第二大白齒，共4個；17~18歲以後出現第三大白齒，共4個，但也有終身不出者。

神經、精神心理和智慧發育

小兒精神心理和智慧發育的基礎是神經系統的生長發育。神經系統的發育包括腦、脊髓和神經纖維髓鞘的發育。

腦	初生新生兒的腦重已是成人腦重的25%左右。6個月時腦重已達700e，約為成人腦重的50%；1歲時腦重大約900g，為新生兒腦重的2．5倍，已達成人腦重的60%；4~6歲時腦重增加到1 250g左右，接近成人腦重的85%-90%左右。年齡越小，大腦發育越不成熟，形成的條件反射少、速度慢，不很穩定。嬰兒3~4個月後大腦皮質有了鑑別功能，開始形成抑制性條件反射，2歲後小JL逐漸可利用第二信號系統形成條件反射。小腦是出生時神經系統發育較差韻部分，生後6個月達生長高峰，以後減慢；2~3歲時小腦尚未發育完善，隨意運動仍不準確，共濟運動較差；6歲時小腦發育達成人水準。
脊髓	胚胎期脊髓發育較早，出生時形態結構已較完備，2歲時與成人近似。
神經纖維髓鞘	部分神經髓鞘在胎兒期已初步形成。神經髓鞘的發育成熟一直延續至性成熟期，在嬰兒期神經髓鞘的形成較不完全，對外的刺激反應較慢且易於一般化。

上述各點是兒童行為和生長發育的一般規律。但是，每一位兒童的行為及生長發育速度和特點表現不同，最後達到成熟也是不同的。因此，不可能強求所有兒童發育都一樣，應當盡可能充分發揮他們的遺傳潛力，使他們都能茁壯生長。社區護理人員應注意到：在兒童生長發育過程中，外界環境和教育會發揮極大的功能。

11-2 兒童行為的特點

　　兒童成長發育中可以劃分為：新生兒期，嬰兒期，幼兒期，學齡前期和學齡期。不同年齡層兒童的感覺、知覺發育，動作發育，注意與記憶、思想與想像，情緒與情感，個性發育及語言發育有一定的規律。

（一）新生兒期

　　小兒初生時，大腦皮質結構和功能尚未成熟，只有靠天生的、固有的非條件反射（本能），以保證身體與外界環境的最初平衡，例如覓食反射、防禦反射等。

（二）嬰兒期

　　此期小兒視覺、聽覺逐漸發育；知覺發育較慢；開始出現明顯的注意和初步的記憶；思想僅處於萌芽狀態；語言能力逐步發展，獨立性比初生時有顯著的增強。

（三）幼兒期

　　小兒1~3歲為幼兒期，是人生的第一個轉折期。特別是2歲以後，是小兒成長過程中的一個重要時期。幼兒期小兒開始具備了人類的特點：能直立行走，能用雙手使用工具，能以語言作為交流的工具等。

（四）學齡前期

1. 感覺：學齡前兒童已能精細地分辨物體的粗細、軟硬。5~6歲的兒童已能明確地分辨兩個同樣大小而品質不同的盒子的輕重。視覺感受性是兒童精確地分辨細小的物體，或距離遠的物體的細緻部分的能力。隨著年齡的成長，兒童的視覺感受性不斷發展。3-~4歲兒童可以辨認天藍、紫、橙色，可以臨摹幾何圖形。5~6歲可區別斜線、垂直線、水平線。隨著年齡的成長，視覺逐漸發展成為有目的、有意識的過程。

2. 知覺：(1)空間知覺：3歲兒童能辨別上下方位；4歲兒童能辨別前後方位；5歲兒童能以自我為中心辨別左右方位；6歲兒童能正確辨別上下、前後方位，以自我為中心辨別左右方位。(2)時間知覺：3~4歲兒童有初步的時間概念，例如，「早上」，「晚上」；4~5歲兒童能正確地辨別「昨天」，「今天」，「明天」；5~6歲兒童能辨別「前天」「後天」，「大後天」。整個學齡前期，兒童時間知覺發展的水準較低，既不準確，也不穩定。(3)注意與記憶：此期兒童對周圍的新鮮事物日益發生興趣，喜歡探索。鮮明、直覺化、生動、具體的刺激物，以及刺激物突然顯著地變化，仍為兒童無意識注意的對象。5~6歲兒童會逐漸獨立地控制自己的注意力持續約5分鐘。學齡前兒童隨著語言的發育，開始注意使自己的行動服從成人提出的要求，從而形成了有意識注意。4歲兒童可以再認1年前感知過的事物，在4歲之後重現保持的時間會更長。此時期兒童的記憶仍以無意識記憶為主。隨著年齡的成長，了解、語言、思考能力的加強，兒童有意識的邏輯記憶逐漸發展。5~6歲學齡期兒童開始利用概念來幫助記憶，但是兒童因為認識能力與生活經驗有限，邏輯記憶能力有限。

學齡前期的特色

思想與想像

- 學齡期兒童主要為具體的思想，即聯想事物的具體形象來做思想。

- 在此時期，語育對兒童的思想發展具有直接的影響。

- 學齡期兒童想像中的有意識性和創造性正在初步發展，無意識想像和再造想像仍然占有主要的地位。

- 想像的主題容易變化；想像與現實分不清；想像具有誇大性；想像並沒有固定的目的；想像雖然具有相當程度的創造性，但是只能在具體的層級上進行。

情感

- 學齡前兒童情感仍然不穩定，意識性和有意識性情感很低。

- 隨著年齡的成長，與各種事物有關的穩定情感在不斷發展，例如愛父母，愛朋友，愛動物等。

- 有時能控制自己情感的外部表現，例如故意不哭。

意志

- 學齡前兒童的各種意志品質在逐步發展，例如自覺性、自制力等。

- 如果兒童完全了解行動的目的，並對該項活動有較濃厚的興趣，就會有較好的表現。

個性的初步形成

- 自我意識：此期的兒童開始從輕信成人的評估到初步的獨立的自我評估。自我評估能力很差，暗示性較強，情緒性較大。

- 道德行為和道德判斷：學齡前兒童在道德認識上有一定的傾向；已具有初步相對穩定的道德情感；現實生活中對人們的道德評估已經能夠激起兒童道德體驗上的共鳴。

語言教育

- 掌握的字詞量不斷增加，並逐漸掌握抽象、概念性較大的名詞，正面的辭彙也大大地增加。

- 在4～5歲時，成人說話可以完全被聽懂。在遇到困難，會產生懷疑，而出現自言自語。

- 在語言習慣上，能夠逐步掌握語言的基本語法。

- 在6歲時，說話相當流利，語法相當正確。

11-3 學齡期的特色

學齡期是兒童行為發育上的一個重大轉折時期。

（一）感覺

學齡期兒童的視、聽覺感受性不斷發展。視力調節能力也不斷發展，特別是10歲兒童發展更快。聽覺上，辨別音調的能力不斷地提高。學齡前兒童手的動作的精密性和靈活性日益增加，但不能勝任要求細微肌肉動作的活動及需要持久用力的工作。手的運動感覺的發育對兒童的學習具有重大的意義。

（二）知覺

學齡前兒童知覺的有意性、目的性、選擇性和持續性均逐步加強，並從整體感知到學會比較分析。同時，知覺的發育與成人的教育影響密切相關，每一個兒童之間有差異。空間知覺表現為：5~7歲兒童比較固定化地辨認自己的左右方位；7~9歲兒童初步地、具地掌握左右方位的相對性；9~11歲兒童比較一般化地、靈活地掌握左右概念。時間知覺呈現為：對一些與生活有關的計量單位的了解常常帶有直觀的、表面的性質。

（三）注意與記憶

具體的形象思想仍占有重要的地位。一些直覺的、具體的事物較易於引起他們的注意。任何新奇的刺激都會引起他們的興奮，分散注意，並隨情緒的變化而轉移。在教學的影響下，有意識注意開始發展，而無意識注意仍發揮重要的功能。在同一時間內將注意分配到兩種或幾種不同對象或活動上的能力較差。

由於學習任務的要求，記憶的有意識性得到了鍛練。知識經驗的增加，語言的發展，抽象邏輯思想水準的提高，以及在教學的影響下，抽象記憶迅速發展。

（四）思想與想像

學齡前兒童從以形象思想為主要形式逐步轉化到以抽象邏輯思想為主要的型式。逐步學會正確地掌握概念，組成適當的判斷，做合乎邏輯的推理，但此種思維在很大程度上仍直接與感性經驗相聯結，並具有相當程度的具體形象性。

（五）情感

學齡期兒童運用學習接受各種社會性情感的陶冶。團體生活、工作、社會公益活動等，使兒童體驗著人與人、人與團體的關係。良好的交往使學生體驗著團結友愛、互助、榮譽感、責任心、上進心等正面情感；不良的交往使學生體驗到孤獨、嫉妒、自棄、不負責任等負面情感。學校的良好教育使學生的道德感、理智感和美感都有較大程度的發展。

學齡期的特色

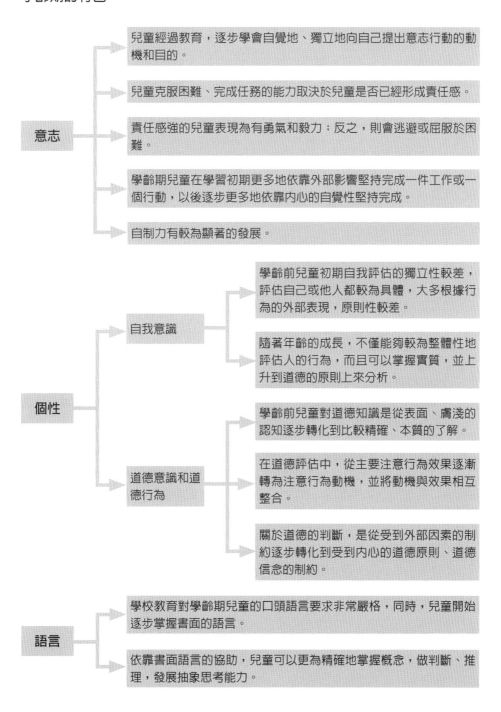

意志
- 兒童經過教育，逐步學會自覺地、獨立地向自己提出意志行動的動機和目的。
- 兒童克服困難、完成任務的能力取決於兒童是否已經形成責任感。
- 責任感強的兒童表現為有勇氣和毅力；反之，則會逃避或屈服於困難。
- 學齡期兒童在學習初期更多地依靠外部影響堅持完成一件工作或一個行動，以後逐步更多地依靠內心的自覺性堅持完成。
- 自制力有較為顯著的發展。

個性
- 自我意識
  - 學齡前兒童初期自我評估的獨立性較差，評估自己或他人都較為具體，大多根據行為的外部表現，原則性較差。
  - 隨著年齡的成長，不僅能夠較為整體性地評估人的行為，而且可以掌握實質，並上升到道德的原則上來分析。
- 道德意識和道德行為
  - 學齡前兒童對道德知識是從表面、膚淺的認知逐步轉化到比較精確、本質的了解。
  - 在道德評估中，從主要注意行為效果逐漸轉為注意行為動機，並將動機與效果相互整合。
  - 關於道德的判斷，是從受到外部因素的制約逐步轉化到受到內心的道德原則、道德信念的制約。

語言
- 學校教育對學齡期兒童的口頭語言要求非常嚴格，同時，兒童開始逐步掌握書面的語言。
- 依靠書面語言的協助，兒童可以更為精確地掌握概念，做判斷、推理，發展抽象思考能力。

11-4 預防接種與計畫免疫

（一）兒童預防接種

　　兒童在出生之後，來自母體的抗體逐漸消失，對各種傳染病的抵抗力降低，需要實施預防接種才能產生免疫能力。為了使兒童獲得良好的免疫力，需要系統地安排接種對象及時間，計畫接種。1.宣傳工作：社區護理人員應掌握所管地段的兒童免疫情況，為了兒童建立預防接種卡片或手冊，對接種對象及接種專案要做到及時、準確、不遺漏、不重複，保證每位兒童得到及時、系統的預防接種。2.接種前的準備工作：包括接種環境的準備及接種對象的準備。接種環境光線充足，空氣流通，室溫恰當。接種所用的物品及急救物品放置在合適的位置，各種注射用具必須經嚴格消毒，並做到一個接種對象一個注射器及針頭，防止交叉感染。對已懂事的兒童應做好說服工作，消除兒童的緊張及恐懼心理。3.禁忌症：每種預防接種都有其嚴格的接種對象及禁忌症。分為一般禁忌症及特殊禁忌症。(1)一般禁忌症：有急性傳染病接觸史而未通過檢疫期者，活動性肺結核、較重的心臟病、風濕病、高血壓、肝腎疾病、慢性病急性發作者，有哮喘及過敏史者，或有嚴重的化膿性皮膚病者等。(2)特殊禁忌症：有過敏史者使用動物血清製品易於發生過敏性休克或出現血清病。兒童患發燒性疾病，體溫在37.5℃以上者，禁止服用脊髓灰質炎活疫苗糖丸。正在接受免疫抑制劑治療者，不能常規性接受接種。

（二）兒童計畫免疫

　　計畫免疫即有方向性地按照一定的順序將生物製品（疫苗）接種到人體內，使人對某種傳染性疾病產生免疫能力，從而達到預防該傳染病的目的。1.疫苗：凡是自動免疫製劑統稱為疫苗。隨著現代科技的發展，疫苗的種類也隨之延伸。(1)減毒活疫苗：減毒活疫苗是將病原微生物（細菌或病毒）在人工培育的條件下，促使產生定向變異，使其毒力降低，極大程度地喪失致病性，但仍保留相當程度的免疫原性。此類疫苗在接種人體之後，使身體產生一次性的臨床感染過程，從而獲得免疫力。這類疫苗是活的疫苗，運送和儲存一定要在冷凍的條件下進行，並注意有效的時間，例如麻疹減毒活疫苗。(2)滅活疫苗：滅活疫苗包括細菌、病毒、立克次體及類毒素。此類疫苗對儲運條件要求相對較低，有效期相對較長。①細菌或病毒滅活疫苗：是指使用化學或物理的方法將細菌、病毒或立克次體滅活處理而製成的製劑。此類疫苗完全喪失致病力，但仍保留相應的抗原性，例如流行性B型腦炎滅活疫苗；②類毒素：細菌產生的外毒素，經人工方法脫毒處理而製成，例如白喉類毒素。(3)基因工程疫苗：基因工程疫苗是指利用生物工程技術將有效的特異性抗原的基因插入易於培養的載體細胞，在載體細胞增殖時可以表達有效特異性抗原成分，將其取出製成疫苗，例如B型肝炎酵母重組疫苗。(4)次單位疫苗：次單位疫苗是指從細菌或病毒的培養物中，以生物化學和物理方法萃取純化有效的特異性抗原成分而製成的疫苗，例如吸附無細胞百日咳疫苗。(5)合成疫苗：仿照特異性抗原的某些成分，使用人工方法合成抗原而製成的疫苗。此類疫苗正在研究中，尚無應用於臨床。

免疫程序

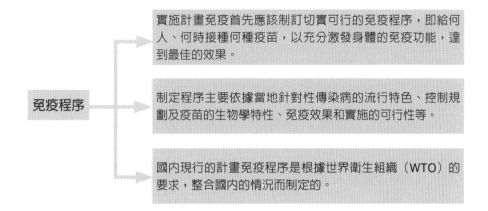

免疫程序

實施計畫免疫首先應該制訂切實可行的免疫程序,即給何人、何時接種何種疫苗,以充分激發身體的免疫功能,達到最佳的效果。

制定程序主要依據當地針對性傳染病的流行特色、控制規劃及疫苗的生物學特性、免疫效果和實施的可行性等。

國內現行的計畫免疫程序是根據世界衛生組織(WTO)的要求,整合國內的情況而制定的。

衛生福利部規定的兒童計畫免疫程序

接種年齡	接種疫苗
出生	卡介苗(1)B肝疫苗(1)
1個月	B肝疫苗(2)脊髓灰質炎疫苗(1)
3個月	脊髓灰質炎疫苗(2)百白破三聯(1)
4個月	脊髓灰質炎疫苗(3)百白破三聯(2)
5個月	百白破三聯(3)
6個月	B肝疫苗(3)
8個月	麻疹減毒疫苗(1)
2歲	百白破三聯(4)
4歲	脊髓灰質炎疫苗(4)
6—7歲	卡介苗(2),百白破三聯(5),麻疹減毒疫苗(2)

11-5 托幼機構之兒童保健

托幼機構的保健諮詢

　　大多數學齡前期的兒童進入學齡前教育，即幼稚園。托幼機構可以為兒童提供更適當的生活作息、更系統的學前教育及訓練兒童的獨立生活能力，為進入小學打好基礎。但托幼機構兒童的心理問題、傳染病、食物中毒等發生率較散居兒童高。因此，社區護理人員透過衛生監督、安全監督、營養監督等促進和確保托幼機構環境整潔、照明良好、運動安全、營養適量，並與家長、老師密切聯絡，為兒童提供安全、健康的教育環境。

1. 養成良好的生活習慣：(1)飲食習慣：學齡前期兒童的飲食接近成人，加上、下午點心。減少零食、注意食物色、香、味搭配、創造愉悅的進餐氛圍及讓小兒參與餐桌的佈置有利於增加兒童的食慾，並培養兒童良好的進餐禮儀及獨立進餐能力。(2)睡眠習慣：此期兒童需要11~12個小時的睡眠時間，其中包括1~2小時的午睡。在臨睡之前講一些輕鬆的故事、喝一杯溫牛奶等不僅有助於小兒良好的睡眠，也有利於親子感情的聯結。(3)排便排尿習慣：此期兒童逐漸具備獨立排便排尿的能力，老師及家長應培養兒童良好的排便排尿習慣和便後洗手的衛生習慣。(4)口腔衛生習慣：隨著兒童齲齒發生率的升高，培養良好的口腔護理習慣是兒童時期重要的保健內容之一。指導家長選擇安全、有效的牙膏及軟毛牙刷，並教會兒童正確的刷牙方法，牙齒的三個面中尤其是咬合面要仔細清潔，養成每天早晚刷牙、飯後漱口的好習慣。減少零食及含糖量高的食物的攝取。定期做口腔檢查。(5)眼睛保健：指導家長教育小兒保護視力，定期做視力檢查。

2. 培養獨立的生活能力及良好的個性：在家長及老師的協助下，逐漸培養兒童獨立穿衣、刷牙、洗臉、進食、洗澡等自理能力。而良好的家庭氛圍及教養方式可以培養兒童懂禮貌、愛工作、團結友愛、尊老愛幼的優良品質及正面的個性。

3. 加強體格鍛練：此時期兒童對各種活動及遊戲有濃厚的興趣，因此，開展安全、健康、正面的活動，特別是戶外活動及遊戲、體操、舞蹈，不僅能增強兒童體質，還可以寓教於樂，促進兒童智力的發育，陶冶情操。

4. 預防疾病和意外：繼續按時做預防接種。此外，學齡前期的兒童仍是意外傷害的高發族群，因此，安全教育仍是此時期的重要保健內容。此時期兒童安全教育的內容主要是：遵守交通規則、不要在馬路上玩耍、不要玩電器、不要到河邊玩耍等。

托幼機構管理

社區護理人員要指導托幼機構保健人員做好晨間檢查,對其衛生制度和安全制度做好指導之外,其重點是要做好兒童及工作人員的健康檢查。

兒童	1.兒童在入園前必須到當地醫療衛生機構的兒童保健門診進行全身體格檢查,體檢一個月內有效。 2.兒童憑健康檢查表和預防接種幼稚園或托兒所。 3.對有傳染病接觸史的兒童,必須經過醫學的觀察,觀察期滿且無症狀再復查,正常者可入園。 4.兒童離開幼稚園3個月以上,幼稚園則需要重新體檢。 5.有下列疾患的兒童不宜入園:嚴重先天性心臟病、裂齶。而癲癇、中度以上智力低落的兒童可以建議送專門機構做系統復健訓練。 6.患傳染病兒童應該及時隔離,痊癒後入園之前必須遞交醫療單位的證明。 7.定期做體格檢查,對營養不良、貧血等兒童要及時治療。
托幼機構的工作人員	1.托幼機構工作人員在參加工作之前必須做健康檢查,以後每年做一次體檢。 2.托幼機構工作人員必須持有健康檢查單位簽發「健康證明書」,才能上班。 3.下列疾病期間不得在托幼機構工作:患有法定的傳染病(包括急、慢性期)、滴蟲性及真菌性陰道炎、化膿性皮膚病的人員。經過治療痊癒之後,必須有醫院或防疫部門的證明,才能恢復工作。 4.精神病患者、HBsAg陽性反應者,有嚴重生理缺陷者不可在托幼機構工作。 5.工作人員罹患有傳染病、性病、疑似病例未排除前,以及病原攜帶者應暫時調離托幼機構。 6.工作人員若有傳染病切接觸史,必須向托幼機構負責人報告,暫時調離職位,接受醫學觀察。

✛ 知識補充站

學齡前期兒童常見心理行為問題的矯治

1. 吸吮拇指、咬指甲、攻擊性行為、破壞性行為、遺尿、手淫是此時期兒童特別是托幼機構的兒童常見的心理行為問題。
2. 社區護理人員應指導家長和老師正確對待兒童的心理問題,協助其尋找原因,對吮拇指、咬指甲的兒童給予更多的關愛、阿護和安全感;
3. 對有攻擊性行為和破壞性行為的兒童應該講道理、協助其反省;
4. 對遺尿和手淫的兒童應提供充足的遊戲機會,協助其樹立自信心,避免責怪、諷刺,以免造成兒童的心理障礙。

11-6 青少年保健

（一）學齡期特點與保健

1. 學齡期特點從入小學（6~7歲）開始到11~12歲前為學齡期。此期特點為：(a)體格發育平穩成長，除了生殖系統之外其他器官系統的發育到本期末均達到成人的水準。(b)智慧發育更加成熟，是接受文化教育、成長知識的重要時期。

2. 學齡期保健：(a)加強營養：保證足夠的營養攝取，合理安排進餐的時間和營養分配，培養良好的飲食衛生習慣，糾正偏食、挑食、吃零食、暴飲暴食等壞習慣。(b)合理安排作息時間：注意整合工作與休閒活動，合理安排學習、活動、休息敵時間，避免學業過重和精神過度緊張。(c)預防疾病和意外損傷：定期做體檢，做好近視、齲齒、脊柱彎曲等常見病的預防和矯治。加強對防範交通事故、溺水、外傷等常見意外損傷的宣導教育。(d)培養德、智、體群的整體性發展：加強道德修養，注意對兒童各方面能力的整體性培養。

（二）青春期特點與保健

1. 青春期的特點：女孩從11~12歲開始到17~18歲，男孩從13~14歲開始到18~20歲為青春期。此期特點為：(a)體格發育突然加速，是出生後體格發育的第二個高峰期。此期的生長發育在性激素的作用下明顯地加快。(b)生殖系統迅速發育，第二性徵逐漸明顯並趨向成熟。(c)神經內分泌的調節功能尚不穩定，由此在心理、行為、精神方面的表現也不穩定，往往表現出半幼稚、半成熟、半依賴、半獨立的特點。

2. 青春期保健：(a)保證營養：提供足夠的熱能、蛋白質及各種營養素，以滿足體格快速成長的需求，同時也應注意營養過剩，預防肥胖症。(b)加強體格鍛鍊，預防疾病：平時持續跑步、游泳、打球等運動，既能增強體質，也能鍛鍊意志。做好青春期常見病的預防，例如保護視力、預防齲齒、沙眼、脊柱彎曲、貧血、寄生蟲病等。(c)加強道德、法制教育：對青少年做正面的教育和引導，使其樹立正確的人生觀、價值觀。同時加強法制教育，抵制腐化墮落思想的影響。(d)形成健康的生活方式：預防吸菸、酗酒、濫用毒品等不良嗜好的產生，有效杜絕青少年犯罪。(e)性教育：及時做性生理教育，使青少年了解自己會出現的正常生理變化現象，避免過分緊張。提倡男女同學之間的正常交往，勸導他們在讀書期間不要談戀愛，並抵制黃色書刊、錄影等。

青春期性的發育檢測

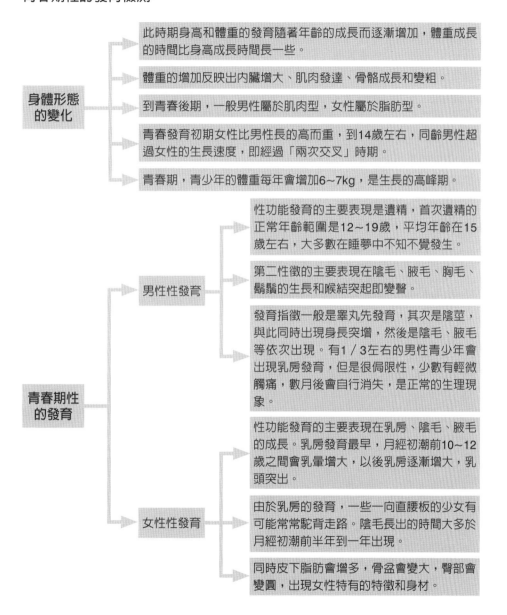

身體形態的變化
- 此時期身高和體重的發育隨著年齡的成長而逐漸增加，體重成長的時間比身高成長時間長一些。
- 體重的增加反映出內臟增大、肌肉發達、骨骼成長和變粗。
- 到青春後期，一般男性屬於肌肉型，女性屬於脂肪型。
- 青春發育初期女性比男性長的高而重，到14歲左右，同齡男性超過女性的生長速度，即經過「兩次交叉」時期。
- 青春期，青少年的體重每年會增加6~7kg，是生長的高峰期。

青春期性的發育
- 男性性發育
  - 性功能發育的主要表現是遺精，首次遺精的正常年齡範圍是12~19歲，平均年齡在15歲左右，大多數在睡夢中不知不覺發生。
  - 第二性徵的主要表現在陰毛、腋毛、胸毛、鬍鬚的生長和喉結突起即變聲。
  - 發育指徵一般是睪丸先發育，其次是陰莖，與此同時出現身長突增，然後是陰毛、腋毛等依次出現。有1／3左右的男性青少年會出現乳房發育，但是很侷限性，少數有輕微觸痛，數月後會自行消失，是正常的生理現象。
- 女性性發育
  - 性功能發育的主要表現在乳房、陰毛、腋毛的成長。乳房發育最早，月經初潮前10~12歲之間會乳暈增大，以後乳房逐漸增大，乳頭突出。
  - 由於乳房的發育，一些一向直腰板的少女有可能常常駝背走路。陰毛長出的時間大多於月經初潮前半年到一年出現。
  - 同時皮下脂肪會增多，骨盆會變大，臀部會變圓，出現女性特有的特徵和身材。

➕ 知識補充站

青春期性的發育檢測：青春期是人生第二個突變時期，是生長發育的最後階段，出現形態、生理、生化、內分泌等生理上的變化和生殖系統質的變化的時期。

11-7 青少年的生理及心理保健

　　青春期是由兒童發育到成年的一段過渡時期，從開始出現青春發育到生殖功能發育成熟的一段時期稱為青春期。世界衛生組織將其範圍定為10~20歲，一般男性較女性晚2年。

青春期的生理和心理特點

1. 生理特點：在激素作用下，青少年進入體格發育的第二個高峰，體格生長發育迅速，性器官迅速發育並逐漸成熟，第二性徵也逐漸會發育成熟，男性出現遺精的現象，女性出現月經初潮。

2. 心理特點：此時期是個人一生中智力發展、世界觀形成、信念確立的關鍵時期。青春期的心理特徵一方面帶有童年期的某些痕跡，另一方面又開始出現成人期的某些心理特徵，因此具有半幼稚、半成熟、獨立性和依賴性並存、變化多端等特點，心理上表現為情感多變、情緒不穩定或易於激動等。心理學家稱此年齡階段為「危險年齡階段」。此一階段的心理特徵主要有下列幾個層面：

(1) 性發育所引起的問題：進入青春期後，開始意識到性別差異，出現朦朧的兩性意識，對性發育感到困惑、好奇，對異性產生愛慕感，對性知識感興趣。青少年若不能得到良好的性知識和性道德教育，容易發生不正當的性行為，危害身心健康。

(2) 自我意識增強：隨著生理、心理、社會功能的發展，青少年日益渴望獨立，希望從家庭和學校的束縛中解脫出來，開始與父母疏遠，並具有很強的逆反心理。但經濟上的不獨立又使青少年必須依賴父母。此種獨立與依賴並存的矛盾心理使得青少年的情緒不穩定，甚至造成親子關係和師生關係的緊張。

(3) 夥伴關係密切：同學、夥伴成為青少年生活中的重要社會關係，他們與夥伴關係密切，彼此交流內心的感受，並獲得友情與支持。但此期若結交了不好的夥伴，較強的好奇心和模仿性使青少年容易沾染一些不良嗜好，甚至走向犯罪，近年來，青少年犯罪率在不斷升高。

(4) 人生觀、世界觀的形成：在青春期，青少年開始思索人生的價值和個人的追求，逐漸形成對人生和世界的看法，並確立自己的理想和奮鬥目標。但青少年對自我的評估帶有一定的盲目性，容易誇大自己的能力，並且愛幻想，但受到挫折和失敗時又容易垂頭喪氣。

(5) 閉鎖心理的出現：秘密感成為青少年特有的心理活動，不願將內心的想法表露出來，與老師、家長難以溝通。

青春期的保健諮詢

適量的營養諮詢

→ 飲食中各種營養素的供給必須滿足青少年的生長發育需求。

→ 1.注意飲食的構成和適量搭配：食物應該多樣化，飲食成分應包括穀類、動物類、蛋類、奶類、蔬菜和水果類。
2.注意主、副食搭配，葷素搭配，粗細搭配，使得營養素的功能互補。

→ 注意三餐能量的合理分配，早、中、晚的熱能分配以3：4：3較為合理

→ 每次進餐應保證有充足的時間，不宜匆匆忙忙，以免影響消化與吸收。

養成良好的生活習慣

→ 父母要讓同學齡期的兒童養成良好的生活習慣。

正確地對待青春期特殊行為問題

→ 青少年早戀

→ 1.早戀在中學生中日益普遍，而且容易發生不正當的性行為，因此青少年妊娠和性病也會影響青少年的健康。
2.相關的資料證實，國內青少年發生初次性行為的年齡正在提前，而帶來諸多的社會問題。

→ 青少年自殺和意外傷害

→ 1.現代社會的競爭使青少年的負擔過重，壓力過大，遇到挫折時容易走向極端，近年來，青少年自殺率急劇上升。
2.青少年的意外傷害也是影響青少年健康的重要原因。

心理衛生及健康行為諮詢

→ 1.激勵家長、老師一起來關心青少年的心理成長。
2.運用健康教育來做性生理、性心理、性道德、性美學等教育，使其了解生殖器官的解剖與生理、第二性徵的發育、遺精、月經來潮現象，解除對性發育的神秘感和對遺精、月經來潮的恐懼，正確對待青春期的各種現象，建立對性問題的正確態度，增強對心理衛生和健康行為的正確引導和教育，確認自己的性別角色，培養自尊、自愛、自強、自信的優良品質。

定期做體格檢查和健康教育

→ 1.定期做體格檢查，及早發現青少年常見的疾病。
2.並且舉行健康專題講座，提供有效預防各種疾病的資訊，促進青少年的健康發展。

11-8 成人保健（一）

（一）成年人保健的意義

　　成年人的生理功能與心理功能都較爲穩定，觀察力有好的發展，記憶、思想與想像力也發展到成熟階段。它是人的一生中的全盛時期，在職業創造工作方面是最有收穫的年華。然而中年人的生理功能則在不知不覺地由強轉弱，所以經常會產生心理衝突和困惑。

（二）成年人的身心特徵

　　1.常見的心理問題：(1)事業上成就與追求目標的差距所造成的失落感，每個人都希望能透過自己的努力達到自我實現，但由於主、客觀因素的限制，事業上經常會遇到困難，遭受挫折，不能實現預定的目標，從而造成心理的壓抑和失落。(2)人際關係矛盾，中年時期人關係錯綜複雜，同時承擔著多種角色，例如父親、兒子、主管、下級、同事等。如果處理不好社地位和社會角色的變化，就可能產生心理上的壓力。(3)希望健康與忽視健康的衝突，中年智力發展到最佳的水準，心理能力也最成熟，往往接受承擔著重要的職責和任務，所以希望自己精力充沛、身體健康，但是往往因爲工作忙而忽視自身的保健，最終導致疾病。(4)更年期心理障礙，更年期是生命週期中從中年向老年過渡的階段。女性在45~55歲左右，男性在50~60歲。由於神經內分泌和社會心理因素的影響，往往會出現明顯的心理反應，例如情緒低落、焦慮不安和恐懼緊張狀態，並伴隨著人際關係的緊張。

（三）成年人保健護理

1. 量力而爲：對自己的體力和能力要有正確的認識和評估，不要接受力所不能及的任務，盡力而爲，細水長流。
2. 妥善處理各種關係：在遇到衝突時，應設法解決，若因爲條件限制不能解決時，也應避免或消除不利於心身健康的心理因素，提倡修身、善思、愼行之道，採取自我調節的方法來解決各種心理上的衝突。
3. 放鬆調節：在緊張工作之後要學會放鬆，安排旅遊、欣賞音樂、適量的運動、親朋好友聚會，有助於消除疲勞和緊張狀態。
4. 注意更年期保健：了解更年期的生理變化規律，保持家庭環境的穩定和社會責任感，保持樂觀的情緒，適度安排生活、工作與休閒，做一些力所能及的工作，維護良好的人際關係，持續地運動。
5. 更年期的衛生：無論男女，更年期是生理變化所引起的暫時性異常階段，只要對這種生理現象有足夠的認識，正確對待，便能順利地度過更年期，不會威脅到生命的安全。

男性更年期與婦女更年期

男性更年期	男性40歲以後睪丸功能會開始減退，在55～65歲之間進入男性更年期，有些人沒有什麼感覺，只有部分人出現症候群，臨床表現也不完全相同，通常表現為體力欠佳、精力不足、思想和記憶力減退。過去一貫雷厲風行的爽快人士，可能會變成優柔寡斷，遇事缺少主意，過去一向敏感好學的人，變得對許多事情興趣不濃。更年期時還可能出現失眠、多夢、頭痛、抑鬱、孤僻、喜歡清靜、不愛活動、容易觸怒、性慾低落等症狀。男子到了更年期應注意安排好工作和生活，做到起居、飲食有規律，工作時間集中精力，休閒時間多從事一些自己感興趣的有益活動，加上家人的關懷，症狀會逐漸減輕或消失。症狀嚴重的人，可以在醫生的指導下，應適當服用一些睪丸酮類的藥物或服益髓添精、補益腎氣的中藥。處於更年期的男子，出現性功能減退的現象也不用憂慮，不必求助於補壯之藥，過了更年期以後，症狀會自然消失。
婦女更年期	「更年期」，此一名詞已延用百年，但它的定義並不夠明確，為了能夠進一步研究圍停經期的問題及促進國際之間的交流，1994年，世界衛生組織（WHO）再次就有關定義問題作出下列的建議：停經過渡期：從月經週期開始出現變化到最後一次月經前的時間。自然停經期：由於卵巢功能的喪失而使月經永遠停止。人工停經：使用手術的方法切除雙側卵巢（保留或切除子宮）或用放療或化療的方法使卵巢功能喪失而使月經停止。停經後期：指最後一次月經的後期。圍停經期：指從停經前一段時間，出現與停經有關的內分泌、生物學改變及臨床特徵時到停經後12個月內。停經前期：停經前的整個生殖期。由於卵巢內分泌功能的衰退的過程是逐漸發展的，且存在相當大的個人差異，所以很難確定圍停經期開始的確切時間，雖然重點明確，但在現實之中難以預測。 圍停經期是在婦女的一生持續統一體中的一個階段，此時期的健康往往決定於以前的健康狀況、生殖類型、生活方式和環境因素。圍停經期婦女的健康和幸福在其生活中受到社會、文化和經濟狀況的強大影響。同時對婦女在停經期的需求已得到承認，並在大多數西方文化中提出，而在發展中國家這些需要尚未被適當提出。很多的婦女在此時期體驗到紊亂症狀，通常是能自癒和不威脅生命的。但仍然是不愉快的。另外，從有規律的月經週期過渡到閉經可能產生焦慮。某些婦女在晚年害怕妊娠，一些未能生育的婦女可能將停經看作是她們生育能力的最後失敗。因此，應對此期婦女給予特殊的保健與關心。 大多數婦女更年期發生在45～55歲之間，隨著民眾生活水準的提高，體質增強，停經期會往後移，也有在55歲以後出現症狀者。更年期是由於卵巢功能衰退，造成內分泌代謝紊亂而出現的各種症狀。應認識到更年期的到來是人生的自然生理現象。一般經過半年到兩年左右的時間，體內建立起新的內分泌平衡，恢復了正常的生理狀態，症狀便會逐漸消失。大多數不需要藥物治療，或做必要的對症治療。在更年期中只要主動自我調節情緒，安排好飲食起居，參加團體運動及休閒活動，便能使不適感減輕或消失。

11-9 成人保健（二）

（四）婦女更年期

1. 圍停經期婦女生理、心理特點：

   (1) 生理特點：婦女在圍停經期，由於體內雌激素分泌減少，出現了一系列症狀，稱爲停經期或更年期症候群。人工停經是指手術切除雙側卵巢（同時切或不切子宮）或使用其他的方法（化療、放射性治療）停止卵巢功能。

   ① 生殖器官的變化：卵泡的數目是隨著年齡而逐漸減少，其重量和體積也隨著年齡的增加而逐漸減輕和萎縮。隨著年齡成長子宮肌層和內膜層亦逐漸萎縮，子宮體與子宮頸也隨之變小。外生殖器主要表現在陰毛稀疏、陰阜及大小陰唇呈現萎縮狀。

   ② 內分泌的變化：圍停經期婦女的生理變化實際上是兩個方面的功能：一是卵巢功能減退所引起的內分泌改變；另一方面是由身體自然老化所引起，兩者交織在一起共同發揮功能，而以前者影響更大，主要是雌激素水準下降。

   ③ 停經：一般年齡超過45歲，月經停止一年以上者稱爲停經。停經類型可以分爲自然停經和人工停經，絕大多數爲自然停經。

   (2) 心理的特點：停經期婦女在各方面已趨於成熟穩定，不僅子女已長大成人，或完成學業或成家立業，而且，自己所從事的事業也已能熟練掌握，乃至到了取得成就的階段。但與此同時，又將面臨子女因成家獨立生活而離開自己；父母年邁多病需要照顧，或要承受失去親人的痛苦；職業婦女還要面臨奮鬥競爭、退休等新問題，這一切加上圍停經期所發生的生理改變，特別是停經，會使圍停經期婦女的心理發生不同程度的變化。有的婦女因月經停止，生育能力消失，會感到自己衰老，或因性興趣減少或性交不適感的增加，出現性生活困難及痛苦。這些都會使圍停經期婦女產生不適應或失落感。甚至出現憂鬱、絕望和無助感。圍停經期婦女常見心理問題包括：能力與精神減退，注意力不集中，易激動，情緒波動較大或無法控制情緒，緊張、焦慮、自我封閉、固執，內心有挫折感和自責、自罪感等。同時還時常伴隨著失眠、頭痛、頭暈、乏力等身體不適。這些症狀是多變的，沒有特異性，但是圍停經期所出現的心理／精神症狀較精神病人的症狀較輕，有所波動，並不是持續存在，大多由身體不適或生活壓力事件而引發。

2. 常見的症狀與健康問題：每一位婦女皆有不同的圍停經期經歷。所有婦女都有的惟一變化是月經週期的停止。圍停經期症狀是指在停經前後出現的，一系列以自主神經系統功能紊亂爲主的症候群。

常見的症狀與健康問題

血管舒縮 失調症狀	潮熱、泛紅、出汗和夜間盜汗，是圍停經期最常見的臨床表現。病人的主訴常感到胸、頸及面部有突然發燒，此現象稱為潮熱。潮熱發作頻率和持續時間存在很大的個人差異，但都能自行緩解，發作大多在午後、黃昏或夜間。有些人潮熱同時還伴隨出汗和出現皮膚發紅為潮紅，在潮紅發作時，有些人還伴隨頭暈、耳鳴、頭部壓迫感或胸部緊迫感。上述症狀有人可能會同時出現，有人僅出現其中一種或兩種。
泌尿生殖器 的萎縮症狀	停經後婦女陰道黏膜變薄，分泌物減少，導致性交不適感、性交困難或發生陰道炎。部分停經後期婦女出現尿道炎、尿失禁或頻尿。
月經變化	在停經過渡期婦女出現月經週期不規則或月經出現數量的變化。有的人月經週期會突然停止，大多數婦女都會在停經前出現月經不規則、週期延長或縮短，月經量增多或減少。此時需要注意外生殖器官器質性疾病，例如子宮腫瘤。
其他症狀	除了上述症狀之外，部分婦女還可能出現精神緊張、心悸、憂鬱、乏力、失眠、注意力不集中、頭暈等症狀。許多研究發現這些症狀與停經狀態無關，但彼此有很大的相關性。停經後的婦女除了泌尿生殖器的萎縮症狀之外，還會出現皮膚、毛髮和體型的改變，皮膚變薄、乾燥、瘙癢、彈性下降並出現褶皺；陰毛和頭髮脫落，面部汗毛增多；乳房下垂；腹、臀部增大，例如在伴隨著有骨質疏鬆時，身高會變矮或駝背等。

＋知識補充站

圍停經期的預防保健：圍停經的健康多半是取決於兒童期和育齡早期的健康狀況，社區醫務人員為育齡早期的婦女做預防保健工作，因此，在預防與圍停經期和老化有關的問題將會發揮重要的功能。

11-10 成人保健（三）

（五）圍停經期預防保健

1. 健康教育與保健諮詢：首先要為婦女提供青年時期的營養和行為，會對停經後生活品質造成影響的相關知識。例如生育期間隔時間應會長一些，即使妊娠和哺乳期有足夠的鈣攝取，此期間骨密度的下降，斷奶後幾個月才能恢復。若間隔較短，則骨骼的鈣含量將會減少，婦女會以較小量的儲備來對付停經後的骨量失漏。營養不良的婦女還可能需要更長的生育間隔。健康生活方式對任何年齡層的婦女都有益。圍停經期婦女健康的生活方式能減少此年齡段各種疾病的危險性。圍停經期健康教育內容包括：①吸煙的危害；②合理運動；③合理飲食；④心理調適；⑤配偶的支持；⑥避孕；⑦激素替代療法（HRT）；⑧體檢。

2. 預防骨質疏鬆症：如果在停經後的早期用雌激素替代法，它是一種防止停經後婦女骨量失漏的有效方法。骨折在晚年發生率最高，因此，為了婦女長期保持骨礦物質密度，停經後需要使用雌激素至少10年。而且，一旦停用雌激素療法，骨鈣丟失就開始，所以，即使治療持續很長的時期，而對75歲和更老的婦女的骨密度可能也很少有剩餘的功能，她仍有骨折的高度危險。

3. 預防心血管疾病：停經後由於雌激素的缺乏，使心血管系統失去了雌激素的保護功能，動脈粥狀硬化性心臟病的發生機會增加。有人統計，停經後缺血性心臟病的死亡率是停經前同類疾病的2.4倍。重視冠心病的易感因素和促發因素對預防冠心病有重要的功能。激素替代法對冠心病有保護功能，此資料是來自只用雌激素製劑的研究成果。迄今，對複方激素療法的使用者的保護功能尚無結論性的證據。

4. 泌尿生殖道炎症的預防：泌尿生殖道是雌激素的標靶器官，婦女停經後期由於雌激素降低，使泌尿生殖道發生萎縮性病變，常會伴發感染。社區常見有老年性陰道炎、尿道炎和膀胱炎。預防措施有下列幾方面：

   (1) 保持外陰清潔與乾燥：經常清洗外陰部，注意便後由前向後的擦拭，及時清洗，避免用鹼性高的洗滌用品。

   (2) 性生活要有節制，並注意性交前後清洗外生殖器，以減少陰道感染。

   (3) 及時治療現患婦科疾病：例如子宮出血、宮頸慢性發炎症等疾病。

   (4) 老年性陰道炎者，應遵從醫囑內服或局部使用雌激素以減輕症狀。

停經期預防保健的普查與普治

普查是為便於及早發現各種婦科的常見病症、多發病症，落實預防的措施，及時治療，降低其發病率，提昇婦女的健康水準。

因此，普查是貫徹預防為主，保護婦女健康的一項極為重要的措施，其目的在於：有利於婦科常見病的防治；有利於婦科惡性腫瘤的早期診斷；有利於開展健康教育與保健諮詢；可以為婦女保健工作提供參考。圍停經期婦女在普查中應有下列的重點篩檢內容：

乳癌篩檢	建議30歲以上婦女掌握乳房自我檢查方法，40歲以上婦女每年要做一次臨床檢查，50～59歲婦女每1至2年要做X光攝影檢查。
子宮頸癌篩檢	1.建議婦女從有性生活開始起應每1至3年做一次子宮頸脫落細胞塗片檢查。 2.上述檢查應特別注意高危族群。
其他的檢查	1.每年體檢主要內容為體重、血壓，實驗室檢查主要為血脂、血糖，胸部X光透視。 2.許多婦女使用激素替代法可以減輕雌激素缺乏的症狀。 3.有一些婦女雖然沒有症狀，但是骨質疏鬆或心血管疾病(尤其是心肌梗塞)仍然是很大的危險因素，使用雌激素替代療法可以為她們提供長期的保護。 4.激素替代療法並非沒有不良反應或長期危險性（尤其是乳腺癌），每人決定開始用藥和繼續用藥時間，將取決於婦女本人如何了解、權衡潛在的利害關係。

激素替代法的適應症與禁忌症

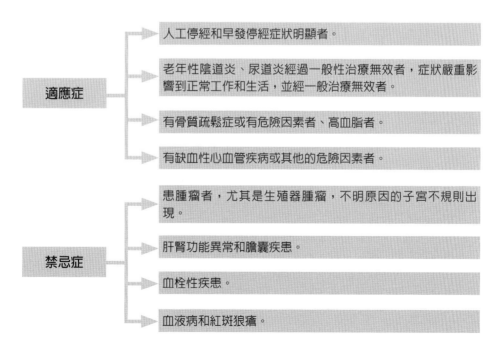

11-11 老年保健（一）

（一）老年護理的意義

老年保健事業的發展經驗告訴我們，隨著老年人口的成長，醫療投入增加，累積的患者數增加，醫療機構和護理人員的需求成長迅速，在財力與人力巨大消耗後，並沒有很好地解決老年人的照護問題。因此，如何調整醫療服務方式和組織結構，以滿足人口老齡化發展出現的健康需求，成為多數國家目前醫療改革的重點。老年保健的意義在於將以往以治癒疾病為目的的工作，轉向更有效的預防病理性老化，維持老年人的軀體自主活動，盡可能長地維持老年人自理生活的能力，提高老年人的生存品質。

（二）老年人的身心特徵

老年人與其他年齡層的族群一樣，有基本的生理需求，安全的需求，愛和歸屬的需求，自尊和自我實現的需求。他們的生理、心理和社會需求是相互影響的。社區護理人員的工作重點是了解並儘量滿足老年人的健康需求，發揮他們的個人潛能，提高社區老年人的生活品質。

1. 營養：營養素是人體生長發育、組織修復和維持生理機能的物質基礎，足夠的營養素攝取能增強老年人身體的抵抗力。社區老年人隨著年齡的成長，對食物的消化和吸收功能均有所下降，從食物中攝取的營養素也相應減少；同時老年人的活動量比正常成人減少，代謝過程緩慢，對營養物質的需求也較少。因此如何適量進食，保持適度的營養是老年人很主要的健康需求。

2. 排泄問題：老年人因為咀嚼困難，進食蔬菜水果和含纖維素的食物減少，肌肉的收縮力下降以及身體對排便反應的敏感性降低等因素，易造成便秘。由於神經性疾病、泌尿系統感染、精神因素、環境因素、或排尿功能減退、膀胱容量減少、盆底支援組織鬆弛等原因會造成尿瀦留或尿失禁，男性老年因為前列腺肥大而引起尿瀦留，老年女性的壓力性尿失禁都是常見的排尿異常。

3. 休息與睡眠：隨著年齡的成長，老年人實際睡眠的時間逐漸減少，但是休息對他們依然很重要。老年人一般活動量較少、夜尿增多、各種疾病所致的疼痛等因素，都會影響睡眠的品質，導致失眠的發生。失眠會影響老年人正常的生活，影響情緒，甚至會造成跌倒等意外的發生。

4. 運動：每天進行有規律、適量運動可以保持個人健康，促進血液循環、增強呼吸功能、延緩身體的老化過程，還可以維護身體的協調功能，增進老年人的自信心，以及對身體內外壓力的應對能力。

5. 安全：老年人的身體功能隨年齡的成長而衰退，出現感覺器官功能下降，呈現為視物模糊、聽力下降、行動不便、不協調、記憶力減退及應變能力降低。當環境中存在危險的因素，例如地面潮濕、不平、光線過暗等原因，容易發生各種意外，例如跌倒、用藥安全等。因此，老年人有較多的安全需求。

老年人的生理需求與社會心理需求

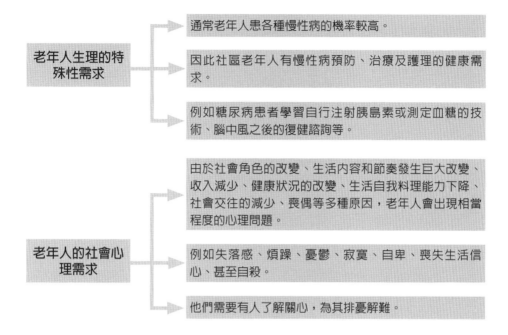

老年人生理的特殊性需求
- 通常老年人患各種慢性病的機率較高。
- 因此社區老年人有慢性病預防、治療及護理的健康需求。
- 例如糖尿病患者學習自行注射胰島素或測定血糖的技術、腦中風之後的復健諮詢等。

老年人的社會心理需求
- 由於社會角色的改變、生活內容和節奏發生巨大改變、收入減少、健康狀況的改變、生活自我料理能力下降、社會交往的減少、喪偶等多種原因，老年人會出現相當程度的心理問題。
- 例如失落感、煩躁、憂鬱、寂寞、自卑、喪失生活信心、甚至自殺。
- 他們需要有人了解關心，為其排憂解難。

老年人的保健護理

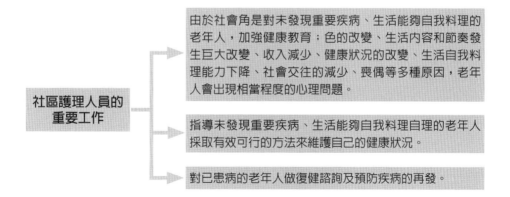

社區護理人員的重要工作
- 由於社會角是對未發現重要疾病、生活能夠自我料理的老年人，加強健康教育；色的改變、生活內容和節奏發生巨大改變、收入減少、健康狀況的改變、生活自我料理能力下降、社會交往的減少、喪偶等多種原因，老年人會出現相當程度的心理問題。
- 指導未發現重要疾病、生活能夠自我料理自理的老年人採取有效可行的方法來維護自己的健康狀況。
- 對已患病的老年人做復健諮詢及預防疾病的再發。

✚ 知識補充站

　　社區護理人員的重要工作是對未發現重要疾病、生活能自理的老年人，加強健康教育，指導他們採取有效可行的方法來維護自己的健康狀況；對已患病的老年人做復健諮詢及預防疾病的再發。

11-12 老年保健（二）

（三）老年人的保健護理

1. 營養適量老年人對熱量的需求較一般成人少，注意進食高蛋白、適量糖類、低脂肪、低膽固醇、高維生素、少鹽少糖少油、清淡易消化的食物。老年人腺體分泌減少，咀嚼消化能力降低，應注意養成較好的進食習慣，例如定時定量、細嚼慢嚥、不暴飲暴食、葷素搭配、不偏食、不食過冷過熱的食物。鼓勵多喝水，一般每天在1500 ml左右為宜，其目的是稀釋血液，降低血液的黏度，減輕血循環的阻力，避免心腦血管意外和便秘的發生。鼓勵老年人和家人或親屬同住，以保證獲得比較均衡的營養，同時也能體會到進食的樂趣。

2. 指導排泄：

    (1) 預防便秘：應指導老年人注意飲食結構的合理性，適當增加水果、蔬菜和含纖維素豐富的食物；養成良好的定時排便習慣；鼓勵多喝水，每日清晨喝一杯淡鹽水，有助於促進腸蠕動，並會軟化大便；指導鼓勵老人每天持續地做運動，可以根據個人的愛好，選擇散步、慢跑、打太極拳等活動型式，以促進腸的蠕動；身體欠佳的老年人，可以讓家屬協助做被動式運動；指導每天做腹部按摩，可以在起床前或臨睡之前使用雙手順時針方向輕柔腹部，以協助腸道運動；症狀嚴重者，按照醫囑來使用緩瀉劑，或用手將糞便摳出。在必要時給予灌腸，以緩解便秘腹脹的痛苦。

    (2) 預防尿失禁：指導老年人在身體許可的情況下，持續地做適當的運動，並有意識地做收腹提肛動作，以加強盆底肌肉的張力；告知老年人一旦有尿意，應及時排尿，避免長時間憋尿；對尿失禁的老年人應指導其保持會陰部皮膚的乾燥、清潔，以防局部皮膚因尿液刺激造成糜爛、破潰等；生活不能自理的老年人，可以使用尿片，每天2次用溫水清洗會陰部，並保持會陰部的乾燥。

3. 持續運動：老年人可以採取散步、慢跑、太極拳、做體操、做家務或其他個人喜好的娛樂活動等多種運動方式。活動受限者，可以根據實際的情況做床上肢體活動，或使用輔助儀器活動等，以保證相當程度的活動量。

4. 預防失眠；社區護理人員應耐心聽取老年人的主訴，了解引起失眠的原因，了解其常用的因應方式，鼓勵老年人適當地做運動，充實白天的生活內容，提高睡眠的品質；養成良好的睡眠習慣，在臨睡之前避免飽餐一頓、飲用咖啡、濃茶等飲料，限制入睡前的水分攝取，以防止夜尿而影響睡眠；保持睡眠環境的安靜、避免光線、噪音的干擾。

保證安全：預防跌倒與安全用藥

預防跌倒	社區護理人員應透過健康講座，使老年人認識到重視安全的重要性；並對老年人生活起居等情況加以評估，與老年人或其家屬共同制定計劃，採取預防跌倒的安全保護措施。老年人生活環境的佈局儘量合理，符合老年人生活習慣，傢俱物品儘量固定位置；老年人活動的範圍光線充足，地面應平整、防滑、無障礙物；穿著舒適合腳的鞋，以維持走路時的身體平衡；指導老年人在變換體位時動作不宜過快，以防直立性低血壓；行動不便的老年人，應有人攙扶或有拐杖的協助；盥洗室應有防滑設施，安裝坐式便器並配有把手；洗澡時間不宜過長，水溫不宜過高，提倡坐式淋浴；入廁入浴時不宜鎖門，以防萬一出現意外，便於入室救助；鼓勵老年人外出時穿戴色彩鮮豔的衣帽，以便於提醒路人和駕駛員識別，減少受傷的危險。
安全用藥	社區護理人員應協助老年人正確合理用藥，避免不必要的副作用。服用的藥物應有明顯的標誌，詳細注明服用的時間、劑量和方法，以防止發生服藥過量、誤服等意外；注意服藥安全，服藥時應避免採取臥位，而應取站立位、坐位或半臥位服藥，以避免發生嗆咳；指導老年人用溫開水吞服藥片後，再多喝幾口水，使藥片能順利咽下，避免因為藥片沾在食管壁而使局部黏膜受到刺激，並影響藥物的吸收；定期檢查老年人服藥的情況，指導家屬協助監督其準確合理用藥，以確保老年人的用藥安全。

＋ 知識補充站

老年人的保健護理

1. 保持心理健康：社區護理人員應了解和尊重老年人的心理變化，給予支持和協助；協助老年人系統地安排生活，培養新興趣、學習新知識，以充實老年期的生活；協助老年人重建認知，正確對待喪偶、體弱多病等事件，接受現實，正面因應，順利度過悲傷期，鼓起生活的勇氣；鼓勵老年人做一些力所能及的家務，促進生活自理能力，滿足自尊和自我實現的心理需求；積極參加社會公益活動，多與人交往接觸，創造一個和睦的家庭和人際關係。

2. 預防各種疾病：社區護理人員應根據本地區老年人的特點，鼓勵老年人定期做各種常規健康體檢和自我檢查，以及早發現疾病，有利於早期診斷和治療。例如對於65歲以上老年人定期測量體重、至少每年測量1次以上血壓、血脂、血糖、三大常規檢查（血液、尿液、糞便）、肝腎功能、做牙科檢查、聽力測量、肺部透視、心電圖、腹部超音檢查，老年女性應每月做乳房自我檢查、每年至少做1次陰道塗片檢查，以早期發現高血壓、糖尿病、腫瘤等各種老年人的常見疾病，以便於及早就醫，取得較好的醫療機會和效果。

11-13 老年保健（三）

（四）老年人常見的疾病與健康問題及護理

衰老是生物界存在的普遍規律，任何生物（包括人），當生長發育達到成熟期以後，隨著年齡的成長，在形態、結構和生理功能方面都必然要出現一系列退行性變化。社區最多見的，例如老年性骨關節問題（腰、背、膝關節疼痛）；下肢的震顫、麻木、水腫，低體溫和睡眠障礙等情況，在臨床上常稱老年人這些主訴為「未分化的健康問題」。這是所有老年人具有的進行性、隨著年齡增加而出現的退行性功能降低，雖程度不同（個人差異較大）尚不屬於疾病，但是確實給老人生活帶來諸多不便，若衰老改變加劇，將會導致生活品質的下降，最終形成疾病。社區護理人員在臨床工作中針對此類問題，不僅重視且應有具體的護理對策，以便實現預防老年人生活中自理缺陷，強調自我護理，提高其生活品質的目的，故此，下列僅介紹社區老年人常見疾病與健康問題及護理。

1. 心腦血管疾病的護理：心腦血管疾病是社區族群中的常見病和多發病，嚴重威脅人們的健康，對社會的生產和發展造成嚴重損失，也是引起死亡的主要原因。常見的有高血壓、冠心病、腦血管意外，常會有嚴重的後遺症，例如中風後偏癱、失語、意識障礙等。社區護理人員應指導高血壓、冠心病、腦血管疾病患者和家屬樹戰勝疾病的信心，配合治療和功能訓練；持續地長期、規律、按照醫囑正確地服藥，不隨意停藥；密切觀察藥物的功能和副作用，若有病情變化，要及時就診。定期測量血壓，一般每週1-2次；為患者提供盡可能滿意的社區、家庭支持，採用復健治療和病後諮詢、訪視等方式，減輕心腦血管疾病的症狀，預防併發症和殘疾的發生。

2. 呼吸系統疾病的護理：老年人常見的呼吸系統疾病主要為慢性阻塞性肺部疾病，例如老年性慢性支氣管炎、阻塞性肺氣腫、呼吸衰竭等。病情常反覆發作，遷延不癒，嚴重影響老人的生活品質。社區護理人員應指導老年慢性阻塞性肺部疾病患者積極防治呼吸道疾病；多喝水，以稀釋痰液；按醫囑使用控制感染、袪痰鎮咳、解痙平喘藥物；進行復健指導，如呼吸體操、腹式呼吸、縮唇呼吸及全身運動等，以維持健康的狀態，延緩病情的發展和併發症的出現。

呼吸道感染（肺炎）的預防與口腔護理：隨著年齡的增加，呼吸系統逐漸發生退行性功能改變，例如肺部彈性減低，呼吸較弱，纖毛運動減少等，由於這些功能上的改變，導致肺部感染（肺炎），成為社區老年人最常見的嚴重疾病之一。因此，在家庭護理中要從口腔護理著手，積極地預防呼吸道感染，對老年人就顯得尤為重要。

呼吸道感染（肺炎）的預防與口腔護理的預防與護理措施

口腔護理的目的	清潔口腔，儘量將口腔及咽喉部細菌數量降低至最低，以預防呼吸道感染。
方法	1.刷牙與漱口：要求老年病人在就餐後（含喝牛奶、飲料後）一定要漱口。在必要時社區護理人員需要親自或指導家屬做特殊口腔護理。漱口的方法是含一口（大約10～15m1）溫開水，用水沖洗牙齒上下及口腔的左右。刷牙應在口腔徹底清潔後（漱口），刷牙的目的是清潔牙齒面和齒縫內的殘留物。 2.喝水：漱口、刷牙後應喝一到兩口溫水，以沖洗咽喉部（漱口無法沖洗到的部位），其目的是將該部位的細菌總數的數量減少，將細菌稀釋後吞咽至胃內由胃酸殺滅。夜間排尿後最好也能喝1～2口溫開水（1～2口水不足以生成一次尿液），對於體弱多病的老人；當外出回家後，首先應先用溫開水來漱口，再喝一到兩口溫水，目的同上。對不限制喝水的老人應鼓勵其多喝水，且不宜一次大量喝水，對於疾病需限制喝水的老人，也可在每日總量控制的前提下，採取少量、多次喝水和經常漱口的方法以預防呼吸道感染。

睡眠呼吸暫停的預防與護理

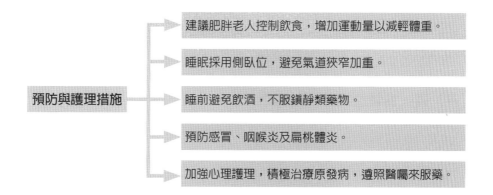

預防與護理措施

- 建議肥胖老人控制飲食，增加運動量以減輕體重。
- 睡眠採用側臥位，避免氣道狹窄加重。
- 睡前避免飲酒，不服鎮靜類藥物。
- 預防感冒、咽喉炎及扁桃體炎。
- 加強心理護理，積極治療原發病，遵照醫囑來服藥。

＋知識補充站

睡眠呼吸暫停

正常人在入睡的初始和動眼期，有1～2次呼吸暫停，呼吸氣流停止10秒以上。臨床上除了因為多種疾病引起的睡眠呼吸暫停之外，本症是社區老人常見的健康問題。定義：每晚7小時睡眠，鼻或口腔氣流暫停超過10秒，暫停發作超過30次以上（或每小時睡眠呼吸暫停超過5次以上，老年人超過10次以上）。

11-14 老年保健（四）

（五）消化系統疾病的護理

1. 應激性潰瘍（急性胃黏膜病變）的預防與護理：社區老年人發生應激性潰瘍並不少見，應激性潰瘍是指體內在某些緊急病態下發生的胃、十二指腸的一種急性潰瘍。潰瘍表淺、易出血，數日後多能自愈，而不留疤痕。也可因精神因素或其他的致病因素形成經久不癒的慢性潰瘍。

2. 預防與護理措施：(1)根據病人家庭現有資源條件，設計預防各種感染和預防感冒（冬季防寒、夏季防暑）的有效措施。(2)遵照醫囑來積極治療原發病，對患有慢性病（如肺心病）和需長期服用激素類藥物的老人，要隨時注意觀察病情變化，早期發現，及時採取有效的護理措施。(3)對有潛在發生此類疾病的老人，需要加強心理護理，避免情緒緊張，調節病人的中樞神經功能，使病人身體的功能得到恢復，緩解病人的應激狀態。(4)家庭護理僅適宜出血少且病情較輕的病人（可以參照醫院對出血的護理）。(5)臥床休息。(6)測量生命徵象，記錄出入量，觀察大小便的顏色、氣味、性狀和量，在必要時留取標本化驗。(7)飲食：無渣軟飯，少食多餐，可給牛奶、米湯等中和胃酸，有利於胃黏膜的癒合。(8)老年人患病症狀大多不明顯，要注意仔細觀察、勤詢問，教育病人及家屬應特別重視出現腹痛、嘔吐等症狀時，應即刻與醫生、護理人員聯絡或急送入院。

（六）胃－食管反流的預防與護理

社區內常患呼吸道疾病或原因不明的肺部感染時，即使沒有典型的胃－食管反流主訴，也應考量到該病的可能性。

1. 護理與預防措施：(1)飲食：不吃或少吃產胃酸的食物，例如白薯等，應少量多餐，晚餐不要吃的太晚，避免餐後平臥和在睡前2～3小時內進食，禁食高脂食物。(2)建議肥胖者要減輕體重。(3)對吸菸、飲酒者建議戒煙和限酒。(4)睡眠的臥位：枕頭宜軟，稍高避免頸椎過度緊張，或將床頭抬高，對胃－食管反流可以發揮預防的功能。

（七）便秘的預防與護理

在排便問題上個人差異很大，有的人3天1次，有的人1天3次。只要不出現大便硬結、排便困難，以及排便時的腹痛都屬於正常。相關資料證實：由於長期臥床的病人、老年人的腸蠕動功能降低，即使每日排便，其腸道內也會有少量糞便存留，腸道內毒素容易被吸收，因而可以引起體溫升高。日本老年病專家研究發現，老年人便秘與體溫的關係和排便前後血液成分的變化有關，結果是：排便前體溫升高，白血球升高。在排便後體溫會下降，白血球會下降。由此可以看出，腸道護理中，便秘的預防，對長期臥床病人和老年人生活中的防病發揮重要的功能。

便秘的預防與護理措施

養成定時上廁所練習排便的習慣，即使沒有便意也應持續鍛練，利用生物回饋的方法，定時有意識地誘導排便。

瀉藥和灌腸會擾亂正常的排便反射，一般便秘應儘量少用。若已經久服瀉藥又在短時間內無法迅速停藥的病人，可以在短期選用緩瀉藥和非刺激性的灌腸。但仍要持續地練習，每天定時廁所排便。

飲食有足量的粗纖維食物（例如粗製穀物，蔬菜類有芹菜、菠菜、適量韭菜和水果等）。若無特殊疾病每天應充分喝水，尤其是晨起先喝一大杯溫或涼開水（個人能接受的數量），可以濕潤全消化道預防便秘。

持續地運動可以有效地預防便秘，對臥床、高齡老人或患慢性病的老人而言，當戶外全身運動有困難時，可以採用室內或床上運動的方法以達到預防便秘的目的，其具體的做法為：每天2～3次腹部按摩，按照結腸解剖位，由右至左按摩5～10分鐘，可以有效地預防便秘。

對臥床病人，冬季床上排便所用的便器應在加溫之後使用，以免因為便器低溫而造成會陰部及肛門括約肌緊張，造成排便困難和引起疼痛，便器加溫也可以促進排便，減輕便秘引起的不適或腹痛。

11-15 老年保健（五）

（八）循環系統疾病的問題

1. 下肢水腫的預防與護理：下肢水腫是社區老年人最常見的主訴之一，大多老人無心臟等器質性病變，而下肢出現明顯的水腫。下肢水腫需要分析病因，首先要鑑別是否因為疾病所引起的，例如心衰、深部靜脈血栓、低蛋白血症、腫瘤惡液質、黏液性水腫等原因。攝取鹽過多和重力的功能或體位是常見的主要原因。社區有相當多的老人，特別是高齡老人，由於長期臥床或坐位，下肢活動少，肌肉的泵功能減弱，使得下肢靜脈擴張，靜脈血液淤滯；或由於靜脈瓣受損，導致瓣膜閉鎖不全，使得毛細管靜脈端血液流體的靜脈壓升高，而妨礙了液體從組織間隙滲回到血管腔而導致水腫。下肢位置性水腫或重力性水腫以晚上更為明顯。

2. 預防與護理措施：(1)鈉鹽的攝取以4～5g為宜（心、腎衰竭器質性病除外），應在尊重老年人多年養成的生活習慣的前提下，與老年人及其家屬協商，制定逐漸減低鈉鹽的飲食計畫，直至適量為止。(2)常變換體位，避免坐位時間過長，例如伏案寫作或打牌、看電視等消遣活動時，應注意1~2小時的肢體活動，增強肌肉泵的功能，有利於靜脈血的回流，減輕水腫。(3)適當、經常運動是最好的方法。在家庭中可以根據病人的具體情況和居室條件，制定適合病人的運動計畫（例如戶內、外活動），並注意整合工作與休閒。在休息時，可以適當地將下肢抬高等護理措施，對臥床的病人可制定床上的肢體活動計畫。

（九）直立性低血壓的預防與護理

直立性低血壓是社區老年人常見的健康問題之一，依據相關的統計，65歲以上老年人，患直立性低血壓者約占20%，75歲以上老年人或老年病人，症狀性直立性低血壓患者會高達30%~50%。

1. 預防與護理措施：
   (1) 遵照醫囑積極地病因治療。
   (2) 適量飲食，充足的營養以利於新陳代謝，不過飽和限制飲酒。
   (3) 適當地做運動，避免過度的活動和長時間的站立。避免長期臥床，應視病因、病情來制定活動計畫。
   (4) 常發生的病人，體位變換時要緩慢，使體位性代償反射能夠適應各種體位的改變。睡眠可以讓其取高枕臥位，由臥位到立位時使用「起床三步曲」。

2. 具體的方法：對於長期臥床在即將離床前幾周，視病情設定，每個步驟不一定要1周，在開始時應相當謹慎並有護理人員親自指導，以保證安全。

直立性低血壓的預防與護理

在開始時，每天1～2次抬高床頭（或靠背架）10～15cm，每次5～10分鐘，3天之後，抬高床頭的次數、時間可以視病人耐受情況而增加。以後每天3～4次抬高床頭15～30cm，每次10～15分鐘。3天之後，若病人已適應而無不適感，可以用大枕頭2～3個抬高頭部，每一個枕頭5分鐘，角度大約45度左右（或使用被子），時間定在就餐之前。

若病人已耐受，並無不適感，開始取坐位。每天3次，安排在就餐前，時間大約為1周左右。

病人在採取坐位之後，安排雙腿床邊下垂姿勢，注意保證病人安全坐穩。每天的時間和次數可以視病人的實際情況來制定。

上述三步驟是預防直立性低血壓的有效方法，安全通過三個步驟之後，病人開始在有人關照下做床邊站立，逐步形成穩健的步態之後，可以開始病人獨立步行訓練。

適當調整飲食和服藥時間，晚間少喝水，利尿劑不在睡前服，夜間床旁放便器，防止夜間起床排尿時發生直立性低血壓。

頻發的病人，鼓勵穿彈力長襪和用緊身腹帶。

此類病人在血壓測量時應做到：定時、定位（肢體）、定人、定物，確保準確。

指導病人和家屬，一旦發生時應注意，立即平臥，向心方向按摩四肢。

在做藥物治療時，要注意保證按時、按量服藥，藥物反應及血壓變化應詳細記錄。

11-16 老年保健（六）

（十）室性早搏的預防與護理

室性心律失常，以室性早搏最常見。「室早」會見於冠心病或其他心臟病，也可以發生在無明顯器質性心臟病的健康人。下列僅介紹一般無明顯器質性心臟病及不頻發的「室早」，可以在家庭內做護理的老人。

1. 預防與護理措施：根據室性早搏規律尋找原因。臨床發現，室性早搏在晝夜之間有其發生的規律：早晨：7～9時；下午：14～15時；晚上：18～20時。研究發現上述規律的出現原因，是由於白天腎上腺素能活動增加而誘發室性早搏，晚上由於迷走神經張力增加，其具有抗心律失常的功能，因此，一般老人室性早搏夜間常不會發作。臨床發現，情緒緊張常是導致老人室性早搏發病的主要原因。

2. 預防性的給藥原則：根據病人發病規律（室性早搏），設計合理的用藥時間，應在室性早搏發作的15～30分鐘之前給藥，可以有效地控制早搏和提高藥效（減少用藥量）。

3. 護理：(1)消除誘發的因素，積極地治療原發病。(2)「室早」高峰期，Jb護理，減少焦慮的情緒。(3)行為干預，糾正不良生活習慣和不良情緒。(4)設計利於病人休息、睡眠環境（安排舒適的環境，並注意雜訊、強光等對老人的影響）。(5)保持大便的暢通。提高家屬對「室早」的認識，積極配合護理，給予病人情感的支持。

（十一）泌尿系統疾病的護理

目前發現，在社區部分的老人之中，腎臟功能有隨著年齡的增加而出現的功能逐漸減低的趨勢。相關的研究證實，青、中年期由於飲食習慣和生活方式變化，會誘發高血壓、動脈硬化、糖尿病、感染等疾病，此外，還有因為藥物和過量攝取蛋白質等因素，均會使腎臟功能減退，致使老年期發展為腎功能不全。目前，由於生活水準的提高，飲食結構的改變，致使高血壓、動脈硬化、糖尿病等很多疾病的發生率上升，最終導致部分病人合併症為腎臟病變。因此，如何保護腎臟、預防腎臟功能減低，將成為家庭護理中一項十分重要的工作。

1. 預防與護理措施：根據上述腎臟損害原因分析，在家庭護理中透過健康教育，促使老年人在生活中，重視保護腎臟（其中包括老人的子女同樣需要從青、中年人開始，對他們的營養和生活方式進行適當調整，以預防腎臟功能損害）。透過對老人的整體評估，可以發現其生活習慣對其腎臟產生不良影響，家庭護理應在尊重老年人生活習慣的前提下，向老人提倡健康的生活方式，提出下列的建議。(a)適量飲食（結構合理）：根據病人的年齡、身體條件（患病），制定飲食中攝取的鈉、鉀、蛋白質、脂肪等的結構與數量（尤其注意避免大量、長期攝取肉食）。(b)建議老人戒菸，限酒。(c)適當地運動。(d)遵照醫囑適量地用藥。(e)積極治療原發病（高血壓、糖尿病等），預防腎臟合併症。

泌尿系感染的預防與護理措施

目前，社區腎臟疾病和尿毒症者，最多見的是由泌尿系感染逆行所導致，其中是膀胱護理的重要並未引起重視是原因之一。預防腎臟疾病最終導致的尿毒症，除了積極治療原發病之外，預防泌尿系感染的膀胱護理是非常重要的方式。

養成好習慣	養成飯前和便後洗手的衛生習慣，婦女在排尿之後可以稍等片刻，儘量將尿道殘餘尿流盡而不用紙擦拭（經測試目前市場上銷售的衛生紙均存有不同程度的細菌），而採用每日換洗內褲的方法；有擦拭習慣的婦女可以使用消毒、清潔手紙擦拭，或在大陰唇外擠壓將殘餘尿擠出，常患此病的老年婦女在排尿後可以用柔軟的全棉舊內衣（經過裁剪消毒之後使用），臥床病人最好是用流動、新鮮溫開水沖洗。洗滌會陰的用具應專用、串期清洗保持乾燥、定點放置。家庭內使用的坐便器墊外用套應經常洗滌，因為體弱或殘疾人行動不便，在坐位時常不穩、不準，易將便器墊汙染或用被汙染的墊子將會陰部汙染，易感族群的坐便器墊應與家中其他人使用的分開放置、管理。
訓練膀胱肌	外出不憋尿，夏季多喝水（除了疾病要求限制喝水者之外），男性老年膀胱內常出現「殘餘尿增多」，是因前列腺肥大尿流受阻，膀胱過度充盈，血液循環不良和老年人逼尿肌無力而造成的。在排尿時應稍多等一下，促使膀胱括約肌主動收縮和持續收縮將殘餘尿排盡。女性有尿失禁或遇有增加腹壓的動作，例如咳嗽，不自主的排尿，護理上也可以利用每天數次收縮會陰部肌肉的訓練，定時有意識地控制排尿，也稱為分段排尿，會發揮加強尿道括約肌、協助功能恢復的效果。
清淡飲食	罹患明顯前列腺肥大的男性老人，飲食中刺激性調味儘量少用或不用，例如辣椒、芥末等，建議老人適當限制或不飲烈酒。
預防生病	預防感冒，積極治療可以引發泌尿系感染的全身性疾病，例如糖尿病、前列腺炎等。

11-17 老年保健（七）

（十一）預防身體各個關節疼痛與人體力學諮詢

臨床上常可以見到應用人體力學的原理預防和治療疾病的各種方法，例如休克取去枕平臥位、心衰病人採取半臥位並使雙腿下垂等。生活中人體力學的應用與臨床上利用力學原理的目的相同，均為預防和治療疾病。為此，社區護理人員則可通過健康教育，指導社區老年人，使其學會在生活中運用人體力學，做到節省體力並能夠安全、有效地完成日常生活活動。1.預防與護理措施：(1)在健康教育之前，首先應對社區老人進行軀體及各個關節發生疼痛的評估，以期尋找原因聚焦性地透過示範教學，使老人認識到他們現存的健康問題，是由於生活中人體力學和發力運用不當所導致。(2)牙齒及下頜關節的保護，社區常見老人下頜關節紊亂、疼痛、咬合困難和門齒外突等問題，其原因是經常用牙齒咀嚼堅硬的食物（榛子等），或吃體積較大且密度大的水果或蔬菜時用門齒切拉而造成的。預防上述問題：門齒只可用作切食物，而不做向外牽拉的動作（若果菜較大，例如大蘿蔔或大雪梨，可以先用刀將其切成小塊食用）避免牙齒外突，在日常生活中不使用牙齒直接咬食或咀嚼堅硬的食物，避免頜關節疼痛及損傷。(3)身體各關節保護基本原則：無痛操作和有痛即止，勞逸結合與常換體位，保養與勤用關節，防止廢用；以物代勞和以強助弱（持重物時能肩時不用肘，能用肘時不用手）；應用人體力學原理來做各項操作，以避免勞損或畸形。

（十二）骨關節病的預防與護理

骨關節病是一種慢性退行性非發炎症性骨關節疾病，因其多發於老年人，所以，臨床上常稱其為老年性關節炎、肥大性或增生性關節炎、退行性關節炎等，簡稱老年性骨關節病，本病好發於脊柱（常表現為腰背痛）和髖、膝等負重的關節。預防與護理措施：(1)建議肥胖老人限制飲食，適當運動以減輕體重，以期減少老化關節的負擔。(2)注意保暖，避免潮濕。(3)日常生活活動，注意使用人體力學，防止損傷。(4)在出現腰背疼痛時，可以在工作時穿腰圍加以保護，以減少疼痛。(5)睡硬板床。(6)遵照醫囑適量用藥。

（十三）皮膚瘙癢的預防與護理

社區老人皮膚問題中屬皮膚瘙癢最為突出，常促使老人因瘙癢而就醫，在生活中瘙癢老人帶來諸多困擾和煩惱，會引發焦慮情緒、失眠等一系列臨床症狀。

預防與護理：(1)積極地治療原發皮膚疾病。(2)心理護理。(3)個人化指導：(a)飲食宜清淡，適當增加蔬菜與水果的攝取，以補充維生素，忌菸酒及辛辣刺激性食物。(b)盡量避免生活環境中溫度變化過大（溫、濕度適宜）。(c)內衣最好用全棉的，不用化纖、羊毛織物。(d) 搔癢嚴重時只用手拍打，不用手抓。(e)沐浴次數、時間不宜過勤、過長；水溫不可過高；不使用鹼性大的肥皂；避免皮膚脫脂引起搔癢，老年人或乾燥皮膚者在沐浴後，應在瘙癢局部塗抹護膚劑，以預防搔癢。

自發性震顫的預防與護理措施

自發性震顫的
預防與護理措施

→ 病情觀察協助鑑別診斷。

→ 在確診之後遵照醫囑服藥。

→ 心理護理,對大部分的老年病人簡便且有效。

→ 實際的方法:首先對個人、家庭做整體的評估,對評估結果加以歸納分析,例如病人病情、睡眠、情緒、家庭支援等情況,透過健康教育使得家人能重視本病,協助做好護理工作,例如病人走路時不加以催促,避免因為精神緊張而震顫發作;有的老人手顫時,手中持物(手帕)後震顫便會減輕。在護理諮詢中教會使用放鬆訓練會有效地減輕震顫、放鬆情緒,改善心情,提高生活品質。

＋知識補充站

自發性震顫的預防與護理

　　自發性震顫是社區老年人最常見的震顫性疾病,尤其是老年人作為單一症狀疾病,在美國患病的人多達3萬～4萬。自發性震顫是良性的,它不會縮短壽命,但是對生活的品質會產生明顯的影響。社區自發性震顫老年病人常有功能障礙,例如書寫、喝水、精密動作和進食困難。自發性震顫在臨床上常被誤診為帕金森病,因為震顫是帕金森病人最常見的最初的主要訴求,常是病人就醫的目的。晚年發病的震顫,在65歲以上發病,稱為老年性震顫。該震顫與自發性震顫或遺傳性震顫無法區別。

第12章
組織的保健及其社區護理

12-1 學校的保健及其社區護理

（一）學校保健概論

1. 定義：學校衛生護理是以社區特定的族群為服務對象的一項團體衛生工作，運用專業化的護理服務與健康教育，使學生學習健康的知識，形成正確的健康態度和掌握維持和提昇健康的技能，以達到確保學校族群健康的目的。

2. 服務的對象：
   (1) 處於兒童、青少年時期的學生。
   (2) 學校的教職員。
   (3) 學生的家庭及所在的社區。

3. 功能：
   (1) 促進學校教育目標的實現。
   (2) 培養學生良好的生活習慣。
   (3) 早期發現問題，及時處理。
   (4) 維護學生享受健康的權利。

4. 組織：
   (1) 機構：大專院校設立醫務室或保健室，中小學設立保健室。
   (2) 管理：依照「學校衛生工作條例」的規定，學校衛生行政管理由教育行政部門來負責。
   (3) 技術諮詢：各級疾病預防中心和衛生所。

（二）學校保健的內容

1. 學校衛生教育：使學校的族群學習健康知識，形成正確的健康態度和建立健康的行為，及賦予他們做出有效健康策略的能力。
   (1) 直接教育：開設健康教育課程，每周安排一定的學習時間，系統介紹相關的健康知識，引導學生正確地認識與疾病，建立健康的檔案。

2. 健康服務：分為預防性與治療性兩類，其目的是保護與促進學生及教職員的健康；確認他們的健康問題和需求，協助學生對自己的健康負責，確保他們處於最佳的健康狀態。(1)健康檢查；(2)常見疾病及傷害的處理；(3)健康諮詢。
   (1) 健康檢查：
       (a) 目的：了解學生的生長發育與健康狀態，早期發現疾病和身體缺陷，以便早期治療，製訂健康政策和健康教育計劃，促使家長、教師與社會認識健康檢查的重要性。
       (b) 時間：中小學生應每年做一次健康檢查。
       (c) 內容：一般性檢查為身高、體重、眼病、視力、聽力、耳鼻喉檢查、口腔檢查等。

常見疾病及傷害的處理

眼睛保健	培養學生保護視力的觀念和有規律開展眼睛的保健活動。攝取均衡的營養，例如維他命A；有充足的睡眠和休息；具有正確的用眼習慣，例如閱讀40-50分鐘要休息10分鐘；每天安排學生做眼睛的保健操；指導學生治療砂眼，敦促學生保持手的衛生。
口腔保健	培養學生正確的口腔保健：觀念；攝取均衡的營養，例如維他命C與維他命D；正確的清潔口腔、牙齒的方法。
寄生蟲感染的管理	定期做寄生蟲、蟲卵的檢查；教導學生採納正確的預防感染和傳染他人的方法；指導與督促學生與其家長持續治療與監測。
傳染病的管理	學校要認真執行傳染病防治的法律與法規，做好急、慢性傳染病的預防和控制管理的工作。對容易在學校傳播和流行的傳染病，例如腮腺炎、水痘等，做好健康檢查和預防接種的工作。若發現罹患傳染病的學生，要立即加以隔離，並通知家長轉診。
意外傷害的管理	對學校常見的意外傷害要及時執行救護的工作；進行轉診，並通知學生的家長。

學校的健康環境

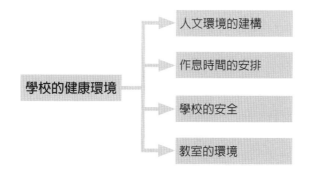

➕ 知識補充站

健康諮詢

　　兒童與青少年正處於身心發展的重要時期，在學習、生活、人際關係與自我意識等方面會遇到很多的問題，例如家庭的破碎、早戀、藥物濫用等問題，這些問題會導致學生出現各種的心理與精神障礙，對這些學生做心理輔導與諮詢的工作，會引導學生正確地面對和處理各種問題。

12-2 職業族群的保健及其社區護理

職業保健概論

1. 基本概念：職業健康護理（occupational health nursing）是應用護理學的原理和技能，維護不同行業從業人員的健康，其中包括預防、認識及治療職業性疾病和傷害，並利用健康教育、衛生諮詢、環境衛生、復健和人際關係等多方面的知識和技能，以促進從業人員的健康。

2. 影響職業族群的健康因素：
   (1) 自然環境因素：
      (a)物理因素：異常的氣候條件，例如氣溫、濕度等。其中高氣溫和強烈的熱幅射對人體健康的影響最大。
   (2) 工效的因素：是指一些不符合工作生理和體能功效的因素。例如工作的組織和制度不合理，工作的作息制度不合理等。

3. 職業危害：
   (1) 職業性的工作事故：
      (a)定義：凡是發生在從業的場所，打斷正常工作的程序，導致從業者人身傷害的事故。
      (b)類型：一般性外傷、頭部外傷、骨折、電擊傷害、死亡事故等。
   (2) 職業病：
      定義：職業病是指企業、事業單位和經濟組織的工作人員，在職業的活動中，因為接觸粉塵、放射性物質及其他有毒、有害物質等因素所引起的疾病。
   (3) 職業病：必須具備的四個條件：
      (a)患病的主軸是企業、事業單位和經濟組織的工作人員。
      (b)必須是在從事職業活動的過程中所產生的
      (c)必須是接觸粉塵、放射性物質及其他有毒、有害物質等因素所引起的。
      (d)必須是政府所公布的職業病分類和目錄所列出的職業病。
   (4) 診斷：
      (a)職業病的診斷，一般是由衛生部門所授權的，在具有相當專業條件的單位中進行。
      (b)在診斷為職業病之後，由診斷部門向衛生主管部門報告。
   (5) 活動的主題：工作、健康、和諧。
   (6) 職業多發病的定義：職業多發病是指某一種疾病或傷害，由於在職業環境中有某些因素，很容易引發與促成。

社區護理人員在職業保健中的工作

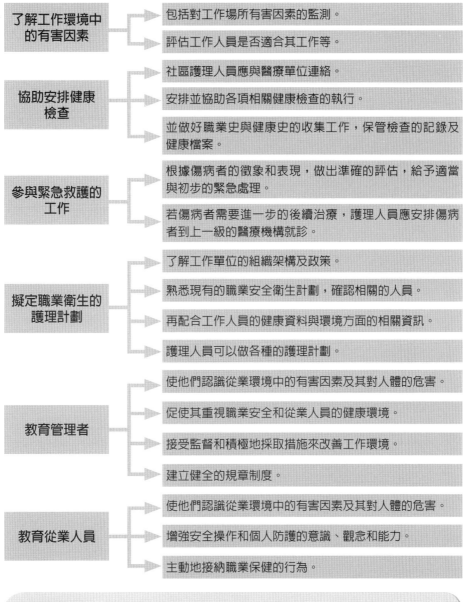

了解工作環境中的有害因素
- 包括對工作場所有害因素的監測。
- 評估工作人員是否適合其工作等。

協助安排健康檢查
- 社區護理人員應與醫療單位連絡。
- 安排並協助各項相關健康檢查的執行。
- 並做好職業史與健康史的收集工作，保管檢查的記錄及健康檔案。

參與緊急救護的工作
- 根據傷病者的徵象和表現，做出準確的評估，給予適當與初步的緊急處理。
- 若傷病者需要進一步的後續治療，護理人員應安排傷病者到上一級的醫療機構就診。

擬定職業衛生的護理計劃
- 了解工作單位的組織架構及政策。
- 熟悉現有的職業安全衛生計劃，確認相關的人員。
- 再配合工作人員的健康資料與環境方面的相關資訊。
- 護理人員可以做各種的護理計劃。

教育管理者
- 使他們認識從業環境中的有害因素及其對人體的危害。
- 促使其重視職業安全和從業人員的健康環境。
- 接受監督和積極地採取措施來改善工作環境。
- 建立健全的規章制度。

教育從業人員
- 使他們認識從業環境中的有害因素及其對人體的危害。
- 增強安全操作和個人防護的意識、觀念和能力。
- 主動地接納職業保健的行為。

＋ 知識補充站

健康諮詢

　健康教育：其目的是提昇從業人員的職業衛生知識和職業安全知識，促使員工採取安全與符合職業衛生要求的職業行為。

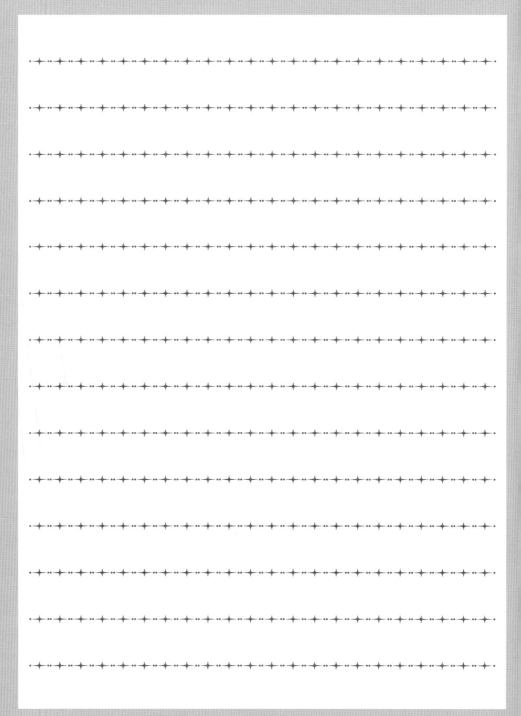

第13章
社區傳染病病人的居家護理與管理

1.熟悉傳染病的基本知識

2.熟悉傳染病的防治原則

3.熟悉傳染病的控制與管理

4.了解三種傳染的關鍵

5.了解傳染病的感染系統

6.了解流行性感冒

7.了解A型與B型病毒性肝炎

8.了解結核病

9.了解愛滋病全球的情況

10.了解愛滋病的定義

11.熟悉愛滋病之社區管理

12.熟悉愛滋病的流行性學的特點、臨床表現與治療

13-1 傳染病（Communicable diseases）概論

（一）概論
1. 常見傳染病的發病率與死亡率明顯下降。
2. 世界衛生組織（WHO）宣布每年會新增一種傳染病。
3. 舊病毒會捲土重來。
4. 有關傳染病新的口號是「外交、合作、透明和防範」。

（二）傳染病的基本知識
1. 定義：是由病原體（例如病菌、病毒、寄生蟲等）所引起的，能在人與人之間或人與動物之間傳播的疾病。
2. 特點：傳染病具有傳染性與流行性，有病原體、地方性、季節性、免疫性等特點。
3. 三個傳染的關鍵：要經過傳染來源、傳播途徑、和易感族群三個關鍵。

（三）傳染病的防治原則
1. 傳染病的預防
   (1) 經常性的預防措施：加強健康教育、改善衛生條件、加強衛生檢役、加強傳染病的監測工作。
   (2) 預防接種（Prevention vaccination）：人工自動免疫、人工被動免疫、人工自動被動免疫免疫。

（四）傳染病的控制與管理
1. 傳染來源的管理：
   (1) 傳染來源的種類：
   ① 傳染病人：傳染病人為重要的傳染來源；傳染病人分為一般性病人、輕型或非一般性病人、慢性病人。
   ② 病原攜帶者：是指沒有症狀，但是能夠攜帶並排出病原體的人。
   ③ 受到感染的動物：人罹患以動物為傳染來源的疾病，稱為動物性傳染病（zoonosis），稱為人畜共患病（anthropozoonosis），例如狂犬病、布魯氏菌病等。
   (2) 切斷傳播的途徑：最重要的是做好消毒與隔離的工作。
   ① 切斷經過口的消化道的途徑傳播：改善飲用水的衛生狀況；注意食品的衛生與食用煮熟的食物；做好個人的衛生，要注意勤於洗手。
   ② 切斷經過呼吸道的途徑傳播：做好居住環境的衛生工作；室內要勤開窗戶通風，多見陽光；提倡濕式清掃；不隨便吐痰、咳嗽、打噴涕要搗住口鼻；做好對病人排洩物的處理。
   ③ 切斷皮膚途徑的傳播：若有外傷應消毒並接種破傷風疫苗；避免赤腳涉水及游泳；避免接觸患者的體液及排泄物；不從事危險的性行為；避免被野生動物咬傷；避免被蚊子等昆蟲所叮咬。
   (3) 保護易感的族群：遠離傳染的來源；良好的飲食與衛生習慣、營養適量；預防接種與藥物預防；多做運動，增強免疫力。
   (4) 社區管理的重點是預防：貫徹三級預防原則；做好社區病人的訪視護理與管理；做好傳染病暴發流行的緊急措施。

三種傳染的關鍵

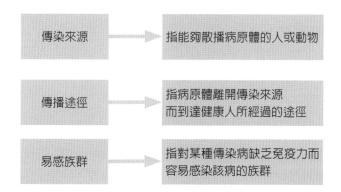

傳染來源　→　指能夠散播病原體的人或動物

傳播途徑　→　指病原體離開傳染來源
而到達健康人所經過的途徑

易感族群　→　指對某種傳染病缺乏免疫力而
容易感染該病的族群

傳染病的感染系統

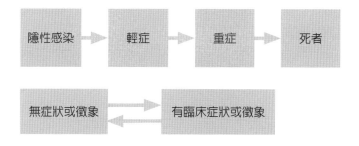

隱性感染　→　輕症　→　重症　→　死者

無症狀或徵象　⇄　有臨床症狀或徵象

＋ 知識補充站

出血處理的原則：快止快送，第一時間的處理最為重要。對大的出血處理應是分秒必爭，毫不遲疑進行，並與呼救同時進行。因此，現場止血的基本原則是快速、準確、動手。快速是即刻呼叫急救人員，以求快速到達現場；準確是對出血的種類、位置判斷準確；動手應與快同時進行，即立即動手執行止血處理。

13-2 常見傳染病的社區管理（一）

（一）流行性感冒

1. 流行性學的特點：(1)病原體：(2)傳染的來源：病人(3)傳播的途徑：主要是經由呼吸道的傳播。
2. 臨床表現： (1)潛伏期較短，為1-3天；(2)畏寒、發燒、全身酸痛、疲乏、頭痛咽喉痛等。
3. 社區管理：(1)若發現流感病人應及時隔離；在病人有增多的趨勢時，應向上級衛生部門報告。(2)在流感流行期間，不要在社區內動員大型的集會，以避免病毒的傳播。(3)在人口密度較大的公共場所，應開窗戶通風，做空氣消毒。(4)動員高危險族群接種流感疫苗。
4. 居家護理：(1)臥床休息，減少體力的消耗。(2)飲食要適量。(3)對發高燒病人要給予物理降溫或解燒鎮痛劑。(4)要注意病人的口腔衛生，防止繼發性感染。(5)要注意觀察幼兒及老年人的病情變化，若有病情惡化時，要及時就診。(6)居室應注意要定時，應開窗戶通風，消毒室內的空氣。

（二）A型與B型病毒性肝炎

1. 流行性學的特點：(1)A型肝炎： 經由糞口的途徑（日常生活的接觸與污染的水源）。(2)B型肝炎：主要是血液傳播，還有母嬰傳播與體液接觸傳播（以男同性戀比較多）。
2. 各類肝炎的臨床特點：(1)臨床表現（急性期）：黃疸、食慾減退、肌肉疼痛、嘔吐、厭油、大便顏色變淺、在檢查身體時會見到肝脾腫大。
3. 各類肝炎的治療：以足夠的休息與營養為主，輔以適當的藥物，避免飲酒、過勞和損害肝臟的藥物。
4. 居家護理：(1)指導病人的家庭做好消毒隔離的工作。(2)在急性期應臥床休息，等待黃疸消退與肝功能恢復正常之後適當地活動，以不感到疲勞為準。(3)飲食：給予病人高糖類、高蛋白、高維生素、低脂肪、易於消化的飲食，不喝酒。(4)按時回診，遵從醫囑用藥；避免使用損害肝功能的藥物。

（三）結核病

1. 流行性學的特點： (1)病原體： 結核桿菌。(2)傳染的來源：病人。(3)傳播的途徑：主要是呼吸道傳播。(4)易感的族群：人類對結核桿菌普遍易感。
2. 臨床表現：咳嗽、咳痰、咳血、發燒、胸痛、疲乏、徵象減輕、夜間盜汗等。
3. 肺結核病人的篩檢與發現的對象： (1)篩檢的對象（因病就診）： 肺結核病可疑症狀者，主要是指有咳嗽、咳痰三週以上者。(2)發現的對象：塗陽肺結核病人，特別是新塗的陽肺結核病人、兒童及青少年中結素強陽性者。(3)肺結核高危險的族群： 結核病暴發區流行族群、塗陽肺結核病人密切接觸者、使用免疫抑制劑者、HIV/AIDS等。(4)重點行業的從業人員：托幼、中小學教職員；新兵、大學新鮮人、員工；服務業（包括衛生業）；醫療衛生機構的員工。(5)其他：流行性學的調查等。
4. 肺結核病人的治療：早期、規律、全程、適量、合併用藥。

A型與B型病毒性肝炎

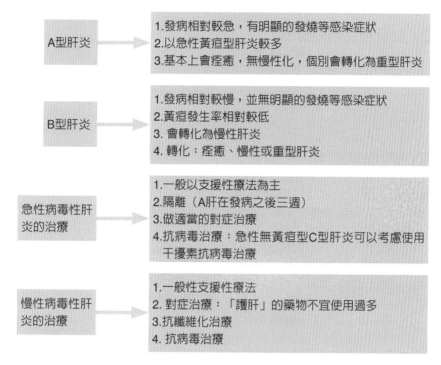

| A型肝炎 | 1. 發病相對較急，有明顯的發燒等感染症狀
2. 以急性黃疸型肝炎較多
3. 基本上會痊癒，無慢性化，個別會轉化為重型肝炎 |

| B型肝炎 | 1. 發病相對較慢，並無明顯的發燒等感染症狀
2. 黃疸發生率相對較低
3. 會轉化為慢性肝炎
4. 轉化：痊癒、慢性或重型肝炎 |

| 急性病毒性肝炎的治療 | 1. 一般以支援性療法為主
2. 隔離（A肝在發病之後三週）
3. 做適當的對症治療
4. 抗病毒治療：急性無黃疸型C型肝炎可以考慮使用干擾素抗病毒治療 |

| 慢性病毒性肝炎的治療 | 1. 一般性支援性療法
2. 對症治療：「護肝」的藥物不宜使用過多
3. 抗纖維化治療
4. 抗病毒治療 |

2003年全球的結核病疫情現狀

國家	病人數	%
印度	1.76	20
印尼	0.56	6
尼日	0.37	3
孟加拉	0.32	3
22個高負擔國家	7.00	80
全球總計	8.80	100

✛ 知識補充站

1. 社區管理分為一級預防、二級預防及三級預防。
2. 肺結核的居家護理：(1)傳染病病人的隔離措施。(2)病人污染物的消毒措施：將病人的食具、衣物、口罩煮沸4-5分鐘；將病人的書籍、衣被暴晒2-3小時；3%至12%來甦水或3%漂白粉上清液浸泡消毒兩小時；痰液應加以焚燒。(3)結核病的密切接觸者應配戴口罩，在接觸病人的污染物後要洗手。(4)飲食宜清淡，易消化，適當補充蛋白質和維生素；飲食要有規律；戒菸戒酒。(5)家屬要督促病人整個療程要有規律地服藥。(6)要督促病人定期做痰菌回診。(7)家屬和病人要掌握用藥之後的副作用，並及時處理。(8)做好治療管理的紀錄，並及時評估治療的效果。(9)提升病人及其家屬的衛生安全知識。

13-3 常見傳染病的社區管理（二）

（三）愛滋病全球的情況
1. 到2003年底有四千萬人攜帶愛滋病毒。
2. 在2003一年之內又有五百萬人感染愛滋病毒。
3. 在愛滋病毒的感染中，大約三百萬人是兒童。
4. 有3100萬人死於愛滋病，2003年為三百萬人。
5. 愛滋病使1400萬兒童失去父親、母親或雙親。
6. 超過一半的感染是女性。

（四）愛滋病的定義
1. 愛滋病（AIDS）即「獲得性免役缺陷症候群」（Acquired Immune Deficiency Symdrome）。
2. 愛滋病毒會削弱人體的免役系統，容易發生各種機會性感染，而正常的人體通常可以抵禦這些感染。
3. 目前還沒有治癒的藥物和方法，但是可以加以預防。

（五）愛滋病
1. 流行性學的特點：
   (1) 病原學：
     ① 該病毒主要存在於體液之中。
     ② 體液為血液、精液、陰道分泌物、乳汁等。
     ③ 該病毒在雙方體液交流與交換時方可傳播。
   (2) 傳染的來源：
     ① 病人或無症狀的感染者。
     ② 高危險族群：吸毒的人員；密切的接觸者；頻繁的輸血及供血者；同性戀者；性錯亂者；一些特殊的族群，例如回國的人員、涉外服務人員、外賓及從事HIV檢測的醫務人員。
   (3) 傳播的途徑：血液傳播、性接觸傳播、母嬰傳播、其他的體液。
   (4) 易感的族群：青少年、女童與婦女、流動的人口、吸毒的族群、性工作者及其顧客、流浪的兒童與童工。他們因為其自身的處境而比其他的族群更容易感染愛滋病毒。
2. 臨床表現：分為窗口期、潛伏期、臨床表現期，主要表現免疫系統嚴重損傷，抵抗力下降，以致於誘發嚴重的感染和一些少見的癌瘤。
   (1) 臨床表現期：在早期大多表現為感冒，非特異性的症狀；隨著病情的發展，會出現各種的症狀；常見的病症為低度發燒、消瘦、慢性腹瀉、淋巴節腫大等；機會型感染常併發結核病及其他疾病惡性腫瘤。
3. 愛滋病的治療：
   (1) 急性期（窗口期）：症狀會自行消失，無需治療。
   (2) 無症狀期（潛伏期）：無需治療。
   (3) 臨床期（愛滋病期）：阻止HIV在體內複製與增殖。

愛滋病：愛滋病已成為全球第四位的死亡原因

死因的順位	疾病	佔總死因的的百分比	死亡人數（百萬／年）
1	缺血性心臟病	12.67	7.089
2	腦血管疾病	9.91	5.544
3	急性呼吸道感染	7.08	3.963
4	HIV/AIDS	4.78	2.673
5	COPD	4.75	2.660
6	腹瀉病	4.21	2.356
7	圍產期疾病	3.95	2.213
8	結核病	2.98	1.669
9	呼吸道腫瘤	2.20	1.230
10	交通事故	2.13	1.093

愛滋病之社區管理

尋求資助病人的管道	與部門之外的合作，社會各界動員來關注愛滋病病人。
關心、協助與不歧視病人	提供支持與關懷：由於冷漠與歧視會使愛滋病病毒感染者自暴自棄，甚至會報復社會。
積極地開展行為干預工作	推廣美沙酮替代性維持治療與戒毒；開展清潔針具的交換；在性服務工作者及嫖客中要推廣保險套的使用；在賓館等公共場所要放置保險套；加強醫務人員的訓練；在同性戀族群中要開展調查與行為干預的工作；同伴教育與人際關係行為的改變；做愛滋病自願諮詢的檢測。
居家護理（自我護理）	謝絕患有感冒等傳染病的親友來探視病人；各種注射應採取無菌技術和一次性注射器，要避免不必要的輸血；及時治療性病會減少感染愛滋病的風險；要注意飲食衛生，食物要洗乾淨，要新鮮與煮熟；要注意病人的營養，給予適量與平衡的飲食；臥姿的病人要注意保護肌肉及關節的功能、勤翻身、按摩受壓的部位、保持皮膚的健康等。黃豆、黃瓜、苦瓜、海帶、鵝血、大蒜與橄欖果渣油可以防止愛滋病；愛滋病病人每天喝杯豆漿，會提高身體的免疫力，母乳餵養可以防止愛滋病的傳播。護理人員要注意個人的防護：保護自己皮膚的完整，在皮膚有破損或接觸病人的體液、血液、大便時要戴手套；不共用尖銳的工具，不共用牙刷、刮鬍刀、理髮工具等生活用品；病人的體液、血液、大小便污染過的衣物、被子等使用熱水加消毒劑浸泡之後再清洗；被病人汙染過的用品不要隨便丟棄，應按照指導分別消毒或銷毀。

第14章
社區復健護理

1.掌握復健醫學概述、復健護理概念、殘疾的分類。

2.熟悉護理程序在復健護理中的應用。

3.了解維持日常生活和社會參與的功能促進。

14-1 復健醫學（一）

三位一體之整體衛生觀點為：預防－醫療－復健。

（一）基本概念

1. 復健醫學：重點應用醫學和復健工程技術，使身體有功能障礙的殘疾人、慢性病患者和年老病患者的功能最大程度地復原的一個醫學學門，是一門具有科際整合而綜合性的醫學應用性學科。
2. 復健護理：是以復健的整體性醫療計畫為基礎，聚焦於最大程度的恢復功能，減輕殘障的整體性復健目標，運用功能性訓練，採用與日常生活活動密切關聯的運動和作業治療方法，協助殘疾者提高自我料理能力的護理流程。
3. 殘疾：(1)殘損：功能形態障礙，是指心理上、生理上或解剖結構或功能上的任何喪失。(2)殘疾：個別的能力障礙，是指個人因為殘損致使能力受到限制或缺乏，不能按照正常的方式和範圍來進行活動。(3)殘障（殘廢）：社會功能障礙，由於殘損或殘疾，限制或阻礙一個人完成在正常情況下應能完成的社會功能。

（二）開展復健服務的方式

1. 專業性復健：醫院，福利院，上門復健的服務。
2. 社區復健。

（三）復健醫學的架構

1. 復健醫學的基礎學。
2. 復健功能評定。
3. 復健治療學：運動療法（體療）和理療，作業治療，語言矯治，復健工程，復健心理治療，中國傳統的復健治療。
4. 復健臨床學。
5. 復健護理學。

（四）復健的評估

1. 概念：是準確的評定功能障礙的性質、部位、範圍、嚴重的程度、發展趨勢、預後和轉化，為復健治療計畫打下牢固的基礎。
2. 常用復健功能檢查和評定方法：(1)關節活動範圍的測定。(2)肌力的測定。(3)步態分析。(4)言語功能的評定。(5)心功能的測定。(6)肺功能檢查。(7)日常生活活動能力的評定。(8)心理的評定。(9)日常生活活動能力評定：Barthel指數評定：包括大便和小便控制、修飾、用廁、進食、轉移、步行、穿衣、上樓梯、洗澡十項內容；
其結果為：< 20分：生活完全需要依賴；20－40分：生活需要很大的幫助；40－60分：生活需要幫助；>60：生活基本可以完全自理；100分為滿分。

（五）運動療法

1. 概念：根據患者臨床及功能狀況，藉助於治療儀器、手法操作及患者自身的參與，運用被動或主動運動的方式來改善人體局部或整體性功能的一種方法。
2. 常用的方法：(1)增強耐力訓練：散步、醫療步行、慢跑、自行車。(2)平衡和協調練習。(3)關節鬆動術：又稱為澳式手法。(4)神經肌肉促進技術：電動毛刷、溫度刺激等。(5)牽伸技術：徒手牽伸、機械裝置牽伸、自我牽伸。

理療

概念	是利用電、聲、光、磁、熱、水蠟和某些自然因子來預防和治療的方法。
常用的方法	電療法，超音波療法，光療法，磁療法，生物回饋療法，傳到熱療法，水療法、低溫冷療法。

作業療法

概念	是針對病人的功能性障礙，從日常生活活動，手工操作或身體活動中，選出一些聚焦性較強、能夠復原病人減弱了的功能和技巧的作業，讓病人按照指定的要求做訓練的一種治療技術。
常用的方法	木工作業，紡織作業，黏土作業，園藝作業，治療性遊戲作業，身體治療，日常生活活動作業。

言語矯治

概念	是針對言語行為的聽說讀寫四方面的功能障礙，採取相關的訓練的方法，以提高患者使用語言來進行交流的能力。
治療的方法	(1)失語症：言語再訓練和再學習(2)拼音障礙：直接對障礙的說話功能的說話能力加以訓練，強化和補助殘留能力的訓練。

心理治療

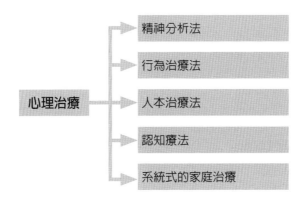

心理治療 → 精神分析法

→ 行為治療法

→ 人本治療法

→ 認知療法

→ 系統式的家庭治療

＋ 知識補充站

復健工程：（假肢及矯形支具的裝配和使用）

1. 概念：運用工程學的原理和方法，恢復、代償或重建病人功能的科學。
2. 常見的實際器具：
   (1) 功能代償用品：矯形器、輔助性用品、拐杖、助行器、輪椅
   (2) 功能性重建用品：人工喉、人工耳蝸。

14-2 復健醫學（二）

（六）中國傳統復健療法

1. 針灸療法：針灸，艾灸，拔罐。
2. 推拿療法。
3. 傳統體育復健法：五禽戲、八段棉、易筋經、太極拳。
4. 氣功。
5. 中藥、飲食療法。
6. 調和情智療法。

（七）復健護理的任務

1. 為患者提供直接的護理和舒適的復健治療環境：(1)與病人及家屬一起制定生活制度，重建家庭的環境。(2)為患者提供直接的護理照顧。(3)防止患者併發症的產生：預防褥瘡（最重要的復健護理內容之一）。
2. 防止殘障的進一步加重：(1)關節活動度的操練。(2)保持主要的關節功能：腕關節輕微背屈，手中放一卷紙，大腿外側置沙袋（預防髖關節外展），膕窩放置小枕，使用枕頭來保持踝關節背曲（防止足下垂）。(3)鼓勵早期下床活動。
3. 協助患者接受身體殘障的事實：(1)了解殘障患者心理的五個時期：休克期、認識期、防衛性退怯期或否認期、承受期、適應期。(2)提供整體性的復健資訊和計畫。
4. 在復健組各個成員之間維持良好的關係：(1)聯絡醫師，並一起制定復健計畫。(2)在必要時要聯絡心理治療師。(3)聯絡復健醫療儀器公司。(4)聯絡復健組織各個成員，建立相互支援網。
5. 配合執行各種復健治療的活動：(1)向治療師提供患者最完整的健康資料。(2)督導和協助患者做復健練習。
6. 協助患者重返家庭和社會：(1)為患者重返家庭及社會提供諮詢。(2)對患者及家屬做復健知識教育及復健技術訓練。

（八）復健護理程序

1. 復健評估：主要是功能狀況的評估。
2. 復健護理診斷。
3. 復健護理計畫。
4. 護理干預。
5. 復健護理評估：結構評估、過程評估、結果評估。

（九）常見的復健護理診斷

自我照顧能力不足、保護的能力改變、思想改變、適應能力降低、活動能力障礙、能量供應失調、吞咽困難、有孤獨的危險、溝通障礙、照顧者角色困難、社交隔離、遷居應激症候群。

常用的復健護理技術

呼吸功能的促進	1.對象：年老患者、慢性胸肺疾患或長期臥床者。 2.縮唇呼吸：（吸：呼＝1：2－3），要做吹燭的練習。 3.腹式呼吸：在吸氣時挺腹，呼氣時內陷。
進食吞咽 功能的促進	對象：用於神經肌肉性吞咽困難的患者 1.患者坐直頭微前傾 2.送食到患者舌後半部中線處，面癱送到健側 3.檢查吞咽反射
參與社會 功能的促進	1.語言交流能力的訓練：常見於大腦皮質的病理性的損傷及各種變性疾病，例如核上癱、帕金森病等。 　(1)聽力及了解訓練：當病人聽不懂時應冷靜；物品與映射結合說話；配合手勢；(2)閱讀了解訓練：視知覺訓練；詞語了解訓練；(3)言語表達訓練：舌唇齶發音器官的訓練；(4)書寫訓練：單字－句子－短文；(5)其他：計算，繪畫，寫信等。 2.感知功能的促進： 　(1)定位障礙：實物強化；(2)認識失能：顏色失認、面容失認、方向失認、若結構失認（要強化認識）；(3)失用症：結構失用、運動失用、穿衣失用、意念失用（重複動作）；(4)身體形態紊亂：協助做好修飾；(5)定點定距和運動障礙：熟習標記。 3.活動功能的促進： 　(1)體位：無論何種臥位都應使肢體處於功能位、保持正常的坐姿、充分地利用枕頭。 　(2)床上運動：(a)仰臥位運動：各種關節的運動，腰背肌鍛煉：三點式、五點式、飛燕式；(b)俯臥位運動；(c)等長運動：是指沒有肢體或關節運動的肌纖維縮短，也稱為肌肉運動。常見的有腹肌、四頭肌、臀肌；(d)床上翻身及上下移動；(e)肢體被動運動：用於完全或近乎完全癱瘓的肢體。關節被動活動，輔以按摩、搓揉關節拍打腳背，臥位到坐位的練習。床上運動的順序為：先健側後患側，先上肢後下肢，先大關節後小關節。 　(3)更衣訓練：(a)穿衣的原則：先患側後健側；(b)脫衣的原則：先健側後患側。

➕ 知識補充站

1. 義肢的使用和指導：
   (1)殘肢體訓練：促進殘端角化訓練（使用治療用泥或細沙，做殘肢負重訓練）。
   (2)指導用義肢的技巧：下肢義肢起坐：健肢負重；上臺階時：健肢先上；下臺階時：義肢先下下臺階時：義肢先下。
2. 拐杖的使用和指導：
   (1)拐杖的選擇：手杖，前臂仗，腋仗；腋杖長度：從病人腋下到腳跟加2－3cm為宜；身長減去40CM的長度即為腋杖的長度；調整拐杖的握把，使肘關節能彎屈25°－30°。
   (2)雙拐腋仗的使用：重心在手掌；步態為：四點步態法，三點步態法，兩點步態法。
3. 輪椅的使用：實際應用於脊髓損傷者、下肢傷殘者、顱腦疾病患者、年老體弱者。
   (1)學會自己操作輪椅：上身前傾，重心前移
   (2)輪椅的轉移：從床上到輪椅（輪椅放於健側，與床成30°－45°）；從輪椅到床上（健側靠近床，輪椅與床成30°－45°）。

國家圖書館出版品預行編目資料

圖解社區衛生護理學／方宜珊，黃國石著.
－－初版. －－臺北市：五南，2015.06
　面；　公分
ISBN 978-957-11-8108-0（平裝）

1.社區衛生護理

419.86　　　　　　　　　104006928

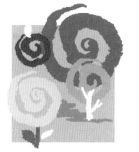

5KA3

圖解社區衛生護理學

作　　者 ─ 方宜珊（4.5）　黃國石

發 行 人 ─ 楊榮川

總 編 輯 ─ 王翠華

主　　編 ─ 王俐文

責任編輯 ─ 金明芬

封面設計 ─ 劉好音

出 版 者 ─ 五南圖書出版股份有限公司

地　　址：106台北市大安區和平東路二段339號4樓

電　　話：(02)2705-5066　傳　　真：(02)2706-6100

網　　址：http://www.wunan.com.tw

電子郵件：wunan@wunan.com.tw

劃撥帳號：01068953

戶　　名：五南圖書出版股份有限公司

台中市駐區辦公室/台中市中區中山路6號

電　　話：(04)2223-0891　傳　　真：(04)2223-3549

高雄市駐區辦公室/高雄市新興區中山一路290號

電　　話：(07)2358-702　傳　　真：(07)2350-236

法律顧問　林勝安律師事務所　林勝安律師

出版日期　2015年6月初版一刷

定　　價　新臺幣350元